# 세포부착물질과 구강점막질환, 그리고 구강암

# 세포부착물질과 구강점막질환, 그리고 구강암

**펴낸곳** 서울대학교출판문화원
**펴낸이** 오연천
**지은이** 김성민 · 이종호 · 김명진 · 명훈

**초판 1쇄 인쇄** 2012년 3월 1일
**초판 1쇄 발행** 2012년 3월 5일
**출판등록** 제15-3호

**주소** 서울시 관악구 관악로 1 우편번호 151-742
**대표전화** 02-880-5252 **팩스** 02-888-4148
**마케팅팀**(주문상담) 02-889-4424, 02-880-7995
**이메일** snubook@snu.ac.kr
**홈페이지** www.snupress.com
**영문홈페이지** eng.snupress.com



ISBN 978-89-521-1296-5 93510

# 세포부착물질과 구강점막질환, 그리고 구강암

김성민 · 이종호 · 김명진 · 명훈

서울대학교출판문화원

# Cell Adhesion Molecules & Oral Mucous Disease, and Oral Cancer

Soung Min, Kim · Jong Ho, Lee · Myung Jin, Kim · Hoon, Myoung

Seoul National University Press

# 머리말

우수한 인재들이 모인 서울대학교 치의학대학원 구강악안면외과학교실에서는 2009년도 2학기에 '구강점막질환론' 강좌를 개설한 바 있습니다. 이 강좌에서 세포부착물질에 대한 집중적인 토의와 고찰을 진행하여 구강점막질환 및 구강암과의 연관성에 대한 본서를 발간하게 되었습니다.

세포와 세포간의 부착 또는 연결 기전은 세포간의 극성을 결정하고 세포와 조직간의 모든 기능을 시작하는 가장 기본적인 생물과학적인 현상이라 할 수 있습니다. 여러 분자생물학과 면역학, 유전학 분야에서 연구되고 설명되어 온 이러한 중요 기전은 구강내 점막이라는 특수한 환경을 만나면서 인체내 다른 부위에서의 기전과는 다른 현상으로 규명되어오고 있습니다. 이러한 세포 사이의 기본 기전에 대한 학습을 통해서만이 여러 유전적이고 후생유전학(epigenetics)적인 기전과 다단계 암발생론(multistage carcinogenesis)에 대한 이해와 연구가 용이하고, 가능하리라 여러 선학들이 언급해 왔습니다.

따라서, 본서에서는 이런 기전에 대한 정확한 이해를 위해 기본적인 복습 과정을 정리하였고, 이를 구강내 점막질환 및 기타 질환에서의 연관성에 대한 최근 문헌 정리에 이어서, 궁극적으로 구강암의 기전발생에 있어서의 연관성을 정리하였습니다. 특히, 집필진의 우리 우수한 대학원생들이 각자 자신의 수준에서 정리한 내용을 기본으로 함으로써 전국의 일반 치의학 대학원생들 또는 치과대학생들에게도 이해가 쉽도록 기술되어 있습니다.

본서는 치의학 및 의학 분야의 한 교재로서 여러 관련 분야를 전공하는 분들에게 도움이 되도록 작성되었기에 여러 문헌적 고찰과 새로운 연구방법을 고안하는 데에 있어서 하나의 작은 지침서가 되기를 기원합니다.

2012년 2월

대표저자 김성민

# 차례

## 제5장 세포부착물질들 - 기타 (Cell adhesion molecule)

# 표 차례

# 그림 차례

# 들어가며

척추동물과 같은 다세포 생물의 세포는 상피조직, 결합조직, 근육조직, 신경조직과 같은 조직(tissue)이라 불리는 집합체를 구성하고 있다. 조직은 세포골격(cytoskeleton) 세사의 내부 망상구조물을 갖는 세포로 구성되어 있을 뿐만 아니라 세포가 자신의 주변에 분비하는 세포외기질(extracellular matrix)로 구성되어 있다. 지지조직이 튼튼한 내구성을 갖는 것은 바로 이 기질 때문으로, 세포와 세포는 직접 부착되어 있거나 세포외기질을 매개로 서로 결합되어 있다. 따라서 세포와 세포 사이, 세포와 기질 사이에서는 특화된 세포결합(cell junction)이 발생한다. 세포들 사이에 존재하는 결합의 종류는 기능에 따라 폐쇄결합(occluding junction), 부착결합(anchoring junction), 교환결합(communicating junction) 등으로 분류되는데, 폐쇄결합은 세포간의 틈으로 분자들이 누출되는 것을 방지하는 작용을 하고, 부착결합은 세포를 인접세포와 세포외기질에 부착시켜 강한 기계적 결합을 돕는 역할을 하며, 교환결합은 긴밀한 화학적 통신 수단으로 작용하게 된다. 이러한 상피세포간의 기계적인 연결을 도와주는 결합에는 세 가지 형태가 있는데, 상피세포를 서로 연결시키는 부착결합(adherens junction)과 교소체결합(desmosome junction), 그리고 상피세포를 기저층에 연결시키는 반교소체(hemidesmosome)이다. 이러한 모든 결합은 결합조직에서와 마찬가지로 기계적인 힘을 제공하게 된다.

조직의 구성에는 기계적인 결합 이외의 것들도 필요하다. 세포는 무작위적으로 수동적으로 부착되어 축적되는 것이 아니고 조직과 선택적으로 부착하는데, 이러한 선택적 부착(selective adhesion)은 세포 이동 등의 과정이 필요한 보다 복잡한 조직의 발달에 필수적이라 할 수 있다. 예를 들면, 척추동물에서 신경능(neural crest) 세포는 신경관(neural tube)으로부터 떨어져 나와 특수한 경로를 따라 다른 부위로 이동함으로써 다른 세포들과 부착하여 말초 신경과 같은 다양한 조직을 형성한다. 이러한 과정에는 이동하는 세포를 유인하는 화학주성이 필요하고 동시에 세포를 올바른 경로로 인도하기 위한 안내자가 필요한데, 이러한 이동이 가능하기 위해 세포외기질에 부착성 분자들이 표현되어야 한다. 이때 척추동물에서 필요한 선택적 세포간 결합을 가능하게 하는 분자가 바로 세포부착물질들(cellular adhesion molecules, 이하 CAMs)이라 할 수 있다.

세포부착물질들에는 크게 칼슘의존성 세포간 결합($Ca^{2+}$-dependent cell-cell adhesion)과 칼슘비의존성 세포간 결합($Ca^{2+}$-independent cell-cell adhesion)의 두 가지 분류가 있다. 칼슘의존성 세포간 결합과 관련된 분자로는 카데린(cadherin), 인테그린(integrin) 및 실렉틴(selectin) 등이 있다.

카데린은 초기 배아조직에서 칼슘을 제거하거나 항카데린 항제를 주입할 경우 조직이 분해될 정도로 세포간 결합에 중요한 부착분자로서 부착결합과 교소체결합은 카데린족(cadherin family)에 속하는 막통과 단백질 주변에 형성된다. 세포간의 부착 분자들이 연결되는 방법은 인접한 세포의 부착 분자와 같은 종류의 부착 분자와 결합하는 동질성(homophilic) 결합, 다른 종류의 세포부착 분자와 결합하는 비동질성 결합 및 세포외기질의 연결분자를 통해 결합하는 방법 등의 세 가지로 생각할 수 있는데, 한 세포의 원형질막에 있는 카데린 분자는 이웃하는 세포의 카데린 분자에 직접 결합하는 동질성 결합으로 결합한다. 또한, 부착결합에서 각각의 카데린 분자는 연결단백질을 통하여 세포내 액틴 세사에 연결되고, 부착결합은 인접하는 상피세포의 주변에 연속적인 부착벨트(adhesion belt)를 형성하므로 액틴 다발은 상피조직을 가로질러서 한 세포에서 다른 세포로 연결되게 된다. 이러한 액틴 그물망은 잠재적으로 수축성을 지녀서 상피조직 박판에 장력에 견디는 힘을 제공함으로써 다양하게 모양을 변화시킬 수 있는 능력을 부여하게 된다. 예를 들면 상피조직은 한 축을 따라 정단면을 수축시켜 관 모양으로 말아 올려지도록 구부러지게 되는데 이러한 상피세포 이동은 배아 발생에 있어 신경계의 초기 구조인 신경관과 같은 구조가 형성되는 데 중요한 역할을 한다. 이는 4장 1절에서 자세히 다루게 된다.

인테그린은 세포내의 세포골격과 세포외기질을 연결시키는 중요한 세포부착물질로써 세포가 세포외기질을 당겨서 그 위를 포복하여 이동하려면 일단 세포외기질에 부착될 수 있어야 하는데, 이를 위해 세포막을 관통하는 인테그린 수용체를 매개로 하여 피브로넥틴(fibronectin)의 특정 부위에 결합하게 한다. 피브로넥틴은 일반적인 콜라겐에 붙을 수 없는 세포에서 세포간의 결합을 매개하는 세포외기질 단백질로써 세포와 세포외기질 사이에 장력이 작용할 때 세포막이 찢어지지 않도록 인테그린과 같이 그 힘을 세포외기질에서 세포골격에 전달하는 역할을 한다. 인테그린은 제3장 2절의 비결합성 부착에서 개론을 다루며, 제3장 4절에서 자세히 다루게 된다. 실렉틴은 백혈구가 일시적으로 소혈관내 내피세포에 부착하여 염증반응의 위치로 이동하는 데 관여하는 것과 같이 혈관내에서 일시적인 세포간 부착에 다양하게 관여하며 4장 2절에서 설명된다.

칼슘비의존성 세포간 결합은 면역글로불린 수퍼패밀리(immunoglobulin superfamily)에 의해 매개되며, 가장 많은 연구가 이루어진 것이 척추동물에서 흔한 N(Neural)−CAM이다. N−CAM은 신경세포를 포함한 다양한 세포에서 발현되는데 카데린과 같이 동질성결합으로 세포와 부착하는 것으로 알려져 있다. 또한, I(Intercellular)−CAM과 같은 유사 면역글로불린 세포간 결합은 비동질성결합으로 부착하며 백혈구의 표면에서 인테그린에 부착하여 염증 부위로 모이는 역할을 한다. N-CAM이나 다른 면역글로불린 관련 신경세포간 결합분자에 대한 항체를 안구에서 뇌로 가는 신경의 성장 통로에 주입하면 신경주행의 정상적인 성장패턴을 방해하는 것과 같이 이러한 항체들은 신경세포들이 서로 부착하여 신경섬유속(bundle)을 형성하는 것을 방해하는데 이처럼 N-CAM과 유사 면역글로불린 등은 척추동물의 발생에 중요한 역할을 한다. 척추동물의 배아에서 다양한 조직에서 분리된 세포는 다시 섞어놓으면 같은 조직의 세포와 우선적으로 부착하게 되는데, 이러한 조직특이적인 인식 과정은 카데린과 같은 칼슘의존성 세포간 결합 단백질에 의해 매개된다고 할 수 있으며, 동시에 대부분의 세포는 칼슘비의존성 세포간 결합시스템도 가짐으로써 서로 상호적인 역할을 담당하는 것으로 설명될 수 있다. 5장 1절에서 자세히 다루

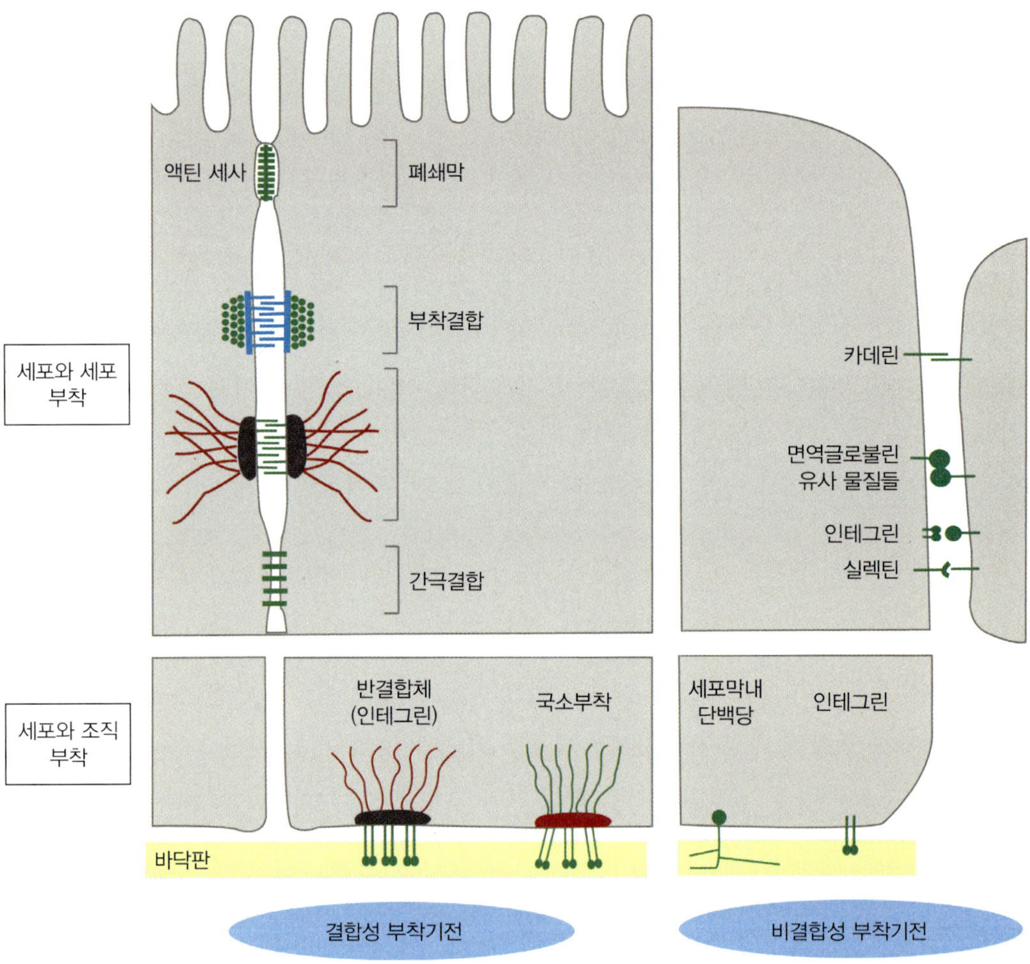


세포간 결합, 세포와 세포외기질과의 결합과 관련된 다양한 부착 방식을 보여주는 모식도

게 된다.

세포표면의 세포부착성 분자들만으로는 세포부착은 약하며, 카데린의 경우도 세포표면과 세포내부의 세포골격에 부착해야만이 강한 부착력을 얻게 된다. 이러한 세포골격은 부착 분자들을 돕고 안정화시키는 데 중요한 역할을 담당하고, 특수한 세포간의 결합분자와 세포외기질 수용체 등과 같이 세포간 결합이나 세포와 주변조직간의 결합에 있어서 전체적인 부착력을 결정하기 때문에 제1장에서 미세소관(microtubule), 액틴 세사(actin filament)와 중간세사(intermediate filament) 등에 대해 먼저 알아보게 된다.

이처럼 가장 단순한 단일 세포라 하더라도 다른 세포나 세포외기질에 부착하기 위해서는 다양한 분자 메커니즘을 이용하며, 배아의 발달과정에서 보여지는 세포간 결합의 특이성은 서로 다른 부착시스템의 통합적인 결과라 할 수 있다. 따라서 세포결합과 관련된 다양한 세포의 부착은 세포의 성장, 분열, 생존, 분화 및 죽음을 조절하는 데에 있어서 필수적인 역할을 담당하게 되므로, 본서에서는 각 장과 절에서 각 물질들에 대한 기본적인 설명과 내용을 이해하고 이를 구강점막 및 구강내 발생하는 여러 질환과의 연관성에 대해 최근 보고된 여러 문헌을 정리하였으며, 궁극적으로 구강 및 구강인두암에 있어서의 암 발생 기전과의 연관성에 대해 정리하고자 하였다. 인체내 모든 암은 세포활동이 기본적인 규칙을 벗어날 때 발생한다. 그러므로 이러한 암 발생도 하나의 질병으로써 그 기원과 진행에 대해 이해하고, 치료법을 개발하기 위해서는 세포가 어떻게 활동하고 조직내에서 서로 상호작용하는지에 대한 이해가 필요하며 이를 위해 세포부착물질들에 대한 전반적인 지식을 알아보고자 하였다.

제 1 장

# 세포골격

## Cytoskeleton

## 1. 세포골격의 개요

세포골격은 진핵세포 내부 구조물의 구성과 세포모양의 결정 및 세포이동 등에 관여하며 세포질 전체에 펼쳐져 있는 복잡한 단백질성분 미세사로서, 세포골격 세사 그물망은 진핵세포의 세포질을 지지하고 있어서 세포벽이 없는 동물세포에서 특히 중요한 기능을 담당하고 있다. 또한 인체내 지지 구조인 뼈와 같이 단단한 골격 구조가 아닌 매우 유동적인 구조물로서 세포내에서 세포분열 및 외부 환경 변화에 반응하여 끊임없이 재구성되며 세포의 이동, 수축, 형태 변화 등에 직접적으로 관여하는 구조물이라 할 수 있다. 세포의 내부는 매우 역동적인데, 세포 소기관의 위치이동과 유사분열시 일어나는 염색체의 이동 및 분열이 완료된 세포의 상호 분리와 같은 세포내의 모든 운동 현상에 세포골격이 그 중심적인 역할을 담당하게 된다. 즉, 세포골격은 특정 세포소기관들의 세포내 위치를 제어할 뿐만 아니라 이들의 이동에도 관여하게 된다.

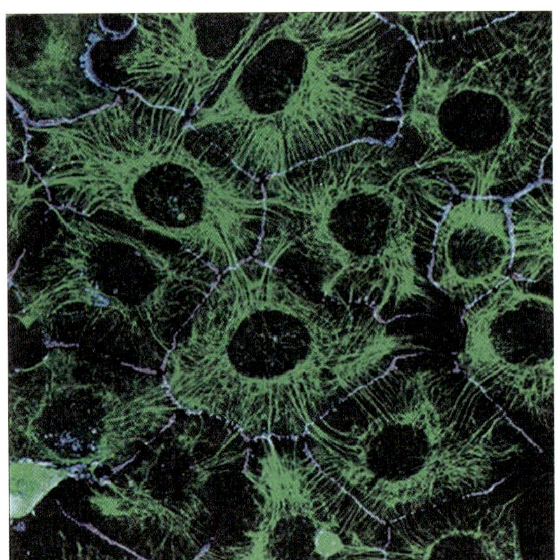

10μm

그림 1.1 세포골격
진핵세포의 세포질은 세 가지의 복잡하고 역동적인 단백질세사로 이루어지며 진핵세포 내부 구조물의 구성으로 세포모양의 결정, 이동, 분화 및 세포간 상호작용에 관여한다. 초록색의 세사는 푸른색의 세포 경계부위와의 결합부를 통해 인접한 세포의 세사 네트워크와 연결되어 강하고 내구성 강한 구조물을 형성한다.[1]

세포골격은 세 종류의 단백질 세사, 즉 중간세사(intermediate filament), 미세소관(microtubule) 및 액틴 세사(actin filament)로 이루어진 그물망 구조이다. 이들 세사는 각기 다른 물리적 특성과 서로 다른 단백질 소단위체로 구성된다. 이 수천 개의 소단위체들은 곁가지가 없는 단백질 세사를 형성하여 세포 전체에 퍼져 있다.[1]

이 장에서는 세 가지 형태의 단백질 세사망의 구조와 기능을 살펴보기로 한다. 미세소관들이 어떻게 세포의 이동에 관여하며 액틴 세포골격이 어떻게 섬유아세포의 움직임에 동력을 제공하는지 살펴보고, 마지막으로 세포에 물리적 강도를 제공하는 중간세사에 대하여 살펴보기로 한다.

## 2. 미세소관

### 1) 미세소관의 구조 및 기능

미세소관(microtubule)은 세포골격의 세 가지 기본적인 성분의 하나로서 직경 약 25nm의 빈 공간을 지닌 견고한 막대형 구조(rigid hollow rods)이다. 액틴처럼 미세소관도 세포내에서 지속적으로 결합과 분해가 이루어지는 역동적인 구조물인데, 미세소관은 세포의 모양을 결정하고, 세포분열 동안 염색체의 이동 및 세포내 소기관의 세포내 이동 등의 다양한 세포의 움직임에 관여한다. 미세소관은 튜불린(tubulin)이라고 하는 구형의 단백질 한 가지로 구성된다. 튜불린은 $\alpha$ 튜불린과 $\beta$ 튜불린이라는 55kd의 폴리펩티드로 구성된 이량체이다. 또한, 튜불린의 세 번째 형태인 $\gamma$ 튜불린은 중심체(centrosome)에만 존재하는데 거기서 미세소관 결합의 시작에 중요한 역할을 담당한다. 튜불린 이량체는 중합하여 미세소관을 형성하는데, 일반적으로 중심의 빈공간 주변으로 결합되는 13개의 직선구조의 미세사로 구성된다. 미세사는 튜불린 이량체의 두미배열로 구성되며 평행구조로 분포되어 있다. 따라서 미세소관은 2개의 말단을 가진 극성구조물로 빠르게 성장되는 양극과 천천히 성장하는 음극으로 나뉘어지고, 이러한 극성은 미세소관에 따른 움직임의 방향을 결정하는 데 중요한 부분을 차지하게 된다(그림 1.2).

튜불린 이량체는 중합뿐 아니라 분해도 할 수 있는데, 미세 소관은 중합과 분해의 급격한 순환을 겪을 수 있다. 미세소관은 세포분열에 있어서 중요한 역할을 수행하기 때문에, 미세소관의 중합 및 분해에 영향을 주는 약물의 개발은 실험적인 도구로서 뿐만 아니라

암 치료제로서 큰 관심을 받고 있다.

α와 β 튜불린은 모여서 구멍이 15nm이고, 직경이 24nm인 원통을 구성하고, 이 소단위는 골이 매우 얕은 나선으로 배열되는데, 대개는 13개의 튜불린으로 1회전의 나선을 구성한다. 이량체들은 원통의 길이 방향으로 배열되며, 나선의 골을 따라 배열되어 있지는 않다. 따라서 그 원통 구조는 13개의 원 섬유가 하나의 원으로 배열되어 만들어진 벽처럼 보인다. 원섬유란 α와 β 튜불린이 교대로 배열되어 있는 것을 일컫는다. 나선 건축구조는 원섬유축과 인접 원섬유 위의 튜불린 위치 사이의 각에 의해 생긴다. 미세소관의 길이는 세포의 형태나 세포의 특정기능에 따라 변하기 때문에 정확히 측정하기 어렵다. 10~25μm

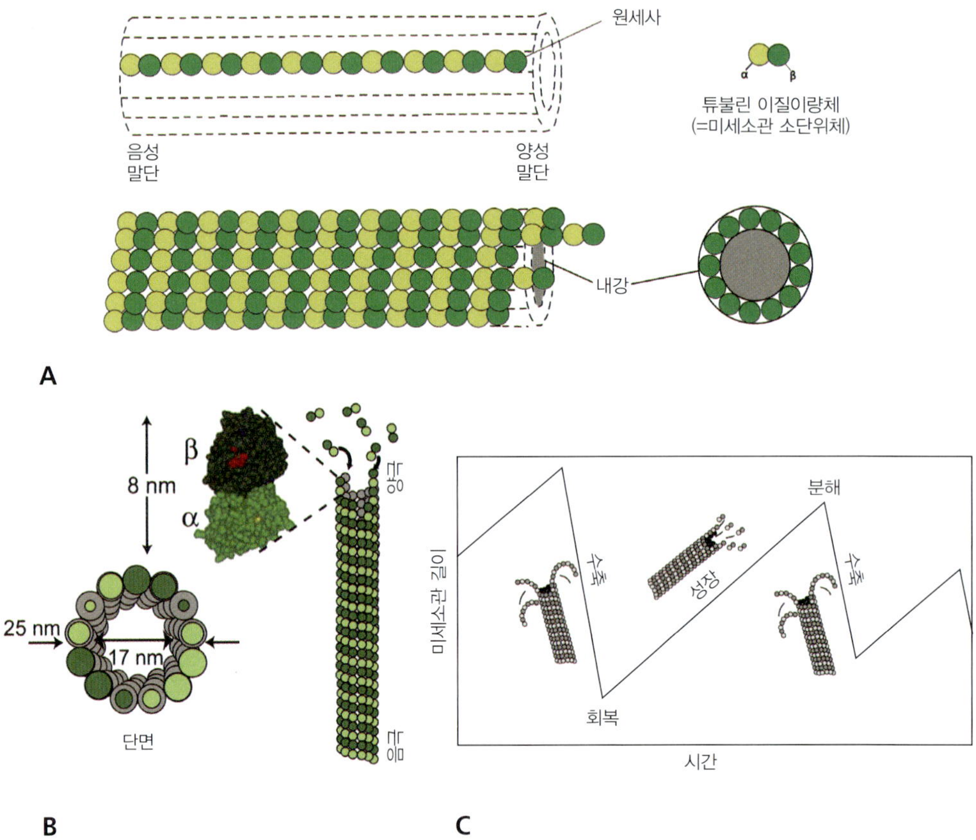


그림 1.2 미세소관의 구조와 역동성을 보여주는 모식도[2]
미세소관은 튜불린 이량체로 구성되는 폴리머세사(polymer filaments)로서 튜불린 이량체는 두 가지 종류의 아단위(α: light green, β: dark green)로 구성된다.

의 길이는 신경세포의 축 안에서 볼 수 있고 5～200㎛는 편모와 섬모를 갖고 있는 유기체에서 관찰된다.

미세소관은 거의 모든 진핵 세포에서 다양한 방법으로 세포 내부에 걸쳐서 분포하고 있으면서 각기 다른 역할을 하고 있는데, 이를 정리하면 아래 ①～④와 같다.

#### ① 혈구세포의 경계띠로의 역할

포유동물들과는 달리 모든 척추동물이 가지고 있는 핵이 존재하는 적혈구의 미세소관은 원형질막 바로 밑의 세포 주변을 둘러싸는 타원형의 다발을 형성하고 있다. 이와 유사한 다발은 포유류 배의 원시적 핵이 있는 적혈구에서도 볼 수 있다. 경우에 따라서 경계띠는 양쪽이 볼록한 적혈구의 타원형 및 견고성 유지에 중요한 것으로 보인다.

#### ② 섬모와 편모의 운동 기작으로서의 역할

섬모와 편모는 다양한 세포 형태에서 나타나는 중요한 표면 부속기관이다. 이들 소기관은 기본적으로 동일한 구조와 분자적 조성을 갖고 있다. 섬모와 편모 사이의 가장 뚜렷한 특징은 운동주기의 형태이다. 편모와 정자의 꼬리들은 비교적 편평한 굴곡의 연속적인 전달로 나타나지만, 이와 반대로 섬모는 효과적인 3차원적 회복 운동을 한다. 이와 같은 특징을 결정짓는 미세구조 성분이 바로 미세소관이다. 섬모와 편모운동은 미세소관에 의한 운동이므로 이는 곧 섬모와 편모의 운동기작으로 미세소관이 관여하고 있음을 의미한다. 미세소관과 상호 결합한 단백질이 일정하게 배열된 이러한 미세구조는 섬모와 편모의 운동에 중요한데, 막이 없는 섬모는 ATP를 충분히 공급해주는 한 유영운동을 한다. 그러나 미세소관이 스스로 운동 주기를 생성할 수 없다는 사실은 다른 구성 요소들이 주로 작용하고 있기 때문으로 생각되고 있다.

#### ③ 유사분열시 방추체로서의 역할

유사분열은 미세소관에 의해 일어나는데, 특히 방추사 섬유의 주요 성분으로서 방추사의 모양을 이루고 있다. 유사분열 전기에 나타나는 중심체에는 방추사가 부착되게 하는 동원체를 가지고 있다. 이 중심체 쌍이 서로 핵의 양쪽 반대방향으로 멀어질 때 유사분열의 방추사가 형성된다. 그러나 이때 방추사 형성에 있어 중심체의 역할은 불확실한데, 방추사는 핵막 바깥에 형성되지만 아주 가깝게 위치하여 일부 막을 변형시킨다. 핵막이 파괴되는 전기 말에 세포질과 핵질이 섞이게 되며, 염색체의 동원체에 방추사가 부착할 수 있게 된다. 그런데 방추사를 구성하는 미세소관은 바로 중심체가 위치한 중앙으로부터 방사상으로 퍼져 있어서 중심체와 미세소관의 관계는 확실하지 않지만 골수로부터 분리한 척수세포에 있는 중심체 쌍의 절편을 전자현미경을 통해서 보면 횡단 절단 시의 각 중심체는 3쌍으로 된 미세소관이 9개의 단위로 구성되어 있다. 미세소관은 유사분열 후기의 염색체 이동에 관여한다. 즉, 극을 향해 염색체가 이동하고 방추사의 길이가 신장하는 데에 있어 어떠한 힘이 작용하는데 그 힘의 생성에 미세소관이 관련된다고 알려져 있다.

④ 세포골격의 구성성분으로서의 역할

미세소관은 세포의 형태를 유지시켜 주는 장치인 세포골격의 구성성분으로 그 밖의 다른 구성성분들과 세포 내부에서 거미줄처럼 배열되어 있는 모양을 나타낸다. 튜불린을 함유하는 섬유인 미세소관들은 무질서하게 배열되어 있으나 일반적으로 세포 중심으로부터 방사상으로 뻗어 있으며, 세포 가장자리에 결합하여 원모양을 이루고 있다. 이처럼 미세소관은 모두 온전한 세포에서 공존하며 복잡하게 내부 공간을 채우는 내부구조물로써 기능을 한다.

## 2) 미세소관 관련 단백질

미세소관의 역동적인 불안정성(dynamic instability)으로 대부분의 미세소관은 세포내에서 빈번하게 분해된다. 이러한 역동적인 반응은 미세소관과 다른 단백질의 상호작용에 의하여 조절된다. 그러한 상호작용은 세포가 특별한 위치에서 미세소관을 안정화시킬 수 있도록 해주고 세포의 모양과 극성을 결정하는 데 중요한 기전을 제공하게 된다. 이러한 미세소관의 역동적인 반응은 다양한 종류의 미세소관 관련 단백질(microtubule-associated proteins, MAPs)에 의하여 조절되며, 현재까지 여러 종류의 미세소관 관련 단백질이 발견되었는데, 이들은 세포의 형태에 따라서 구분되었다. 그중 가장 대표적인 것으로는 포유류의 뇌에서 분리된 MAP-1, MAP-2, Tau 단백질 등이 있다. 이 단백질들은 미세소관에 결합하여 튜불린의 분해를 억제함으로써, 미세소관을 안정화시킬 뿐 아니라 중간세사와 같은 세포골격의 다른 구성 요소들과의 연결에도 관련된다.

## 3) 구강암과 미세소관 관련 단백질

미세소관 관련 단백질의 기능은 주로 신경세포의 성장과 관련되어 신경세포와 관련된 연구가 많이 진행되어 왔으나, 상피세포와 같은 비 신경세포에서도 미세소관 관련 단백질의 종양의 성장 및 이동과의 관련성에 대하여 활발한 연구가 진행되어 왔다. 그중에서도 가장 주목을 받고 있는 미세소관 관련 단백질은 MAP-2로 신경의 형태발생에 있어서 중요한 역할을 담당하는 것으로 알려져 있는데, MAP-2는 긴 아형인 MAP 2A, MAP 2B와 짧은 아형인 MAP 2C와 MAP 2D 등으로 구성된다.

MAP-2의 아형인 MAP 2A와 MAP 2C가 상피기원의 종양세포에서 암세포 발현과의 연관성에 대해서 구강암 세포주인 Ca9-22를 사용한 실험에서 MAP 2A와 MAP 2C의 안정적인 발현은 세포의 형태와 성장에 별다른 영향을 미치지 않았다. 그러나 Ca9-22에서 MAP 2A와 MAP 2C의 일시적인 과발현은 세포변연에서의 미세소관과 관련된 독특한 발현양상을 유도하는 것으로 확인되었다고, 또한 MAP 2A또는 MAP 2C의 일시적인 과발현은 두 경우 모두에서 Ca9-22의 이동이 증가되는 결과가 확인되었다. 이러한 관련성은 특히 MAP 2A에서 더욱 두드러지게 나타난 것으로 보고되었다.[3]

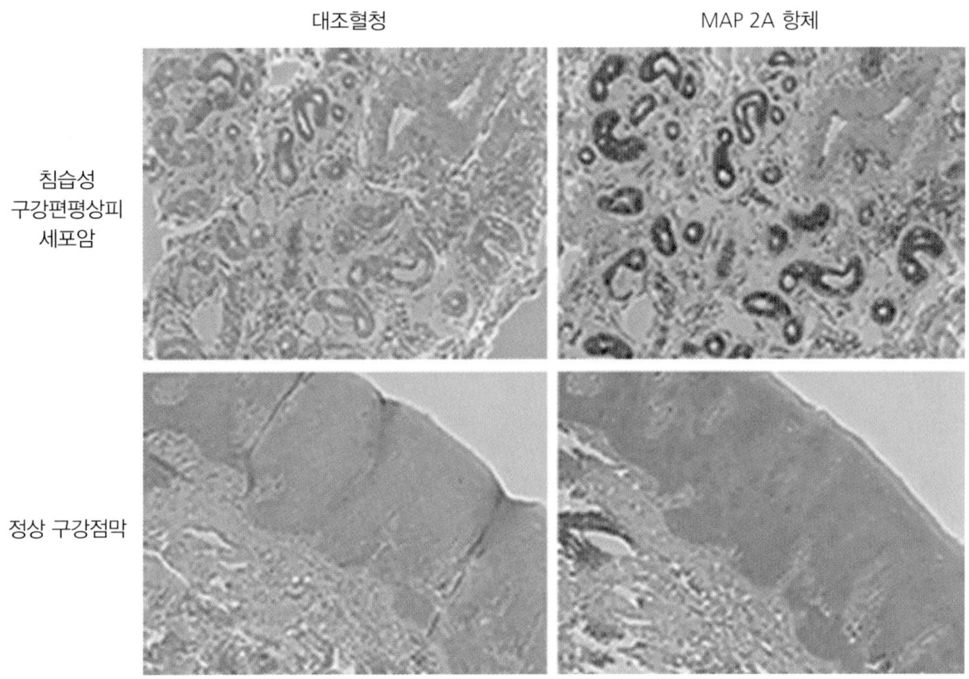


그림 1.3 구강암 조직에서 MAP 2A 발현정도의 면역조직염색화학법 검사 결과[3]를 보여주며, 정상구강점막에서보다 구강암 조직에서 MAP 2A가 더 높은 발현양상을 보이고 있다.

## 3. 액틴

### 1) 액틴 세사의 결합과 분해

대부분의 세포에 있어서 가장 중요한 세포골격 단백질인 액틴(actin)은 중합하여 직경 약 7nm의 액틴 세사를 형성한다. 세포내에서 액틴 세사는 고차원의 구조물로 재조직화되어 다발 또는 3차원의 조직을 형성한다. 액틴 세사의 결합 및 분해와 다발과 망상체로의 교차결합, 그리고 세포의 다른 구조물과의 관련성은 다양한 액틴결합 단백질들에 의하여 조절된다. 액틴은 근세포 단백질의 약 20%를 차지할 정도로 풍부하기 때문에 근세포에서 처음으로 1942년에 분리되었다. 액틴은 원래 근수축과 관련해 고유한 기능을 수행하는 것으로 알려졌으나 이제는 모든 유핵세포내 총단백질의 5~10%를 차지하는 풍부한 단백질로 밝혀졌다. 효모는 단지 하나의 액틴 유전자를 갖고 있는 반면, 고등 유핵세포는 상이한 몇 가지 유전자를 갖고 있다. 포유동물의 경우에는 적어도 6개의 다른 액틴 유전자가 존재한다. 4개는 종류가 다른 근세포에서 그리고 나머지 2개는 비근육 세포에서 발현된다. 그러나 모든 액틴은 아미노산 서열이 유사하며 진화 과정에서 잘 보존되어 있다. 예를 들어 효모의 액틴과 포유동물의 액틴을 비교해 보면 아미노산 서열의 90%가 동일하다. 액틴 세사는 원형질막 하방에 특히 풍부하게 존재하는데, 그곳에서 액틴 세사는 기계적인 지지를 제공하는 구조물을 형성하고, 세포의 모양을 결정하며, 세포 표면의 이동을 가능하게 한다.

개개의 액틴 분자와 액틴 세사의 3차원 구조는 1990년 케네스 홈스(Kenneth Holmes), 볼프강 카브스크(Wolfgang Kabsch) 등에 의해 밝혀졌다. 각각의 액틴분자는 375개의 아미노산(43kd)으로 구성된 구형 단백질이다. 각각의 액틴 단량체는 두미구조를 갖게 하는 결합 부위를 가지고 있으며, 세사내에서 166도씩 회전되어 있어서 이중나선 구조를 갖는다. 모든 액틴 단량체들은 동일한 방향으로 결합되므로, 액틴 세사는 뚜렷한 극성을 갖게 되어 한쪽 끝과 다른 한쪽 끝이 구분되어진다(그림 1.4).

이러한 액틴 세사의 극성은 액틴 세사의 결합과 액틴과 관련된 미오신(myosin)의 독특한 이동방향의 결정에 중요한 역할을 한다. 액틴의 중합은 가역적이기 때문에 액틴의 분리에 의한 액틴 세사의 분해도 필요한 경우에 이루어지게 된다. 개개의 액틴 단량체는 서로 다른 액틴 단량체와 만나 머리-꼬리 상호작용을 통해 강하게 결합할 수 있다. 따라서 액틴 단량체는 세사로 중합될 수 있다. 세사형에서 개개의 단량체는 166° 회전함으로써 두 가닥의 헬릭스 구조를 취한다. 모든 액틴 단량체는 동일한 방향으로 배열하기 때문에 독특한 극성을 갖게 된다. 따라서 양쪽 말단을 양극과 음극으로 부르며 서로 구분할 수 있다. 액틴 세사의 이러한 극성은 액틴의 결합뿐만 아니라 액틴에 대한 미오신의 이동 방향을 결정하는 데 중요한 역할을 한다.

액틴 세사의 조립은 액틴 용액의 이온 강도(ionic strength)를 조절함으로써 시험관내에

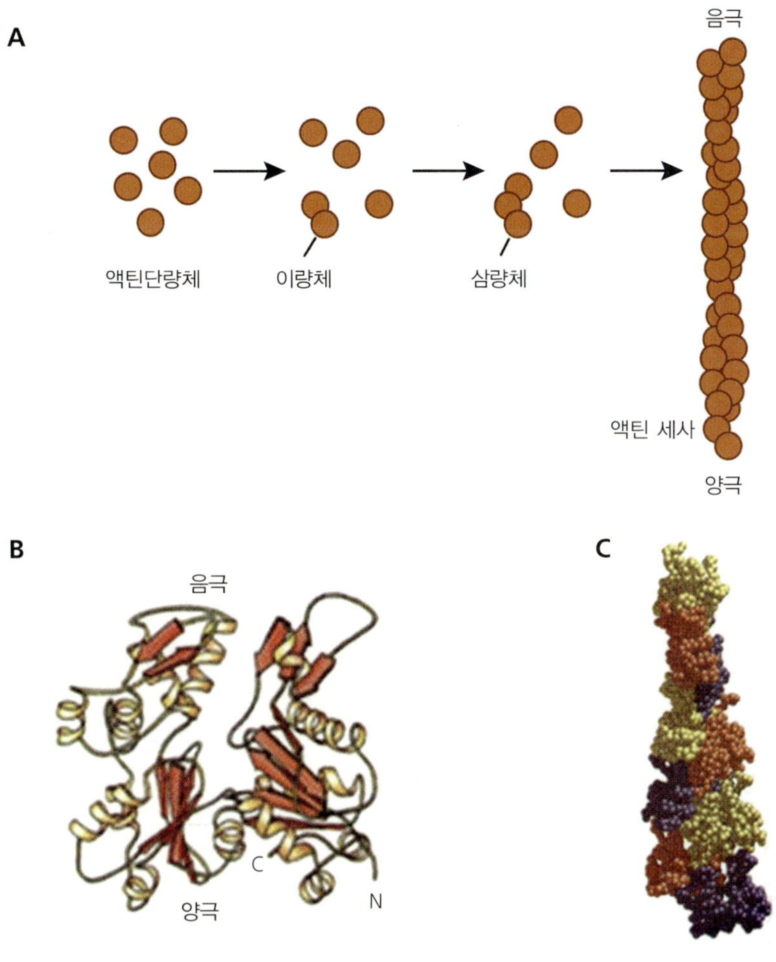


그림 1.4 액틴 세사의 구조와 결합양상[4]

A. 액틴 단량체인 G액틴은 액틴 세사인 F액틴을 만들기 위해 중합한다. 첫 번째 단계는 이량체와 삼량체를 만들고 여기에 단량체가 양쪽 말단에 부가됨으로써 늘어난다.

B. 액틴 단량체의 구조

C. 액틴 세사의 공간채우기 모델. 9개의 액틴 단량체가 다른 색으로 표시되어 있다.

서 연구할 수 있는데, 낮은 이온 강도에서 액틴 세사는 단량체로 해중합(disassembly)된다. 만약 이온 강도를 생리학적 수준으로 끌어올리면 액틴은 자발적으로 중합된다. 액틴 중합의 첫 단계는 3개의 액틴 단량체가 작은 집합체를 만드는 것이며 다음 단계로 액틴 단량체가 양 말단에 가역적으로 추가됨으로써 액틴 세사가 신장된다. 그러나 양극이 음극보다 5~10배 정도 빠르게 신장한다. 액틴 단량체는 또한 ATP와 결합하고, ATP는 액틴 세사가 조립되면서 ATP로 가수분해된다. ATP는 비록 중합하는 데는 필요하지 않지만, ATP가 결합된 단량체는 ADP가 결합된 단량체보다 쉽게 중합할 수 있다. ATP 결합과 가수분해는 조립뿐만 아니라 액틴 세사의 역동적 운동을 조절하는 중요한 역할을 한다.

액틴 중합은 가역적이기 때문에 세사는 해중합을 통해 액틴 아단위로 해체될 수 있다. 이런 과정을 통해 액틴 세사는 필요에 따라 분해되기도 한다. 따라서 액틴 단량체와 세사는 평형을 이루는데, 이는 유리 단량체의 농도에 의존한다. 액틴 단량체가 세사로 유입되는 속도는 농도에 비례하기 때문에 중합 속도와 해리 속도를 같게 하는 단량체의 임계 농도가 존재한다. 이 임계 농도에서 액틴 단량체와 세사는 평형을 이룬다. 액틴 세사의 양 말단은 서로 다른 속도로 신장하고, ATP-액틴은 ADP-액틴보다 쉽게 해리되지 않기 때문에 양 말단에서 중합이 일어나기 위한 단량체의 임계 농도는 달라지게 되고, 이러한 차이로 물레방아 현상이 일어나며, 이는 액틴 세사의 역동적 운동을 잘 설명해 준다. 전체적으로 정상 상태의 시스템이 유지되기 위한 유리 액틴 단량체의 농도는 양쪽 극에서 중합이 일어나는 데 필요한 임계 농도의 중간 정도가 되어야 한다. 이러한 조건에서 음극에서는 단량체의 순 손실이 일어나며, 이는 양극에서 일어나는 순 부가에 의해 균형이 잡히게 된다. 물레방아 현상에는 ATP가 필요하여, 양극에서는 ATP-액틴이 추가되고 음극에서는 ADP-액틴이 해리된다.

### 2) 액틴결합 단백질

세포내에서 액틴 세사의 조립과 분해는 액틴결합 단백질에 의해 조절된다. 이들은 액틴과 결합하거나 격리시키는 방식으로 작용한다. 이렇게 함으로써 단량체가 세사로 유입되는 것을 방지한다. 혹은 세사의 말단에 결합으로써 세포에는 중합되지 않는 액틴 풀이 유지된다. 액틴 풀은 시험관내에서 중합에 필요한 액틴의 임계 농도 보다 상당히 고농도로 존재한다. 따라서 액틴 단량체는 필요에 따라 세사로 유입되는데 충분한 양이 세포내에 저장되어 있다. 액틴결합 단백질 중에 풍부하게 존재하는 것은 타이모신(thymosin)이다. 타이모신은 분자량이 약 5kd이며 액틴 단량체를 격리시켜 세사로의 조립을 방해하는 주 단백질로 생각되고 있다. 또 다른 액틴결합 단백질, 프로필린(profilin)도 액틴에 결합해 액틴의 중합을 방해한다. 프로필린은 그러나 반대로 ADP–ATP교환을 자극함으로써 세사로의 단량체 유입을 촉진시키기도 한다. 이러한 교환으로 ATP–액틴 단량체가 형성되고 세사가 보다 쉽게 조립된다. 프로필린은 세포의 신호전달에 관여하는 원형질막의 인지질과도 결합할 수 있다. 이는 프로필린이 외부의 신호에 대응해 액틴 중합을 조절하는 단백질로 작용해 세포골격에 변화를 초래할 수 있음을 시사한다. 액틴 세사의 조립은 캡핑(capping) 단백질에 의해서도 조절될 수 있는데, 액틴 세사의 말단에 결합해 액틴 단량체가 유실되거나 부가되는 것을 방해한다. 또한, 이 단백질의 일부는 액틴 세사의 분해를 매우 촉진하는데, 그 예로서 겔솔린(gelsolin)을 들 수 있다. 겔솔린은 광범위하게 분포하고 있으면서 세사를 절단하는 액틴결합 단백질로서 세사의 양극에 결합해 세사가 더 이상 신장되지 못하게 한다. 세사를 절단하는 활성은 Ca에 의해 조절된다. 따라서 일시적으로 세포질 Ca 농도를 증가시키는 외부 신호에 의해 겔솔린의 활성이 촉진되고, 겔솔린도 프로필린과 유사하게 인지질과 결합한다. 이때 인지질은 겔솔린의 절단 활성을 저해하고 액틴 세사로부터 겔솔린을 격리시킴으로써 세사의 중합을 유도한다. 따라서 외부 신호와 액틴 세포골격은 이러한 Ca과 인지질에 의한 겔솔린의 활성 조절을 통해 서로 연결된다. 각각의 액틴 세사는 세포내에서 각기 다른 역할을 하게 되는 액틴 다발(actin bundles)이나 액틴 망상체(actin network)를 형성하게 된다(그림 1.5). 다발구조에서는 액틴 세사가 교차결합하여 평행구조로 빼곡하게 배열된다. 반면에 망상체에서는 액틴 세사가 직각구조로 성기게 결합하여 반고체성 젤의 특성을 가지는 3차원적인 그물망을 형성한다.

액틴은 세포의 모양과 이동, 부착, 그리고 성장 조절의 유지 및 이변성을 포함하여 많은 세포의 기능과 관련되어 있다. 이러한 기능은 암의 발현과정 동안 정상세포에서는 그 조절기능을 상실하기 때문에 액틴과 액틴결합 단백질의 양상은 암의 발현과정에 있어서 잠재적 요인으로 연구되고 있을 뿐 아니라, 항암제의 개발에 있어서 표적물질로도 연구되고 있다. 이들 액틴결합 단백질 중에서 구강점막질환 및 구강암과 관련되어 최근 많은 연구가 이루어지고 있는 것으로 겔솔린 류, 그중에서도 CapG 단백질 등이 구강암의 발현 및 그 예후와 관련되어 주목받고 있다.[5]

겔솔린은 액틴결합 단백질 중의 하나로서 액틴 세사의 응집 등을 통하여 세포의 구조와 다양성을 조절하는 역할을 한다. 세포의 이동 및 전이에 있어서 겔솔린의 역할에 대해서는 잘 알려져 있으며, 특히 겔솔린은 세포사에 있어서 효과기로서의 역할을 지닌다. 이

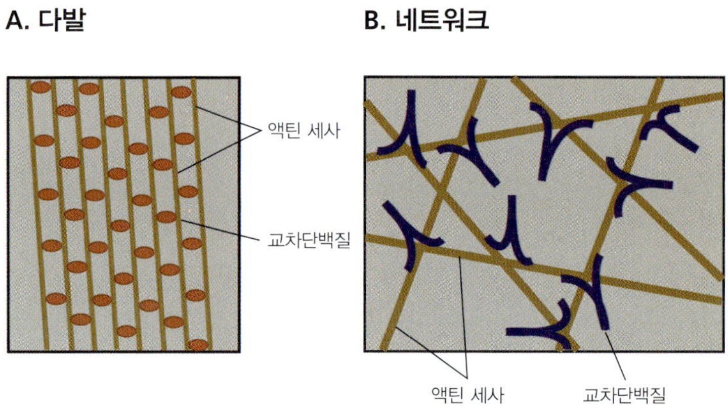


그림 1.5 액틴 다발과 액틴 망상체로 A는 액틴 다발의 구조를 B는 액틴 망상체의 구조를 보여준다(adopted from Cooper GM(1997). The Cell : A Molecular Approach. ASM press).[4]

러한 세포의 이동과 세포사에 대한 조절은 암의 발현과정에서 중요한 역할을 하게 된다.[6] 겔솔린류 액틴캡핑 단백질(gelsolin-like actin-capping protein, CapG)은 348개의 아미노산으로 이루어진 액틴결합 단백질의 하나로서, 정상세포에서 발현되며, 특히 대식세포에 풍부하게 존재한다. 또한, CapG 단백질은 세포골격을 구성하는 액틴의 구조에 중요한 역할을 담당한다.[7]

### 3) 구강암과 액틴결합 단백질

정상적인 구강점막, 구강의 전암병소, 전이가 일어나지 않은 구강편평상피세포암, 그리고 전이가 일어난 구강편평상피세포암 등에 대하여 겔솔린의 발현정도를 면역조직화학염색법과 유전자 발현정도에 대한 분석이 진행되었는데, 정상적인 구강점막 조직에서는 겔솔린이 높게 발현되었으며, 특히 대식세포와 중성구, 혈관의 평활근 등에서 많이 발현되었다. 반면에 전암병소나 편평상피세포암 조직에서는 상대적으로 발현정도가 억제되어 나타났다.[6]

겔솔린의 발현은 정상적인 구강점막에 비하여 전암병소 및 구강편평상피세포암에서 낮게 나타났는데, 이러한 결과는 이전의 유방암, 폐암, 위암 등에서 연구된 결과와 동일한 양상을 나타내었다. 또한, 유방암에 대한 연구에서 겔솔린의 억제는 정상적인 상피조직에서 전암병소로 이행되어 가는 과정에서 나타나는 중요한 초기 현상으로 확인되었다.[7] 최근 연구에서 겔솔린 발현의 증가가 세포의 순환을 정지시키거나 지연시켜서 G2 시기의 기능을 증가시킨다는 내용이 보고되었다.[8,9] 2008년 노무라(Nomura) 등은 CapG 단백질의 구강 정상점막 조직과 전암병소, 그리고 구강편평상피세포암에 대한 발현 정도를 면역조직화학염색법을 이용한 연구를 통하여 보고하였는데(그림 1.6), CapG 단백질의 발현은 정상 점막조직에서는 나타나지 않았으나, 전암병소에서는 CapG 단백질의 발현이 64%로, 그리고 구강편평상피세포암에서는 52%로 확인되었다. 이러한 결과는 정상점막조직과 다른 두 군 사이에 통계적으로도 유의성이 있는 것으로 검증되었다($p<0.01$). 그러나, 전암병소와 암종조직 간에는 통계적으로 유의한 차이가 없었고, 면역조직화학염색에서 CapG 단백질이 발현된 군과 발현되지 않은 군에서 CapG 단백질에 대한 mRNA의 발현정도를 분석한 결과에서 두 실험군 사이에서는 통계학적으로 유의한 차이가 확인되었다(그림 1.7).

또한 CapG 단백질의 발현정도가 종양의 크기가 클수록 증가하고, 편평상피세포암에서 병소의 병기가 진행될수록 발현정도가 더 높게 나타났다(그림 1.8). 이러한 결과를 바탕으로 CapG 단백질은 구강의 편평상피세포암 세포의 악성화 과정을 촉발시키거나 활성화시키는 것으로 추측할 수 있으며, CapG 단백질은 진행된 구강편평상피세포암이 발생한 환자를 치료하거나 진단하는 데 약리적인 표적물질이나 유용한 진단학적인 표지자로서 활용될 수 있다.

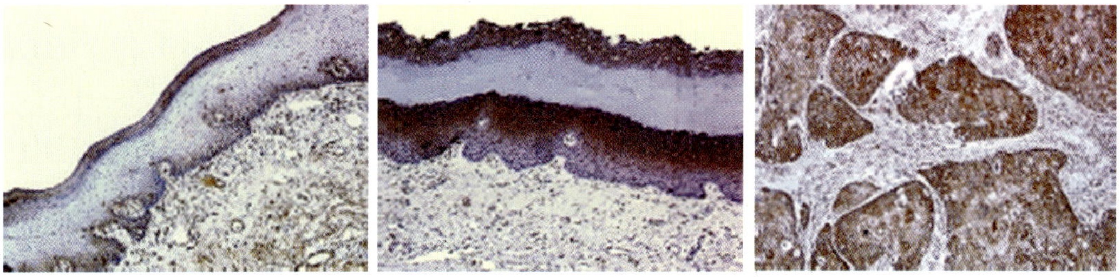

A B C

**그림 1.6** CapG 단백질에 대한 면역조직화학염색법의 대표적 결과[5]
**A.** 정상적인 구강점막, **B.** 전암병소, **C.** 구강 편평상피세포암
CapG 단백질의 발현정도가 정상 구강점막에서보다 전암병소와 구강편평상피세포암에서 더 높게 관찰되고 있음을 확인할 수 있다.

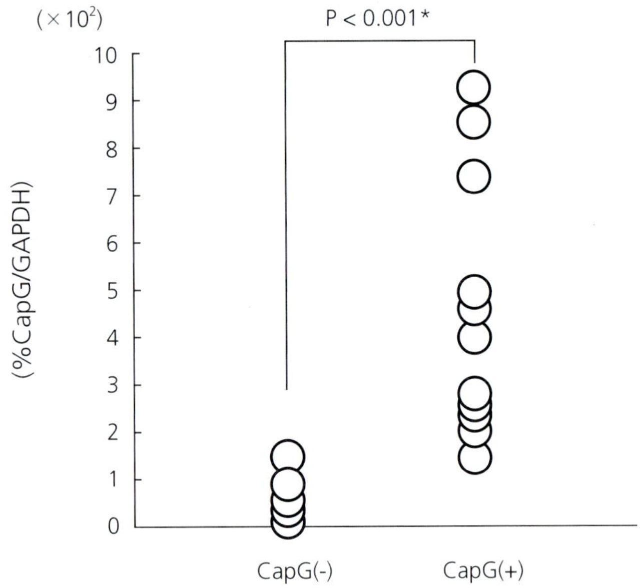


**그림 1.7** CapG 단백질의 mRNA에 대한 발현정도
면역조직화학염색법에서 CapG 단백질이 발현된 군과 발현되지않은 군에서의 capG mRNA 발현정도의 상관관계로서 유의한 상관관계를 나타내었다.[5]

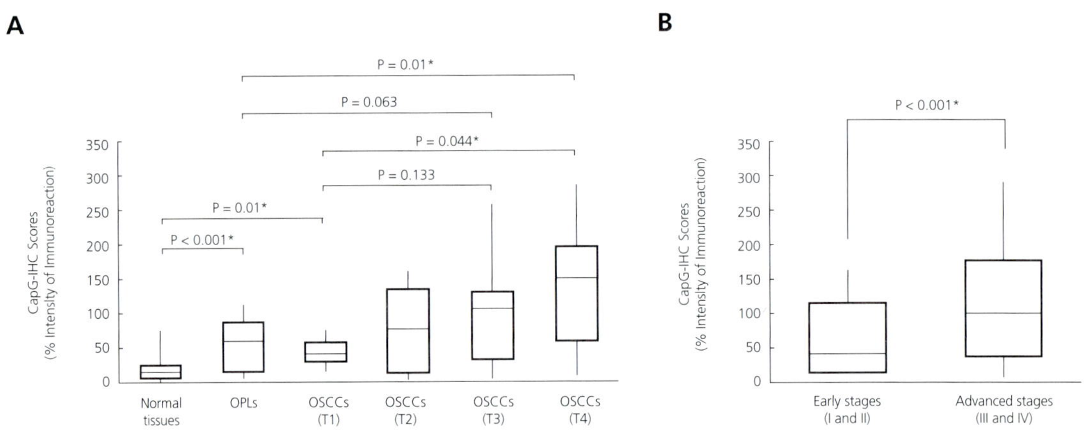


**그림 1.8** CapG 단백질의 면역조직화학염색법에서의 발현정도[5]

**A.** 정상조직에서보다 구강내 전암병소(OPL), 구강편평상피세포암($OSCC_S$)에서 CapG 단백질의 발현이 높게 나타났으며, 이는 유의한 차이를 나타내었다.

**B.** CapG 단백질의 발현정도는 초기 편평상피세포암에서보다 3기나 4기의 진행된 병소에서 더 높게 관찰되었으며, 두 비교군 간에서 유의한 차이를 나타내었다.

# 4. 중간세사

## 1) 중간세사의 구조와 기능

중간세사(intermediate filaments)는 후생동물의 진핵세포에서 발현되는 세포골격 중 하나로서 미세세사와 미세소관의 두께의 중간에 해당하는 약 10 nm의 지름을 갖고 있다.[10] 중간세사는 5개 내지 6개로 분류되는데, 이 중 라민(lamin)은 가장 널리 분포하며 모든 중간세사의 조상격에 해당한다. 인간에서 약 65 내지 70여 개의 유전자가 중간세사에 대한 정보를 갖고 있는 것으로 알려져 있다.(표 1.1)[11] 중간세사가 미세소관과 같은 다른 세포골격

표 1.1 중간세사의 분류[14]

| 이름 | 유전자 수 | 아미노산서열분류 | 중합형분류 | 추정단백질크기 | 분포(kd) |
|---|---|---|---|---|---|
| 산성케라틴(acidic keratin) | >25 | I | A | 40-64 | 상피 |
| 염기성케라틴(basic keratin) | >25 | II | A | 52-68 | 상피 |
| 비멘틴(vimentin) | 1 | III | B | 55 | 다양 |
| 데스민(desmin) | 1 | III | B | 53 | 근육 |
| 신경교원섬유산단백(GFAP) | 1 | III | B | 53 | 아교세포 |
| | | III/IV(?) | B | 54 | 말초신경계신경원 |
| 페리피린(peripherin) | 1 | | | | 근육 |
| 신코일린(syncoilin) | | | | | |
| NF-L | 1 | IV | B | 62 | 중추신경계 신경원 |
| NF-M | 1 | IV | B | 102 | 중추신경계 신경원 |
| NF-H | 1 | IV | B | 110 | 중추신경계 신경원 |
| 알파인터넥신(α-internexin) | 1 | IV | B | 66 | 중추신경계 신경원 |
| 라민 A/C(lamin A/C) | 1 | V | C | 72/62 | 세포핵 |
| 라민 β1( lamin β1) | 1 | V | C | 65 | 세포핵 |
| 라민 β2( lamin β2) | 1 | V | C | 78 | 세포핵 |
| 네스틴(nestin) | 1 | VI(?) | B | 240 | 다양 |
| 신네민(synemin) | 1 | VI(?) | B | 182 | 근육 |
| 데스무스린(desmuslin) | 1 | VI(?) | B | 140 | 근육 |
| 파키닌/CP49(phakinin/CP49) | 1 | 분류되지 않음 | D | 46 | 수정체 |
| 필렌신(filensin) | 1 | 분류되지 않음 | D | 83 | 수정체 |

과 구별되는 특징은 다음과 같다. 첫째, 각 중간세사는 서로 진화과정 상 연관되어 있으나 다른 세포골격 단백질들에 비해 보다 이질적이다. 둘째, 신장강도가 매우 크다. 셋째, 구조적으로 극성을 띠지 않는다. 넷째, 세포내 수송의 도로로 이용되지 않는다. 다섯째, 미세소관이나 미세세사에 비해 보다 안정적이다. 마지막으로 중간세사는 모든 진핵세포에서 발견되지는 않는다.[10] 이처럼 중간세사의 발현 양상은 매우 특이적인데, 조직 특이적으로 발현될 뿐만 아니라 조직의 분화정도에 따라 발현 양상이 달라진다. 대부분의 중간세사는 중심간 영역이 잘 보존되어 있으며 이 중심 간 영역의 구조가 중간세사의 구조를 결정한다.[12]

중간세사의 수용성 기본 단위는 사합체이다. 이 사합체는 2개의 이합체가 역평행 구조로 배열되어 형성되고, 중간세사는 이 역평행 구조로 인해 극성을 띠지 않는다. 각 이합체는 꼬인 꼰사(coiled coil) 형태를 띠는데 알파 나선(α-helix) 구조의 단수체 2개가 평행하게 배열되어 형성된다(그림 1.9).

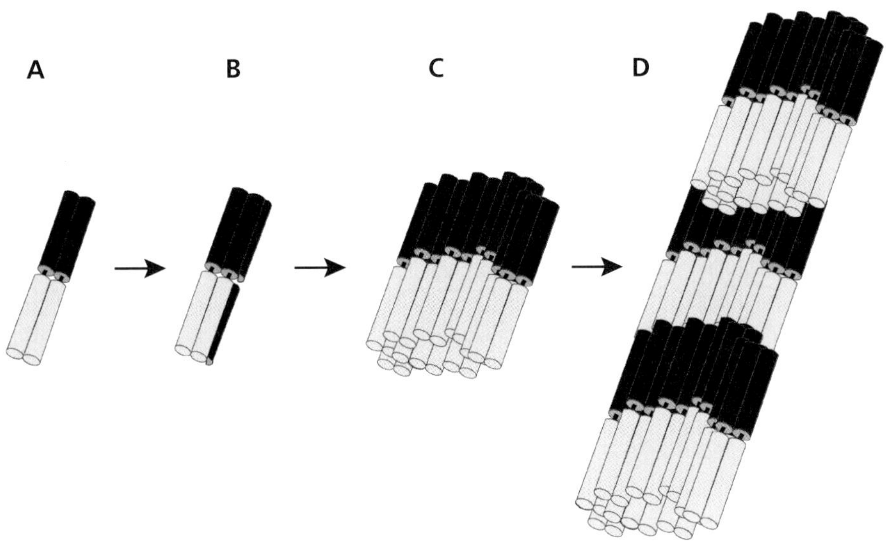


그림 1.9 중간세사의 구조[13]

**A.** 중간세사 단수체는 평행한 단일치구조(끝이 계단식으로 엇갈리지 않은 구조)의 이합체를 형성한다.

**B.** 사합체는 2개의 이합체가 역평행 구조로 만나 형성된다.

**C.** 차례대로 2개의 사합체가 모여 팔합체를 이루며 4개의 팔합체가 모여 단위길이 세사(unit length filament)를 이룬다.

**D.** 각각의 단위길이 세사가 단단 결합하여 중간세사를 형성한다.[13]

사합체들이 단단으로 결합하여 긴 원시세사(protofilament)를 형성하는데 4개의 원시세사가 모여 원시섬유(protofibril)를 이루며 다시 4개의 원시섬유가 모여 10 nm 지름의 중간세사를 형성한다. 즉 모두 16개의 원시세사가 모여 중간세사 1개를 형성하게 된다.

중간세사는 염기서열에 따라 5개 또는 6개의 범주로 분류되는데 이 중 라민을 제외한 나머지는 세포질에서 발견된다. 또한 이들 라민을 제외한 중간세사는 각각 그 기능에 따라 조직 특이적으로 발현되고, 각각의 중간세사는 다양한 세포구성 성분과 연계되어 있다. 케라틴은 산성케라틴과 염기성케라틴으로 세분되며 각각 중간세사의 한 범주를 차지한다. 하나의 산성단백질과 염기성단백질이 결합하여 하나의 이합체를 형성하고, 케라틴은 상피세포에서 특이적으로 발현되며 상피조직의 강도와 완전성에 기여한다.[10]

중간세사의 세 번째 범주는 데스민(desmin), 신경교원섬유산단백(glial fibrillary acidic protein, GFAP), 그리고 비멘틴(vimentin)을 포함한다. 이들은 각각 근육세포, 아교세포, 그리고 중간엽세포에서 특이적으로 발현된다.[10] 데스민은 평활근세포에서 세포질내의 치밀소체들을 세포막에 연결시킴으로써 세포들이 과도하게 신장되는 것을 방지하며, 골격근세포에서는 근섬유분절을 감싸는 격자구조를 형성하여 근육세포의 강도와 체계화에 기여한다.[10] 신경교원섬유산단백은 중추신경계의 성상아교세포 및 말초신경계의 신경집세포에서 발현되며 이들 세포의 구조 및 운동, 세포간 정보교환, 그리고 혈뇌장벽(blood brain barrier)의 기능에 영향을 미치는 것으로 알려져 있다. 신경교원섬유산단백의 발현 이상과 관련된 질환으로 아교세포성반흔(glial scarring), 알렉산더병(Alexander's disease) 등이 있다. 비멘틴은 섬유아세포, 내피세포, 조혈세포 등과 같이 상피세포를 제외한 중간엽기원세포에서 광범위하게 분포한다. 비멘틴은 다른 단수체 없이 동질중합체를 통해 10 nm 두께의 중간세사를 형성할 수 있고, 세포질내의 세포기관들을 고정하는 역할을 하는 것으로 알려져 있다.[10]

신경세사(neurofilaments, NF)는 C 말단 영역의 크기에 따라 NF-L, NF-M, NF-H(L은 light, M은 medium, H는 heavy를 의미한다.)로 세분된다. 이들은 이소성 이합체를 이루어 중간세사를 형성하고, 신경세사는 신경세포의 축삭에서 발현되며 신경전도속도와 관련된 축삭의 지름을 결정한다.[1] 라민은 중간세사 중 가장 광범위하게 분포하며 내핵막의 강도와 지지를 제공하는 기능을 갖고 있다. 라민은 비록 세포질에서 발현되지만 다른 중간세사 단백질들과 이질중합체를 형성할 수 없다. 사람에서는 3개의 라민 유전자가 발견되어 있으며 하나는 A형, 2개는 B형으로 분류된다. B형은 모든 세포에서 발현되는 반면 A형은 분화 과정 중 특이적으로 발현된다.[10] 세포분열 과정에서 라민은 유사분열 촉진인자(mitosis promoting factor)에 의해서 인산화되어 핵막이 분열된다. 분열이 끝난뒤에는 라민이 탈인산화되면서 핵막의 재생성이 촉진된다(그림 1.10).

중간세사는 각각의 염기서열에 따라 여섯 가지, 혹은 단백질의 결합 양상에 따라 네 가지로 분류되고 있다.[14]

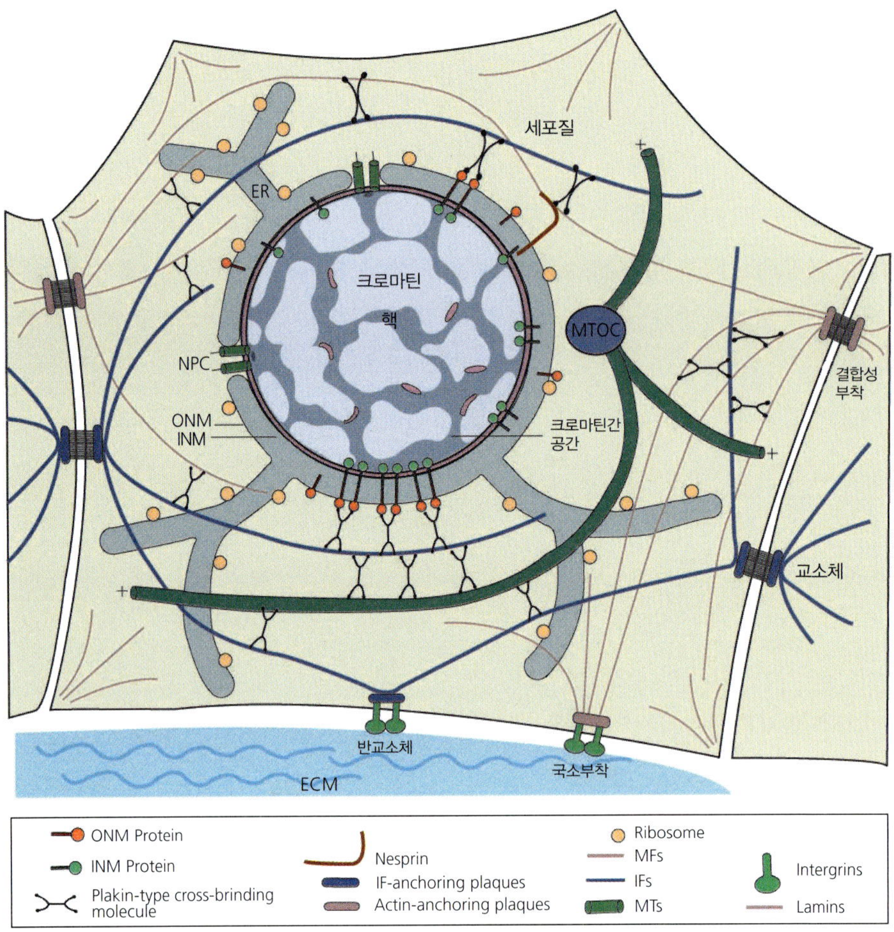


**그림 1.10** 가상상피세포에서 중간세사의 체계[11]

세포질에서 중간세사는 나머지 두 세포골격인 미세세사 및 미세소관과 플라킨(plakin)형 단백질에 의해 연결되어 있다. 중간세사는 세포막의 교소체(desmosome)와 반교소체(hemidesmosome)에 연결되어 있으며 각각 교소체는 데스모플라킨(desmoplakin)에 의해 세포간연접을 그리고 반교소체는 플렉틴(plectin)과 수포성유천포창항원1(BPAG1)에 의해 세포기질간연접을 이룬다. 세포외핵막에서 세포질의 중간세사는 플렉틴 및 네스프린-3(nesprin-3)에 의해 막에 연계되어 있다. 라민은 내측핵막(inner nuclear membrane) 단백질에 의해 세포내 핵막과 연결되어 있다.[11]

## 2) 케라틴

인간에서는 총 54개의 기능적 케라틴 유전자가 존재하며 이 중 28개는 I형 중간세사인 산성케라틴을 암호화하고, 다른 26개는 II형 세사인 염기성케라틴을 암호화하고 있다.[12] 케라틴이 중간세사 중 가장 많은 유전자를 갖고 있는 것으로 케라틴은 I형과 II형의 이형이 합체로서 존재하며 조직특이적으로 발현될 뿐 아니라 동일 조직 내에서도 세포분화 정도에 따라 특이적으로 발현된다.[15]

**표 1.2** 케라틴의 명명
각각의 단백질에 상응하는 유전자 역시 같은 번호를 매긴다(예, K9 단백질을 부호화하는 유전자는 KRT9이다.).[15]

| 이름 | 산성케라틴 | | 염기성케라틴 | |
|---|---|---|---|---|
| 케라틴 형태(keratin types) | 새로운 이름 | 이전 이름 | 새로운 이름 | 이전 이름 |
| 상피성 케라틴 (epithelial keratins) | K9 | K9 | K1 | K1 |
| | K10 | K10 | K2 | K2 |
| | K12 | K12 | K3 | K3 |
| | K13 | K13 | K4 | K4 |
| | K14 | K14 | K5 | K5 |
| | K15 | K15 | K6a | K6a |
| | K16 | K16 | k6b | K6b |
| | K17 | K17 | K6c | K6e/h |
| | K18 | K18 | K7 | K7 |
| | K19 | K19 | K8 | K8 |
| | K20 | K20 | K76 | K2p |
| | K23 | K23 | K77 | K1b |
| | K24 | K24 | K78 | K5b |
| | K79 | K61 | K80 | Kb20 |
| 모낭 특이 상피성케라틴(근초) (hair follicle-specific epithelial keratins (root sheath)) | K25 | K25irs1 | K71 | K6irs1 |
| | K26 | K25irs2 | K72 | K6irs2 |
| | K27 | K25irs3 | K73 | K6irs3 |
| | K28 | K25irs4 | K74 | K6irs4 |
| 모발 케라틴(hair keratins) | K31 | Ha1 | K81 | Hb1 |
| | K32 | Ha2 | K82 | Hb2 |
| | K33a | Ha3-I | K83 | Hb3 |

| | | | | |
|---|---|---|---|---|
| | K33b | Ha3-II | K84 | Hb4 |
| | K34 | Ha4 | K85 | Hb5 |
| | K35 | Ha5 | K86 | Hb6 |
| | K36 | Ha6 | | |
| | K37 | Ha7 | | |
| | K38 | Ha8 | | |
| | K39 | Ka35 | | |
| | K40 | Ka36 | | |

### (1) 구강점막에서의 케라틴 발현

구강점막은 비각화중층편평상피로서 비각화중층편평상피의 기저세포층에서는 II형 케라틴 K5와 I형 케라틴 K14의 이합체로 이루어진 케라틴이 발현된다.[16] K5/K14는 미분화된 기저세포층에서 교소체나 반교소체에 연결되는 긴장세사(tonofilament)를 형성한다. K5/K14는 기저세포층의 기질적 안정성에 기여하며 K5 혹은 K14 유전자의 변이는 단순성 수포표피박리증을 일으킨다.[15] K15 역시 기저세포층에서 발현되는 케라틴으로 K5나 K14가 기저세포층에서만 전사되나 기저세포 상층에서도 발견되는 반면 K15는 기저세포층에서만 발견된다. K15는 K5와 이합체를 이룰 수 있고, K15는 비후성 반흔과 같은 과증식 상태나 분화된 각화세포에서는 발현되지 않는다. 각화세포의 분화가 진행될수록 K15의 발현은 억제되는 것으로 보인다.[17] K6과 K16은 비각화중층편평상피의 기저세포 상층에서 균일하게 발현되는 케라틴으로, 이 둘은 대개 케라틴 이합체의 짝으로서 존재한다. 인간에서 K6는 세 가지의 이소체 K6a, K6b, K6c가 존재하는 것으로 알려져 있으며, K6와 K16은 과증식성의 각화세포를 대표하는 분자표지자로서,[15] 인간 창상 모델에서 K6와 K16은 창상 발생 6시간 이내에 창연에서 급속히 발현되는 것으로 밝혀졌다.[18] 이러한 K6와 K16의 발현은 세포이동이나 재생에 선행하는 것으로서 중간 정도의 기계적 강도를 유지하면서 세포이동 및 재상피화를 가능하게 하는 가소성을 보장하게 된다.[19] K6 혹은 K16의 변이는 선천성 손발톱비대증을 일으키며 구강 내 증상으로는 백반증이 나타난다.

II형 케라틴 K4와 I형 케라틴 K13은 점막 비각화중층편평상피의 각화세포 분화 중 특이적으로 나타나는 케라틴 이합체의 짝이다.[16] K4와 K13에 대한 단세포군항체를 이용한 면역조직과학적 연구에서 이 두 케라틴은 점막중층편평상피의 기저세포층을 제외한 모든 세포층에서 발현되는 것으로 밝혀졌다.[20] K4와 K13은 점막중층편평상피의 구조적 안정성에 기여하는 것으로 알려져 있으며 이들의 변이는 백색해면모반(white sponge nevus)을 일으키는 것으로 알려져 있다.[15] K76은 구강저작상피, 즉 경구개와 치은의 기저세포 상층에 존재하는 특이적인 케라틴이다. 이외에도 피부 각화세포의 분화 및 각화의 주된 케라틴인 K1과 K10이 비각화중층편평상피에서 국소적으로 발현될 수 있다.[15]

#### (2) 종양에서의 케라틴 발현

대부분의 편평상피세포암에서는 K5 및 K14가 발현되며,[16] K5에 대한 단세포군항체 D5/16B4는 미분화된 편평상피세포암의 진단에 도움이 된다. 중등도 혹은 고도로 분화된 편평상피세포암에서는 K5/K14의 정상 점막에서의 발현위치를 반영하듯 암종의 경계부에서 발현된다. K6과 K16 역시 다양한 편평상피세포암에서 발현되는데,[16] 이들은 정상점막에서의 발현위치와 상응하는 종양의 내부세포들에서 발현되어, 이들은 구강점막 기원 편평상피세포암의 성숙도를 반영하는 지표로 활용될 수 있다.[15]

정상 구강점막에서 국소적으로 발현될 수 있는 K1과 K10도 구강편평상피세포암의 50%에서 발견되며, 이들은 암종세포의 성숙도와 각화도를 반영하는 것으로 생각된다. K4와 K13은 피부 기원의 편평상피세포암에서는 발견되지 않고, 또한 점막에서 특이적으로 발현되는 다른 케라틴과 달리 두경부 편평상피세포암에서 주로 발현되는 케라틴이 아니고, 오히려 미분화된 암종에서 국소적으로 다양하게 발현된다.[15]

### 3) 케라틴과 구강편평상피세포암

구강점막 및 치은을 구성하고 있는 각화세포의 이름에서 알 수 있듯이 케라틴은 구강 점막 및 치은의 대표적인 중간세사다. 구강점막 및 치은에서 기원하는 구강편평상피세포암에서 대표적으로 발현되는 중간세사 역시 케라틴이다. 이 장에서는 구강편평상피세포암의 진단과 예후를 예측하는 데에 있어서 케라틴의 역할을 살펴보도록 한다.

#### (1) 조직병리학적 진단 시 케라틴의 활용

대부분의 상피세포 기원 종양에서 기원 세포의 케라틴 발현 양상과 비슷한 케라틴 발현 양상을 관찰할 수 있다. 또한 단세포군항체를 이용하면 조직병리학적 시편에서 케라틴의 조직면역화학적 발현 양상을 확인할 수 있다. 이러한 특성을 이용하면 조직병리학적 소견만으로 진단이 어려운 미분화된 암종이나 기원을 모르는 전이 암종 등의 진단에 도움을 얻을 수 있다.

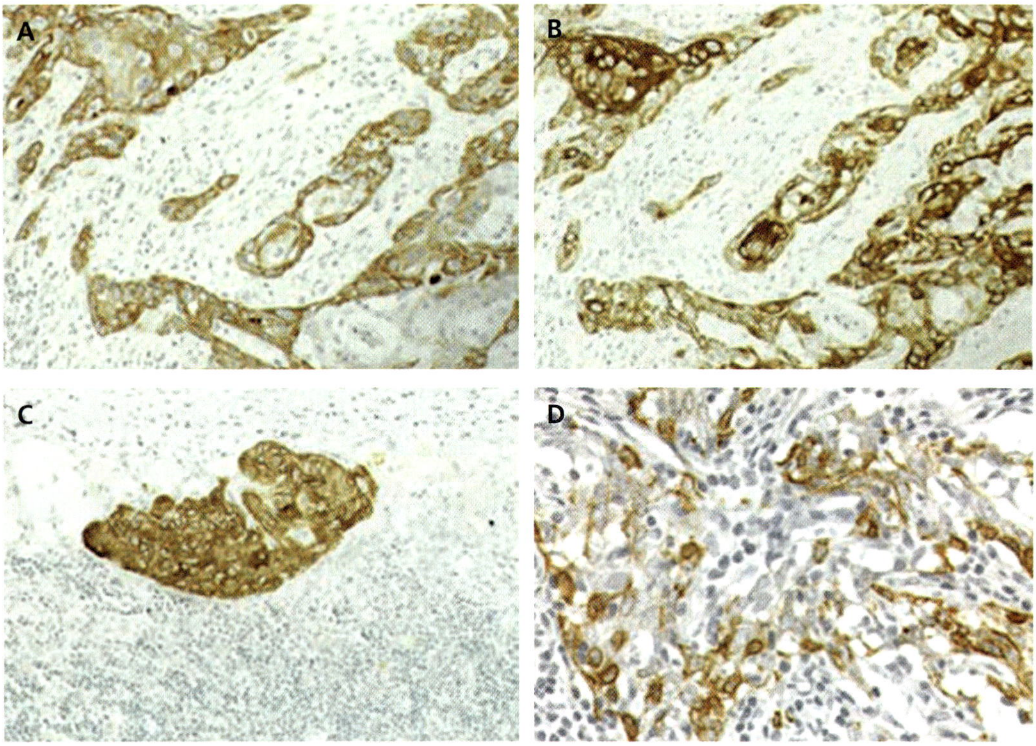


그림 1.11 편평상피세포암에서의 케라틴 발현양상[15]

A. K5는 종양의 경계부에서 명확하게 발현되는 양상을 보인다.
B. 반면 K6는 종양의 내부에서 보다 명확하게 발현된다.
C. K5는 경부 전이 암종에서도 발현되어 경부 전이 임파절의 진단에 도움을 준다.
D. 미분화된 암종에서 K5의 발현은 종양이 상피에서 기원함을 의미한다.[15]

편평상피세포암에서는 중층편평상피에서 발현되는 케라틴들이 주로 발현되지만 일부 단층편평상피에서 발현되는 케라틴들이 나타나기도 한다. 편평상피세포암에서 발현되는 주된 종류는 기저세포층에서 많이 발현되는 K5, K14, K17과 과증식성 각화세포에서 주로 발현되는 K6 및 K16이다. 케라틴 진주를 형성하는 고분화된 암종에서는 국소적으로 K1 및 K10이 발현되기도 한다.[15] 단층편평상피에서 발현되는 K8, K18 그리고 K19는 미분화된 편평상피세포암에서 두드러지게 발현된다. 이 케라틴의 발현은 임상적으로 불량한 예후와 관계 있는 것으로 보고된 바 있다.[21]

### (2) 혈청 종양 표지자로서의 케라틴

케라틴이 혈청으로 유출되는 과정은 아직 명확하게 밝혀진 바가 없다. 대개 혈청 중 케라틴은 분절편으로서 존재하며 혈중 반감기는 크기에 따라 10~15시간 정도이다. 대개 초기 종양의 조기 진단 기구로서 혈청 종양 표지자의 농도를 측정하는 것은 민감도가 떨어지는 것으로 알려져 있다. 따라서 케라틴 분절편의 혈청 종양 표지자로서의 의의는 재발성 암종의 진단 및 치료효과의 측정에 있다.[22] 구강편평상피세포암 환자를 대상으로 한 Cyfra 21-1 및 TPS(tissue polypeptide specific antigen)의 혈청 종양 표지자로서의 역할에 대한 연구에서 Cyfra 21-1은 90%가 넘는 민감도를 보인 것으로 보고된 바 있다. 일부 환자에서 종양 절제 후 두 표지자 모두 농도가 감소하였으며 수술 후 종양의 재발이 있는 환자에서 모두 농도가 올라간 것으로 보고되었다.[23]

**참고문헌**


1. Alberts B, Bray D, Hopkin K, Johnson A, Lewis J, Raff M, Roberts K and Walter P (2005). 필수세포생물학, 2nd Ed., Garland Science ㈜교보문고, pp. 569, 695-696, 704-711, 724.
2. Hawkins T, Mirigian M, Yasar MS and Ross JL (2009). Mechanics of microtubules . Journal of Biomechanics 43:23-30.
3. Liu SY, Chen YT, Tseng MY, Hung CC, Chiang WF, Chen HR, Shieh TY, Chen CH, Jou YS and Chen JY (2008). Involvement of microtubule-associated protein 2 (MAP2) in oral cancer cell motility: A novel biological function of MAP2 in non-neuronal cells. Biochemical and Biophysical Research Communications 366:520-525.
4. Cooper GM (1997). The Cell : A Molecular Approach. ASM press.
5. Nomura H, Uzawa K, Ishigami T, Kouzu Y, Koike H, Ogawara K, Siiba M, Bukawa H, Yokoe H, Kubosawa H and Tanzawa H (2008). Clinical significance of gelsolin-like actin-capping protein expression in oral carcinogenesis: an immunohistochemical study of premalignant and malignant lesions of the oral cavity. BMC Cancer 8:39-46.
6. Shieh DB, Chen IW, Wei TY, Shao CY, Chang HJ, Chung CH, Wong TY and Jin YT (2006). Tissue expression of gelsolin in oral carcinogenesis progression and its clinicopathological implications. Oral Oncolology 42:599-606.
7. Asch HL, Winston JS, Edge SB, Stomper PC and Asch BB (1999). Downregulation of gelsolin expression in human breast ductal carcinoma in situ with and without invasion. Breast Cancer Res Treat 55:179–188.
8. Sagawa N, Fujita H, Banno Y, Nozawa Y, Katoh H and Kuzumaki N (2003). Gelsolin suppresses tumorigenicity through inhibiting PKC activation in a human lung cancer cell line, PC10. Br J Cancer 88:606–612.
9. Kamitani H, Taniura S, Watanabe K, Sakamoto M, Watanabe T and Eling T (2002). Histone acetylation may suppress human glioma cell proliferation when p21 WAF/Cip1 and gelsolin are induced. J Neurooncol 4:95–101.

10. Lodish H, Berk A, Kaiser CA, Krieger M, Scott MP, Bretscher A, Ploegh H and Matsudaira P (2008). Molecular Cell Biology, 6$^{Th}$ edition. FREEMAN.
11. Herrmann H, Bär H, Kreplak L, Strelkov SV and Aebi U (2007). Intermediate filaments: from cell architecture to nanomechanics. Nat Rev Mol Cell Biol 8:562-573.
12. Kim S and Coulombe PA (2007). Intermediate filament scaffolds fulfill mechanical, organizational, and signaling functions in the cytoplasm. Genes Dev 21:1581-1597.
13. Goldman RD, Grin B, Mendez MG, and Kuczmarski ER (2008). Intermediate filaments: versatile building blocks of cell structure. Curr Opin Cell Biol 20:28-34.
14. Coulombe PA, Ma L, Yamada S and Waversik M (2001). Intermediate filaments at a glance. J Cell Sci 114:4345-4347.
15. Moll R, Divo M and Langbein L (2008). The human keratins: biology and pathology. Histochem Cell Biol 129:705-733.
16. Moll R, Franke WW, Schiller DL, Geiger B and Krepler R (1982). The catalog of human cytokeratins: patterns of expression in normal epithelia, tumors and cultured cells. Cell 31:11-24.
17. Waseem A, Dogan B, Tidman N, Alam Y, Purkis P, Jackson S, Lalli A, Machesney M and Leigh IM (1999). Keratin 15 expression in stratified epithelia: downregulation in activated keratinocytes. J Invest Dermatol 112:362-369.
18. Paladini RD, Takahashi K, Bravo NS and Coulombe PA (1996). Onset of re-epithelialization after skin injury correlates with a reorganization of keratin filaments in wound edge keratinocytes: defining a potential role for keratin 16. J Cell Biol 132:381-397.
19. Wawersik MJ, Mazzalupo S, Nguyen D and Coulombe PA (2001). Increased levels of keratin 16 alter epithelialization potential of mouse skin keratinocytes in vivo and ex vivo. Mol Biol Cell 12:3439-3450.
20. Muijen GN, Ruiter DJ, Franke WW, Achtstätter T, Haasnoot WH, Ponec M and Warnaar SO (1986). Cell type heterogeneity of cytokeratin expression in complex epithelia and carcinomas as demonstrated by monoclonal antibodies specific for cytokeratins nos. 4 and 13. Exp Cell Res 162:97-113.
21. Fillies T, Werkmeister R, Packeisen J, Brandt B, Morin P, Weingart D, Joos U and Buerger H (2006). Cytokeratin 8/18 expression indicates a poor prognosis in squamous cell carcinomas of the oral cavity. BMC Cancer 6:10.
22. Sawant SS, Zingde SM and Vaidya MM (2008). Cytokeratin fragments in the serum: their utility for the management of oral cancer. Oral Oncol 44:722-732.
23. Nagler RM, Barak M, Peled M, Ben-Aryeh H, Filatov M and Laufer D (1999). Early diagnosis and treatment monitoring roles of tumor markers Cyfra 21-1 and TPS in oral squamous cell carcinoma. Cancer 85:1018-1025.

제 2 장

# 세포와 세포 결합

## Cell to cell junction

1. 폐쇄결합
2. 부착결합
3. 간격결합

## 1. 폐쇄결합

폐쇄결합(occluding junction)이란 세포와 세포 사이의 결합 방식들 중 어느 한쪽 상피세포에서 다른 한쪽으로 작은 분자 단위의 물질들이 새어 나가지 않도록 붙어 있는 결합을 말하며 밀착결합(tight junction)과 중격결합(septate junction)으로 나눌 수 있다.

밀착결합은 척추동물의 소장 점막 조직에서 세포간의 울타리 역할을 하는 결합 방식으로서 결합막 사이에 단백질구조의 통로를 통하여 내강(lumen)에서 세포외액(extracellular fluid)으로, 또는 혈관을 통해 각 장기로 영양소를 공급하는 통로로서의 역할을 하게 된다. 이러한 물질의 세포간 이동은 두 종류의 막부착 막수송 단백질(membrane-bound membrane transport protein)에 의존하는데, 하나는 관내강과 만나는 면인 상피세포의 정상표면(apical surface)이고 다른 것은 기저외 측면(basolateral surface)으로서 각각 선택된 영양소를 관내강으로부터 조직으로 전달하거나 또는 주변 세포의 세포외액으로 전달하는 역할을 한다(그림 2.1).[1]

중격결합은 무척추동물에서 보이는 주된 폐쇄결합으로 밀착결합보다는 평행하게 정렬된 규칙적인 구조를 보인다(그림 2.2). 초파리(Drosophila)에서 중격결합을 형성하는

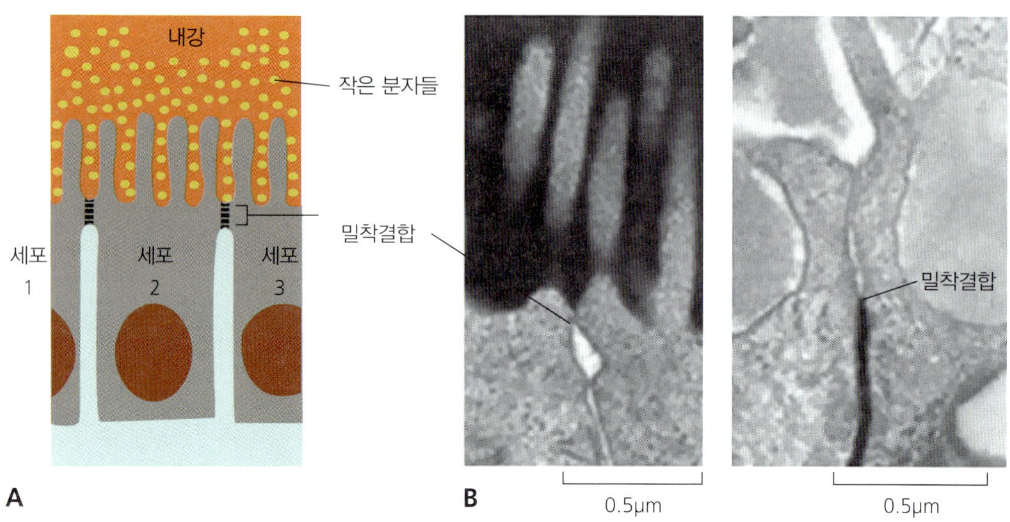


그림 2.1 밀착결합의 모식도
소강 내의 작은 분자들이 밀착된 결합으로 통과하지 못함을 보여주고**(A)**, 전자현미경사진에서 검은색의 작은 분자들이 정상표면에서 밀착결합 내로 통과하지 못하고, 기저외 측면에서 통과하지 못함을 보여준다**(B)**.[1]

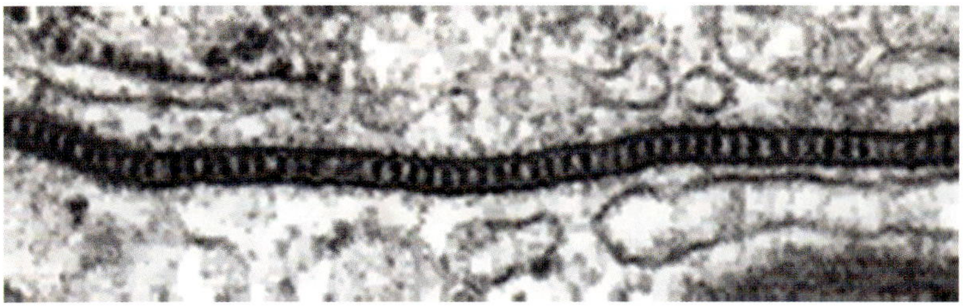

그림 2.2 연체동물의 세포에서 보이는 2개의 상피세포 사이에서의 중격결합의 전자현미경 사진으로 일정한 간격을 갖는 중격(septa)이 보인다.[1]

데에 필요한 Discs-large라는 단백질은 척추동물의 밀착결합에서 보이는 폐쇄띠(zonula occluden)와 구조적으로 연관성이 있는데, 돌연변이된 초파리에서 이 단백질이 결여되어 중격결합이 없을 뿐만 아니라 상피성 종양이 발생되는 것을 볼 수 있다. 이를 통해 상피세포에서 세포의 분화를 정상적으로 조절하는 것은 부분적으로 폐쇄결합으로부터 나오는 세포내 신호에 의해 영향을 받는 것으로 해석될 수 있다.[1-3]

## 1) 밀착결합의 구조와 구성 단백질

밀착결합은 척추동물의 상피세포에서 정상 표면 쪽에서 보이는 세포막 사이가 매우 근접하여 소위 접합점(kissing points)을 구성하는 결합 방식이다. 이러한 접합들이 속분리면(P−면, protoplasmic face)과 세포외면(extracellular face)에서 각각 연속성을 갖는 막내 섬유입자 네트워크(intramembranous particle fibrils network)와 상보적인 구(complementary groove)를 형성하면서(그림 2.3 A, B), 세포 주변의 이온과 용질, 물 등의 수송 통로 및 울타리로서의 역할을 하게 되는데, 다른 세포간 접합과 마찬가지로 막 사이에 특정 단백질들이 개재하여 세포 분화, 증식 및 극성을 조절하는 다기능복합체를 형성하게 된다(그림 2.3 C, D). 이러한 기능들로 상피세포와 내피세포의 구획을 이루고 항상성을 유지하게 되는데, 이러한 기능의 장애가 생길 경우 염증성 장질환(inflammatory bowel disease), 감염, 암 등의 다양한 질병의 원인이 될 수 있다. 반면에 장벽 기능이 치료를 위한 약성분의 전달을 방해하는 역할을 할 수도 있는데, 밀착결합을 형성하는 단백질들의 종류 및 역할과 조절, 그리고 질병 발생과의 관계를 살펴보고자 한다.[1, 4-6]

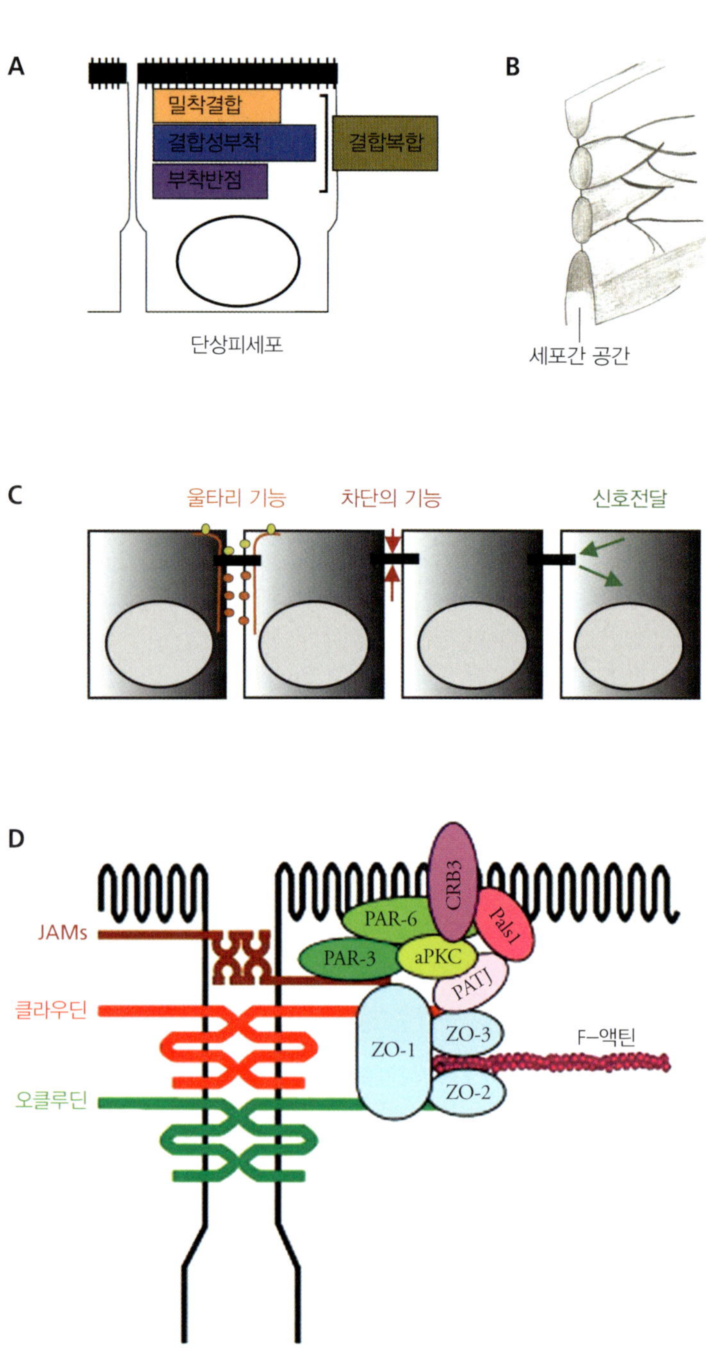


그림 2.3 상피세포간 결합 복합체인 밀착결합, 부착결합 및 교소체의 모식도**(A)**로 밀착결합띠(tight junction strands)의 모식도**(B)**와 밀착결합의 기능**(C)** 및 밀착결합에 관여하는 특정 단백질의 모식도**(D)**를 보여준다.[6]

### (1) 오클루딘

오클루딘(occludins)은 60kd의 분자량을 갖는 4겹의 막단백질로서 2개의 세포외고리(extracellular loop)와 짧은 세포내고리, 세포질에 N-, C- 말단(terminal) 구성을 지닌다(그림 2.4).[7] 첫 번째 세포외고리에서 예외적으로 풍부한 티로신(tyrosine)과 글리신(glycine)을 60% 정도 지녀서 극성 아미노산을 띄지 않으나, C-말단에서 풍부한 세린(serine), 트레오닌(threonine), 티로신을 지녀서 다양한 단백질 효소에 의해 쉽게 인산화된다. 또한, C-말단에서 폐쇄띠-1과 직접 결합하여 액틴 세포골격의 형성에 기여하기도 한다. 오클루딘이 밀착결합에서 장벽 기능을 할 것으로 기대한 여러 연구에서 오클루딘의 기능에 대한 특이적 성질을 발견하지는 못하였다. MDCK(Madin-Darby canine kidney) 세포에서 오클루딘의 돌연변이를 이용한 과발현 실험을 통해 오클루딘 결핍 배아줄기세포를 만들어 장벽 기능의 상실을 기대하였으나 그렇지는 않았고[8], 더우기 오클루딘이 없는 유전자조작 쥐에서도 소장상피세포에서 장벽 기능의 부전을 보이지도 않았다.[9] 그러나, 이후 여러 장기에서 성장지연, 위점막의 염증반응 및 증식, 타액선 개재관(striated duct)에서의 세포질과립의 결핍, 치밀골의 비박, 뇌의 석회화 및 고환위축 등을 보였다.

오클루딘은 신호전달에도 관여하는데, 오클루딘의 과발현을 유도한 경우 v-Raf 유도 변형과 침샘의 상피세포의 Pa4의 종양 형성을 억제하고, TGF-β type-I 수용체와 상호

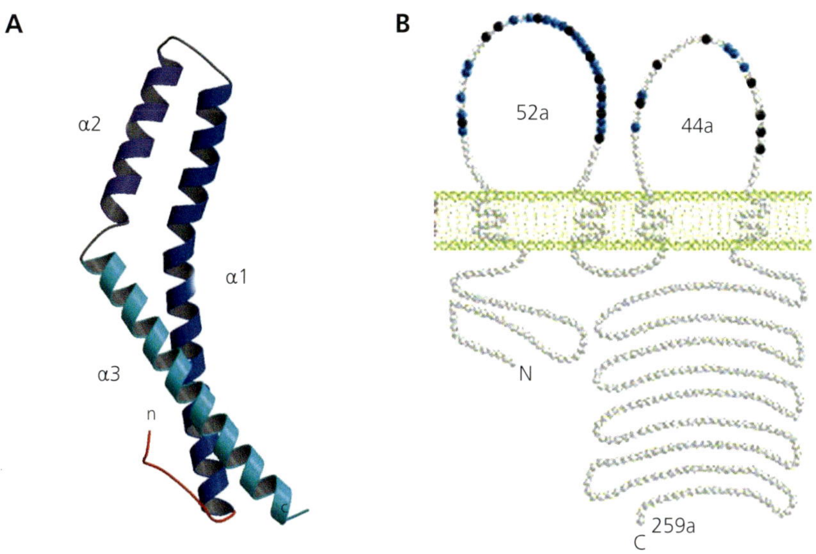


그림 2.4 3개의 나선으로 이루어진 오클루딘의 리본 모델(A)[7]과 고리 모양[10]의 모식도(B)

작용하여 상피-중간엽 전이(epithelial-mesenchymal transition, EMT) 동안의 TGF-β 의존 밀착결합 용해의 국소화를 조절하게 된다. 또한, RNAi 접근을 통해 MDCK 세포에서 오클루딘의 발현을 억제한 경우 오클루딘은 세포사멸(apoptosis) 정도의 변화 없이 세포사멸세포를 내놓기 위해 GTPase RhoA를 활성화하여 액틴 세포골격을 조절한다. 오클루딘 결핍 쥐에서 간세포를 이용한 실험에서는 오클루딘은 MAPK(mitogen activated protein kinase)의 활성화를 통해 세포사멸을 억제하고, Akt 신호전달경로를 억제한다는 것이 확인되었으며, 몇몇 암세포에서 오클루딘의 과발현시 세포사멸관련 유전자의 발현을 조절하여 세포사멸 인자의 민감도를 증가시키고, 종양형성이 억제된다고 보고되었다. 따라서 오클루딘은 다소 차이를 보이기는 하나 밀착결합에서 밀착결합으로의 신호전달자(signal transmitter)로서의 역할을 하는 것으로 보인다.[6]

### (2) 트리셀루린

트리셀루린(tricellulins)도 4겹 구조를 갖는 단백질로서 상피세포 판(sheet)의 수직적인 밀착결합띠의 삼중 세포접합(tricellular contact)에서 집중적으로 많이 나타난다(그림 2.5). 트리셀루린의 C-말단 서열은 오클루딘과 32% 동일하나 세포질내의 N-말단은 오클루딘보다 더 길고 인산화되어 있으며 발현은 SNAI1 유전자에 의해 조절된다. 트리셀루린

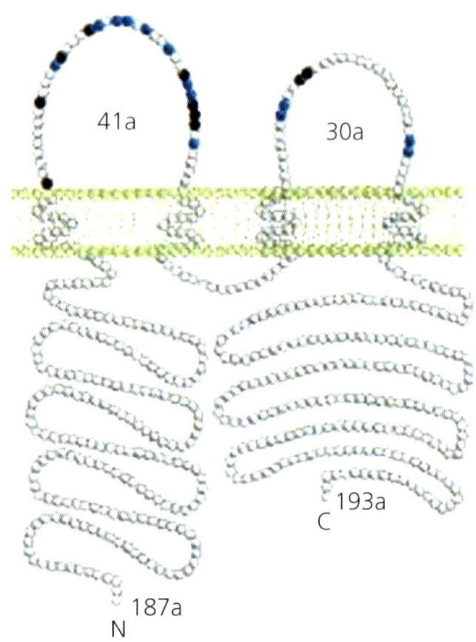


그림 2.5 트리셀루린의 모식도[10]

은 상피에서 많은 것이 알려지지는 않았지만, 장벽의 역할을 하고 있어서 이중 또는 삼중으로 세포접합시 밀착결합과 관련이 있으며, 최근에는 달팽이관(cochlear)과 전정기관(vestibular)의 상피세포에서 트리셀루린 유전자의 열성 돌연변이에 의해 비증후군성 난청(nonsyndromic deafness)이 발생한다고 보고된 바 있다.[6]

### (3) 클라우딘

클라우딘(claudins)은 18~27kd의 분자량을 지니는 4겹 막단백질로서 세포질에 하나의 짧은 N-말단과 2개의 세포외고리 및 세포질내의 C-말단꼬리로 구성되어 있고 오클루딘과 같은 유사한 순서를 보이지는 않는다. 밀착결합띠를 형성하는 능력이 있어서 밀착결합의 뼈대를 이루게 된다. C-말단 꼬리 부분이 안정성과 표적성(targeting)에 있어 필요한 부분으로 이 부분에 PDZ(PSD-95/Dlg/ZO-1) 결합 단백질군이 직접 부착한다(그림 2.6).[6]

대부분의 상피세포에는 두 종류 이상의 클라우딘이 발현되며, 쥐와 사람에서 약 24개의 클라우딘 종류가 발견되었는데, 많은 종류의 항클라우딘 항체가 표적 클라우딘뿐만 아니라 다른 종류의 클라우딘에도 반응하여 사용한 항체의 특이성을 확인하는 데에 중요한 역

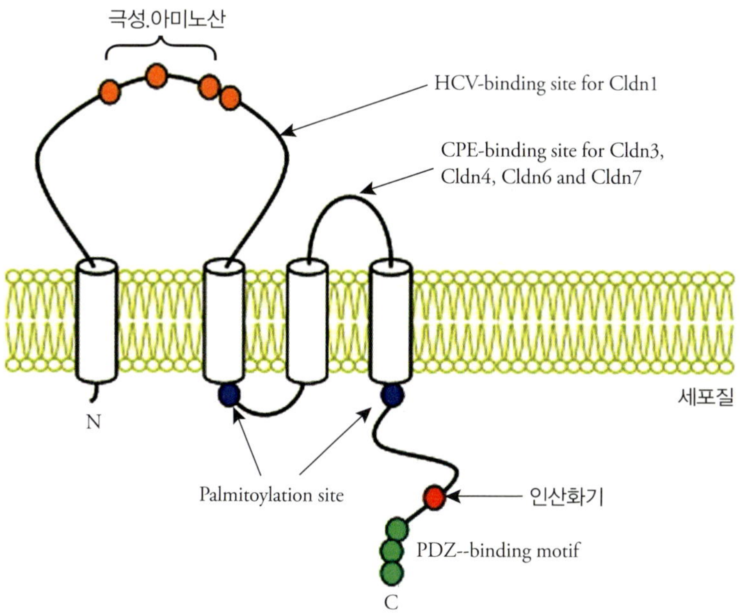


**그림 2.6** 클라우딘의 모식도
C-말단의 PDZ 결합 단백질이 부착되고, 첫 번째 세포외고리에 있는 C-말단 부위가 HCV 감염에 있어 비간세포(non-hepatic cell)에 HCV 감수성을 부여하는 역할을 하는 것으로 보고되었다.[6]

할을 한다. 치바(Chiba) 등[6]은 유전자 발현 분석과 면역블로팅 및 면역조직화학분석을 통해 항체를 이용하여 선별적으로 반응하는 클라우딘을 분류하였는데, Cldn2(claudin-2), Cldn3, Cldn4, Cldn7, Cldn8, Cldn12 및 Cldn15이 소장을 따라 십이지장, 공장(jejunum), 회장(ileum), 결장(colon) 등에서 많은 양의 발현을 보였다. 또한, 상기의 클라우딘들은 소장상피의 아세포군집(subcellular localization)를 형성함으로써 구분되고, Cldn2, Cldn4, Cldn15은 소장의 음와-융모축(crypt-to-villous axis)을 따라 점진적인 발현을 보였다(그림 2.7). Cldn2는 소장 전반에 깊은 음와 부위에 걸쳐 보이고, Cldn15은 결장의 음와 부위에 국한하여 존재하며, Cldn4는 전체 소장의 상부융모(upper villi) 및 표면에서 발현된다. 또한, 십이지장 점막 하방에 존재하는 부루너선(Brunner's gland)의 세포막에서 Cldn7의 발현도 발견되었는데, 이와 같이 부위별로 또는 축에 따라 발현하는 클라우딘의 양상은 기타 간엽(liver lobule), 신원(nephron), 내이(inner ear) 등에서도 발견됨이 보고된 바 있다. 또한, Cldn7은 소장상피세포의 정상 표면이 아닌 기저외 측면에서 보다 잘 발현하는데 이것은 소장상피의 Cldn1, Cldn3, Cldn4 뿐만 아니라 폐와 신장의 단순상피세포에서도 볼 수 있었다. 세포간의 부착 분자인 EpCAM은 기저외 측면의 Cldn7과 직접적으로 연관이 있으며 이러한 접합 부위 외측의 클라우딘이 접합 부위 클라우딘의 저장고 역할이나 세포-세포부착 또는 세포-기질 부착에 직접 관여하거나 또는 신호전달에 관여하는 것으로

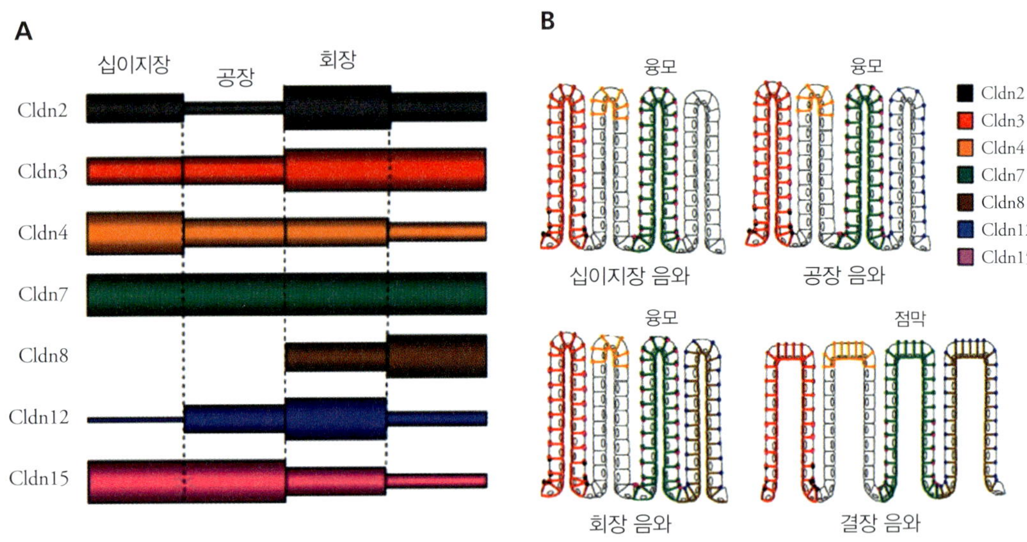


**그림 2.7** 쥐의 십이지장, 공장, 회장, 결장에서 보이는 각각의 클라우딘의 상대적 발현 단계**(A)**와 소장 융모에서 밀착결합 부위와 기저외 막에 국소적으로 분포한 각 클라우딘의 모식도**(B)**[6]

보고되고 있다.[6]

### (4) 결합성 부착물질

결합성 부착물질은 면역글로불린 수퍼패밀리에 속해 있고 2개의 면역글로불린 모양의 세포외 구조와, 1개의 막통과(transmembrane) 구조, 1개의 세포질내 C-말단구조로 이루어져 있다(그림 2.8). JAM족(family)은 염기서열 유사성에 의해 2개의 군으로 나누어 볼 수 있다. JAM-A, JAM-B, JAM-C는 그들의 C-말단에 2급 PDZ domain 결합 단백질군을 갖고 있으며 직접 ZO-1과 PAR-3에 상호작용한다. 반면 CAR(coxsackie and adenovirus receptor), ESAM(endothelial cell-selective adhesion molecule)과 JAM4는 그들의 C-말단에 1급 PDZ domain 결합 단백질군을 갖는다. JAMs(junctional adhesion molecules)는 상피세포와 내피세포, 혈액세포 등에서 동종 또는 이종간의 상호작용을 통하여 같은 유형의 세포뿐만 아니라 거리가 먼 유형의 세포까지 세포-세포 접합 기능에 기여한다. 더 자세한

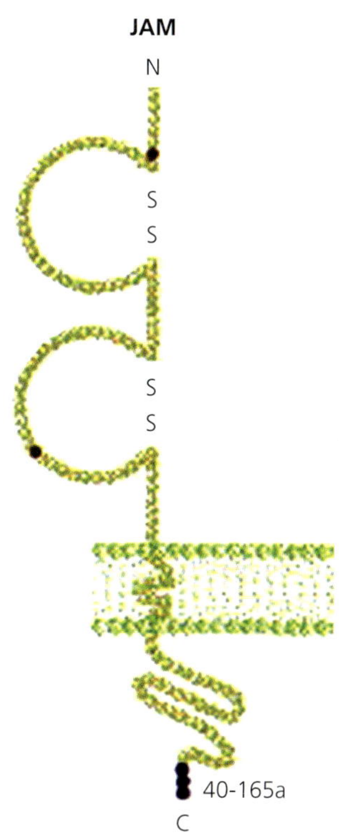


그림 2.8 결합부착물질(JAMs)의 모식도[10]

사항은 5장 2절에서 다루기로 한다.

### 2) 클라우딘과 관련된 질환

4개의 클라우딘 돌연변이 유전자가 사람의 유전질환을 야기한다는 것이 보고되었는데, Cldn16 유전자의 돌연변이는 FHHNC(familial hypomagnesaemia with hypercalciuria and nephrocalcinosis)가 유발되며, Cldn14 유전자의 돌연변이는 달팽이관의 외유모세포(outer hairy cell of cochlea)에서 많이 발현되어 상염색체 열성 난청(autosomal recessive deafness)을 야기하고, Cldn1의 돌연변이는 비늘증(ichythyosis)을 동반한 신생아경화성담관염(neonatal sclerosing cholangitis)과 관련되어 있고, Cldn19의 돌연변이 유전자는 소모성 신장질환, 신석회화증(nephrocalcinosis), 진행성 신부전, 안구기형 등에 의한 심한 혈중저마그네슘증(hypomagnesemia)을 갖는 가족력이 있는 환자들의 신세뇨관(renal tubules)과 망막(retina)에서 많이 관찰되었다.

또한, 다른 분자들과 달리 클라우딘의 발현은 다양한 종양에서 종종 증가함이 보고되어 왔다. 예를 들어 Cldn3, Cldn4, Cldn7 등은 난소, 나팔관, 유방, 자궁, 전립선, 갑상선, 췌장, 위장, 대장, 방광 등에서 발생하는 종양에서 종종 상향조절(upregulation)되어 나타나며, Cldn3/RVP(rat ventral prostate1)과 Cldn4/CPE−R(receptor for clostridium perfringens enterotoxin) 뿐만 아니라 Cldn7도 CPE에 높은 친화력을 보임으로써 CPE 매개 항암요법에 기여할 것으로 기대되고 있다. 비록 클라우딘의 높은 발현도가 암에 어떠한 기여를 하는지 정확한 것은 밝혀지지 않았어도, 몇몇 클라우딘이 상피세포에서 세포 침습과 운동성, 생존성을 촉진하고, 종양형성과 전이에 잠재적 기능을 하고 있다고 여겨진다. 또한, 클라우딘의 발현과 분포는 다른 병태를 야기시키는데, 오클루딘, JAM−A과 아울러 Cldn1과 Cldn4의 인터페론−γ−유발 내재화(interferon-γ-triggered internalization)가 사람 소장상피세포주 T84를 이용한 염증성장질환의 발병과 장벽 이상기능을 유발하며, 저산소증에 의해 신경혈관내피세포의 장벽 기능을 억제하여 뇌허혈질환(cerebral ischemic disease)과 당뇨망막병증(diabetic retinopathy) 같은 질환의 진행을 촉진하는 것은 Cldn5 단백질의 발현 수위가 감소하거나 형질막에서 소멸에 의한 것으로 보고되었다. 최근 Cldn1이 HCV(hepatitis C virus)의 공동수용체로서의 역할을 한다는 보고도 있었는데, HCV감염에 있어 비간세포에 HCV 감수성을 부여하는 역할을 하고 이것은 첫 번째 세포외고리에 있는 C−말단 부위가 작용하는 것으로 보고되었다(그림 2.6).[6]

## 3) 구강암 등의 암조직에서의 밀착결합의 역할

구강 상피에서 암을 일으키는 기전이 밀착결합과 관련된 단백질은 Cldn1으로 오쿠(Oku) 등은 중증복합면역결핍증(severe combined immuno-deficiency, SCID) 쥐의 혀에서 동종 이식된 OSC-4, NOS-2, OSC-7 등은 면역조직화학검사에서 강·중·약 정도의 라미닌-5;2 사슬을 각각 발현시켰고, 라미닌-5;2 사슬은 암세포의 조절된 배지에서 분비되었다. 또한, Cldn1은 OSC-4의 침습을 억제하고 MMP-2의 활성도, MT1-MMP의 발현, 라미닌-5;2 사슬의 분할을 감소시켰으며, 따라서, Cldn1이 MT1-MMP와 MMP-2 단백질을 활성화를 감소시켜 라미닌-5;2 사슬의 분할을 억제시킴으로써 구강내 편평상피세포암의 침습 정도를 조절하는것으로 알려져 있다.[11,12]

암세포 전이와 관련된 기전은 여러 가지가 있으며 대부분은 신생물의 상피에서 세포와 세포의 부착 소실에 의해 일어나기 시작하는 것이 일반적으로 받아들여지고 있는 개념이다. 전이는 그림 2.9와 같이 3단계 과정(cascade)을 거쳐 일어나는데, 종양세포의 일부분이

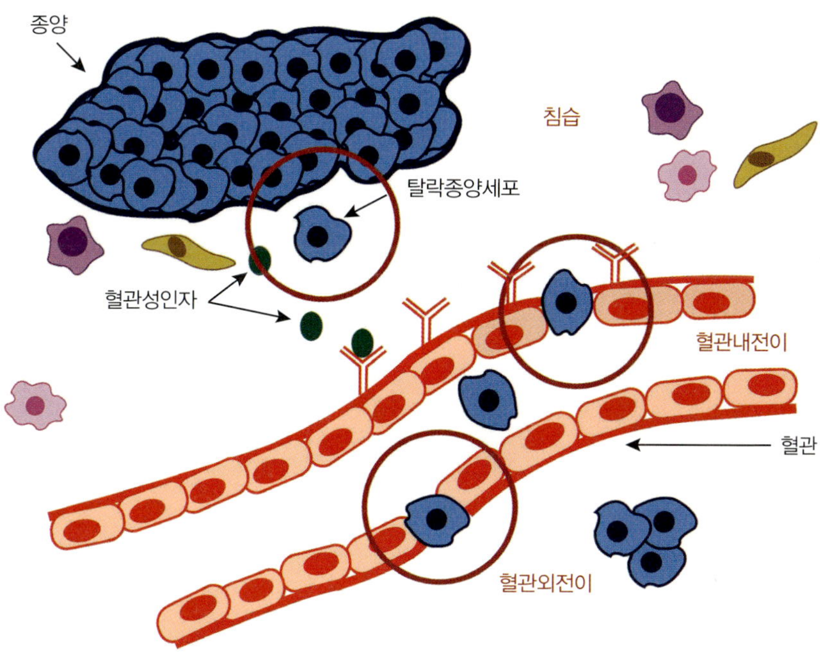


**그림 2.9** 3단계 과정을 거치는 암전이의 단계적 진행 모식도
① 원발성 종양 조직으로부터 떨어져 나오고, ② 전이 경로가 되는 혈관 또는 림프관으로 침습하여 이동하다가, ③ 다른 곳으로 탈출하여 새로운 종양을 형성한다.[11]

원래의 종양조직으로부터 세포와 세포의 부착력이 약해지면 기저막과 세포외기질로부터 떨어져서 이동과 이주를 조절하기 위한 물질들이 분비된다. 종양세포는 초기부터 영양분을 공급받기 위해 혈관 생성이 이어지는데 종양 내의 신생 혈관에 종양세포 일부분이 침투하여 이동할 수 있는 경로를 제공한다. 순환계로 들어간 종양세포는 혈관을 따라 이주하다가 내피세포와 반응하여 생화학적 반응에 의해 강한 결합을 형성하며 이후 내피세포와 기저막을 다시 통과하여 새로운 장소에서 확산되게 된다.[11]

토비오카(Tobioka) 등은 밀착결합의 기능을 증가시키면 종양세포의 투과성이 낮아진다고 하였고,[13] 소러(Soler) 등은 정상적인 사람과 쥐의 장상피세포와 종양세포에서 투과성을 측정하여 밀착결합의 투과성과 상피세포의 관계를 보고하였다.[14] 미오신의 light chain의 인산화 같은 숙주세포의 신호 전달경로와 Cldn4, Cldn5 등과 같은 밀착결합 단백질의 조절이 헬리코박터파이로리(Helicobacter pylori)에 의한 만성 위염이나 위암으로 진행되는 결과를 초래하게 된다. 멀린(Mullin) 등은 밀착결합의 누수(leakiness) 현상은 주로 결합 수용체들이 기저외 측면에 존재함으로써 상피세포에 동력학적으로 변화를 일으키고, 세포간 또는 간질액(interstitial fluid) 공간으로 성장인자들의 출입을 허용함으로써 상피세포의 발암현상에서 특이적으로 나타나는 것으로 보고하였다.[15] 또한, 클라크(Clarke) 등은 protein kinase C(PKC)의 활성화를 동반한 밀착결합의 누수는 암의 초기 진단에 유용하다고 하였는데, PKC는 모든 종양의 촉진제로서 밀착결합이 암으로의 진행에 반드시 필요한 것이라는 개념을 뒷받침한다.[16] 종양유전자의 돌연변이는 암에서 밀착결합의 누수를 증가시키는 결과를 보여주며, Ras의 돌연변이는 밀착결합 단백질의 수적 발현을 조절한다. Cldn2가 증가했을 때는 오클루딘과 Cldn1, Cldn4, Cldn7 등이 증가했을 때와 달리 ras의 과발현에 의해 그 수가 감소하고, Cldn3, Cldn5 등은 변하지 않음이 알려져 있다.[11]

## 2. 부착결합

### 1) 부착결합

부착결합(adherens junction)은 세포와 세포부착의 개시 및 안정화, 액틴 세포골격의 조절, 세포내 신호 및 전사(transcription) 조절을 비롯한 여러 기능을 수행한다. 부착결합은 p120-카테닌, β 카테닌, α 카테닌을 포함한 카테닌 계열, E-카데린 등의 전형적인 카데

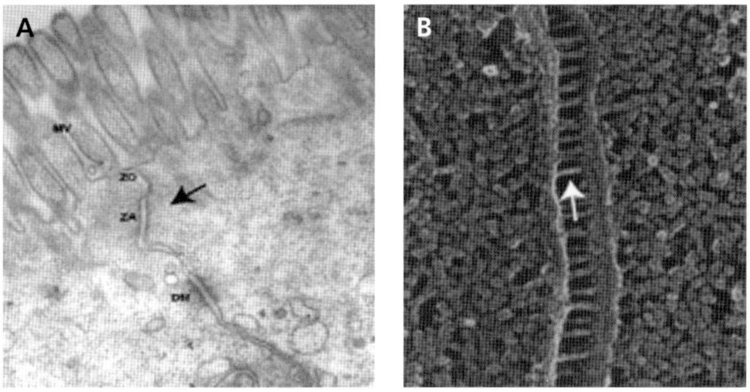


그림 2.10 부착결합의 미세구조[19]

A. 투과전자현미경(TEM) 사진: 부착 띠(ZA , 검은색 화살표)가 미세융모(microvilli) 바로 아래에 폐쇄 띠(ZO)와 교소체(DM) 사이에 위치해 있다.

B. 급속냉동부식표본 사진: 장 상피세포 사이의 부착결합으로서 부착 부위의 막대기 모양(rod-like)의 구조들(흰색 화살표)이 인접 세포와 사이에 연결되어 있다.

린 계열과 막 당단백질간의 상호작용을 포함하고, 아울러 이러한 단백질은 부착결합의 형성, 유지 및 보수기능을 조절한다.[17] 부착결합 상피세포에서 보이며 그들은 일반적으로 다른 접합과 세포막 외측면의 정상 부분에서 복합 결합체를 형성한다. 부착결합은 각각의 세포를 짝지어 조직 구조와 기능상 필요한 다양한 조합을 만들어 내며, 부착결합의 중심 구조 성분은 과막 부착 수용체와 그들끼리 연관된 액틴-연결/조절 단백질이다. 잘 알려진 부착결합의 예는 극화(polarized) 상피세포에서의 부착띠(zonula adherens) 결합이다(그림 2.10).

### (1) 부착과 결합의 형성을 위한 핵심 구성 요소[18]

부착결합은 카데린/카테닌과 넥틴/아파딘(nectin/afadin)복합체의 두 가지 기본 구성 요소로 이루어져 있다(그림 2.11). 이러한 부착 복합체는 액틴-세포골격에 기인한 동질성 인식과 관련되어 각 복합체의 부착결합의 구조와 기능에 대해 특이한 역할을 담당한다.

#### ① 카데린 카데린/카테닌 핵심 부착 복합체

카데린은 부착결합에서 발견된 부착 분자의 첫 번째 계열로서 $Ca^{2+}$의존성 세포간 부착을 매개하는 I형의 단독세포막통과 당단백질이다. 특정 세포의 부착결합은 인접 세포의 표면에 있는 동일한 카데린 세포외 도메인들이 결합하여 이루어지며 이 중 E-카데린이 제일

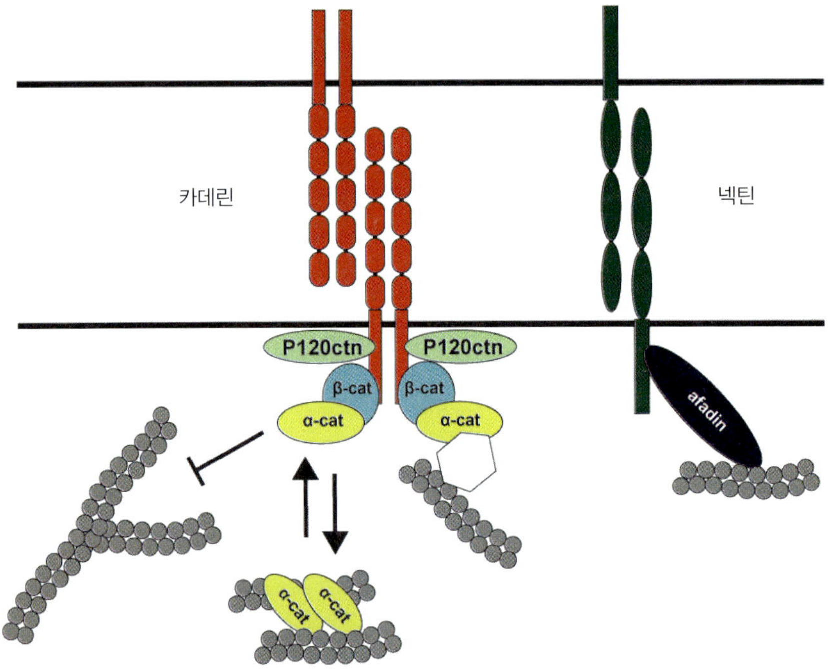


**그림 2.11** 부착 및 결합 형성을 위한 핵심 구성 요소[18]
카데린과 넥틴 친화 부착수용체를 직간접적으로 α 카테닌과 아파딘을 통해 각각 액틴 세사와 연결할 수 있다.

잘 알려져 있다(그림 2.12). 그 밖에 카데린에는 N-, P-와 R-카데린이 있으며 전형적인 카데린의 세포외 도메인은 5개의 반복 도메인으로 구성되어 있다. 이러한 세포외 도메인을 통해 인접 세포들이 카데린을 통한 상호작용을 하게 되고 약한 세포-세포부착과 부착결합을 유도하고 형성한다. 칼슘이온의 결합은 세포외 도메인의 정확한 구조 형성을 위해 필수적인데, 최근의 구조적 연구를 통해, 제1 세포외 도메인의 횡단 연결이 카데린 부착에 중요한 역할을 한다고 알려져 있다.

특히, F-액틴을 연결할 수 있는 빈쿨린 동족체(homologue)로, 체내에서 부착결합부 혹은 그 주변부에서 액틴 중합이 일어나는 것에 중요한 역할을 하고 있다. 최근에 나온 연구에 의하면, α 카테닌은 체외에서 변구조(allosteric) 단백질이고 β 카테닌 및 F-액틴과 동시에 연결할 수 없으므로 α 카테닌을 세포 변형하여 이 둘과 동시에 결합할 수 있는 모델이 제시되었지만, 카데린/카테닌 복합체가 F-액틴과 안정적으로 결합하지는 못하고, 그 대신, 매우 군집된 카데린/β 카테닌 복합체가 국소적으로 밀집되어 있는 수용성 α 카테닌을 발생시키고, 이 카데린 세포내 도메인은 세 가지 카테닌 단백질과 연결되어, 부착

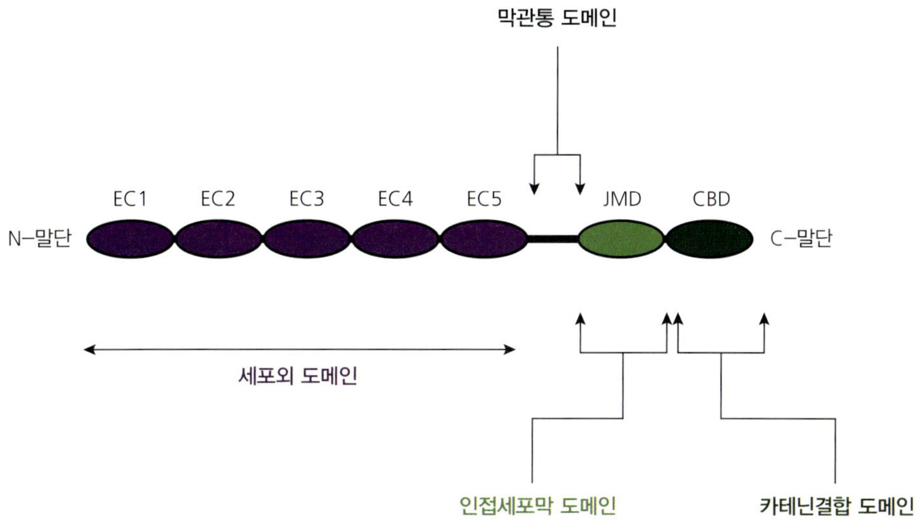


그림 2.12 부착결합을 이루는 세포막통과 단백질인 E-카데린[20]

에 필요한 중요한 구조와 신호로 작용함이 보고되었다(그림 2.11). 이러한 p120, β 카테닌과 α 카테닌, β 카테닌(또는 매우 일치하는 γ 카테닌/plakoglobin) 등은 부착 작용에 아주 중요하고, 특히, β 카테닌은 소포체에서 세포 표면으로의 운반 효율성을 높일 뿐만 아니라 체외 상태(in vitro)에서 카데린의 세포내 도메인의 단백 용해를 막는 방어 능력을 가지고 있다.

이에 β 카테닌과 카데린의 결합은 부착에 대한 선결 조건이 되며 더 중요한 것은, β 카테닌 또는 γ 카테닌은 액틴 연결 도메인을 갖고 있는 카데린/카테닌 핵심 부착 복합체 중에 한 구성원인 α 카테닌에 대한 연결 정보를 지니고, α 카테닌은 체외에서는 액틴 동적 변화를 유도하게 된다. 카데린은 또한 아르마딜로 단백질(armadillo protein) 중 하나인 p120과도 연관되어 있는데, 이 단백질은 짜집기(splicing)와 인산화를 통해 분자적 다양성을 가지고 있으며 이는 카데린 접합의 미세 조절에 중요한 역할을 한다고 알려져 있다. 척추 동물을 예로 들면, p120는 카데린 세포내 도메인으로 갈 세포내 차폐(masking) 신호를 차단하여 세포내 차폐 현상을 상쇄시킴으로써 세포 표면의 카데린 발현 정도를 조절한다. 다른 연구에서는 카데린의 안정 상태를 조절하는 데에 p120이 필요하다고 언급되어 있다. 특히, p120-카데린 결합은 카데린 군집체 및 액틴 군집체에 작용하는 것과 같이 약한 세포간 결합이 강하게 전환되는 것에 중요한 역할을 한다. α 카테닌과는 달리, p120은 액틴과 직접 결합하지 않고, Rho를 억제하여 액틴 동력 변화를 조절한다. 요약하면, 카데린/카테닌 핵심 부착 복합체는 세포간 분열(카데린), 액틴 결합(α 카테닌)과 액틴 동태를 조절(p120/β 카테닌), 세포 표면의 복합체 안정화(p120/β 카테닌)를 통해서 동질성 인식을 유도한다(그림 2.11).

E-카데린의 세포외 도메인은 인접 세포와 횡단 상호작용과 형성을 위해 생성되며, 세포내 도메인은 두 가지 결합 부분을 가지고 있다. 인접세포막 도메인(juxtamembrane domain, JMD)과 카테닌 도메인(CBD, TM: transmembrane) 단백질-단백질 상호작용은 액틴 세포골격의 연결에 관여할 때로 제한됨이 알려져 있다.

### ② 넥틴-아파딘 부착 복합체

넥틴은 칼슘 비의존성 부착 분자들중 면역글로불린 G(IgG) 수퍼패밀리의 하나이다. 넥틴 1-4 같은 넥틴 하위족은 IgG에서처럼 3개의 고리로 구성된 세포외 도메인과 대부분 변종에서 갖고 있는 C-말단 PDZ연결 단백질군을 포함한 세포내 도메인을 포함한다. 카데린과 마찬가지로 넥틴들은 다른 넥틴이나 유사넥틴 수용체와 동질성 또는 비동질성 부착과 관련한 측방 동질이합체(lateral homodimer)를 형성한다. 넥틴의 세포내 도메인은 AF6/아파딘으로 알려진 액틴연결단백질과 상호작용하여 부착결합과 액틴의 결합에 대한 다른 통로를 제공한다. 아파딘은 ZO-1과 α 카테닌 같은 액틴 연결 단백질뿐만 아니라 Ras/Rap족 GTPase와 상호작용하는 조절 단백질인데, α 카테닌과 유사하게 아파딘 넉아웃(knock-out)은 상피 조직과정에 필수적인 역할을 하는 것으로 알려졌다. 따라서, 카데린/카테닌 복합체처럼 넥틴-아파딘 복합체는 세포간 부착과 액틴 집합을 매개하는 구성 요소를 포함하고 있다(그림 2.11).

## (2) 부착결합과 부착띠(AJ/ZA)의 다단계 형성 과정

### ① 결합의 형성을 위한 선결 조건으로서의 카데린/카테닌 매개 부착

카데린/카테닌 복합체는 초기 생물 합성 경로에서 형성될 수 있으며, 동시에 세포 접촉시에 복합체로써 세포막에 도달하여 군집되어 나타난다. 카데린의 외도메인(ectodomain)의 강제적 집락화(clustering)로 부착 강도가 증가하는 것을 통해 카데린 외도메인의 이합성(dimerization)은 부착 활성(adhesive activity)에 대한 필요충분 조건임을 보여준다. 카데린 수용체의 인접한 세포에 대한 작용은 p120 결합 인접세포막 지역을 통해 카데린의 측면 집락화를 유도하는 것으로 여겨진다. p120 결합 도메인이 결여된 카데린 돌연변이는 강한 결합력을 매개하는 데에 실패하기 때문에 카데린 집락화가 부착결합 집합의 초기 이벤

트로 간주된다.

### ② 액틴과의 상호 작용

카데린/카테닌 복합체가 액틴와 상호작용하고 연결 구조에 통합되는 과정은 연결 집합의 특정 단계에 따라 다르기 때문에 중요한데, 예를 들어, 액틴이 부착결합에 모이게 되는 방식은 결합의 성숙도에 따라서 전환되어 나타나기도 한다. 액틴 세사는 국지적 Arp2/3 의존중합을 통해 초기 세포 접촉의 '말단-막(end-to-membrane)'의 수직과정을 유도하는 반면, 성숙된 접촉은 '측면-막(side-to-membrane)'으로 병렬 묶음 관계를 특징으로 한다. α 카테닌이 액틴의 Arp2/3-의존 중합을 경쟁 및 억제할 수 있고, α 카테닌 이합체가 체외에서 우선적으로 액틴 세사를 하여 묶음을 형성할 수 있는 것으로 보아, α 카테닌은 액틴 집합의 전환에서 아주 중요한 역할을 하고 있음을 알 수 있으며, 따라서 미성숙 세포에서 카데린/카테닌 접촉의 집락화는 성숙한 ZA 초미세구조에서 볼 수 있는 것처럼, 분지된 액틴 배열을 길항(antagonize)하고 평행 액틴 묶음을 촉진시킬 수 있는 고농도, 군집한 카데린 결핍 α 카테닌을 생산하게 된다(그림 2.11). α 카테닌이 이러한 접촉의 성숙의 과정들을 조절하는지에 대해서는 아직 명확하지 않지만, α 카테닌은 이러한 서로 다른 액틴의 조직화를 조화시키는 데 도움이 되는 많은 단백질들과 상호작용하는 것은 알려져 있다.

### ③ 복합체의 접합 구조로의 안정적 합병

만약 부착결합이 이러한 핵심 구성 요소로 구성되어 있다면, 핵심 부착 복합체의 결합 구조로의 안정된 합병에 영향을 미쳐서 부착결합이나 또는, 모두 측면 세포막을 따라 모이게 되는 신호 분자의 개수는 더욱 많아지게 된다. 크게 이러한 요소들은 두 가지 범주로 나눌 수 있는데, 하나는 성장인자수용체(growth factor receptor)/인산화효소/활성효소(kinase)와 또 다른 하나는 Rho족/GTPase와 그들의 조절인자들이다. 예를 들면 EGFR, src족 활성효소 같은 성장 인자 수용체 티로신 활성효소와 티로신 인산화효소(PTPs)가 부착결합에 특이적으로 군집할 수 있고, β 카테닌, p120, 카데린 세포내 도메인 같은 카데린 핵심 복합체의 조절 요소와 직접 상호작용하거나 수정할 수 있다. 카데린/카테닌 복합체의 인산화는 복합체의 형성에 영향을 끼칠 수 있으며 또는 결합 구조의 조직화에 영향을 끼친 순서대로 복합체를 조절할 수 있다. 액틴의 부착결합에 근접성 때문에 아마도 CDC42, RAC 및 Rho와 같은 Rho의 구성원과 작은 GTPase와 같은 Rap 하위족의 구성원은 카데린 매개의 세포-세포의 부착과 부착결합의 구조의 기능에 영향을 끼칠 수 있다.

부착결합의 구조가 완전한 미세세사 시스템을 필요하기 때문에 잘 정의된 액틴 중합에 대한 효과가 간접적으로 부착과 결합 조직을 조절할 수 있다. 그러나, 카데린 및 넥틴은 Rho 및 Rap족 GTPases의 표적일 뿐만 아니라 카데린과 넥틴의 연동이 상호 의존적 관계를 갖는 것으로 여겨지며 이로써 이러한 GTPases를 활성화하기에 충분하다는 보고가 있고, 흥미있는 것은 넥틴/아파딘 및 카데린/카테닌 복합체의 핵심 구조 요소가 모두 직접 Rho-GTPases의 조절자에 연결될 수 있다는 것이다. 예를 들어, PDZ-GEF가 β 카테닌의 C-말단 PDZ 단백질군과 결합하는 동안 RapGEF(C3G)도 직접 E-카데린과 결합하고, GEFs가 GDP를 GTP로 교환을 촉매함에 따라서 동족 GTPases를 활성시키며 GEF들이 GDP와 GTP의 교환을 촉매함으로써 GTPase의 인식을 활성화시켜서 카데린/카테닌 복합체의 핵심 구성 요소로 국소적 보충을 통해 카데린의 연관성이 어떻게 Rap를 국소적으로 활성화시키고, Rap의 손실은 왜 카데린/카테닌 복합체와 부착띠 구조에서 주변으로의 정상적인 분포를 방해하는지를 설명할 수 있게 된다. 더욱이 넥틴 결합의 파트너로서 아파딘은 Rap 결합 도메인을 갖고 이로써 Rap 효과기(effector)가 되어서 아마도 Rap의 아파딘에 대한 결합은 카데린의 세포내 비관통 연동(nontransengaged)의 억제가 가능할 것으로 생각된다. 이러한 연구를 통하여 카데린 기반의 부착이 어떻게 긍정적으로 부착결합에서 넥틴의 기능을 강화시킬 수 있는지 설명되어져 왔다. 마지막으로, p120이 p190Rho-GAP에 결합하여 카데린 복합체 곁에 있는 P120이 부착결합의 집합을 만들어 내기 위하여 어떻게 Rho를 국소적으로 억제할 수 있는 지 설명되고, 그래서 카데린/카테닌 복합체와 넥틴/아파딘 복합체의 핵심 구성 요소가 Rho와 Rap족 GTPase의 조절인자와 상호작용할 수 있으며, 이러한 상호작용들이 접합의 집합을 형성하는 분자적 단계에 어떻게 영향을 끼치는지를 이해하는 것은 중요하다.

④ 부착띠의 세성분(tripartite) 결합 복합체 내의 위치 형성(positioning)

빈쿨린(vinculin)은 α 카테닌 관련 분자로서, 그와 α 카테닌 및 액틴과 결합하여 부착결합 및 초점 접촉(focal contacts)으로 군집할 수 있다. α 카테닌과 결합하는 빈쿨린이 기본 세포-세포에 부착한다는 것보다는 밀착결합의 옆에 있는 부착띠에 위치한다는 것이 더 중요하다. 그래서 부착결합에 대한 빈쿨린의 보충은 부착결합의 형성과 아울러 밀착결합의 배열을 조정하는 부착띠 집합에 대해 더 중요할 것으로 생각된다. 빈쿨린과 마찬가지로, ZO-1 역시 α 카테닌과 액틴-결합 활성을 지니고 있고 또한 부착 띠의 형성과 위치형성에 필요한데, ZO-1과 빈쿨린은 접합 띠 형성과 부착결합/밀착결합의 결합 분류에 특이적으로 기여할 것으로 생각된다.

### ⑤ 접촉 의존성 신호의 부착결합 단백질

카데린/카테닌 복합체의 결합 배열이 추가부착 기능을 제공할 것이라는 것을 보여주는 가장 좋은 예는 성장 억제를 매개하는 접촉현상을 들 수 있는데, 예를 들어, 풍부한 카데린이 β 카테닌 신호의 길항을 통해 성장을 억제할 수 있는 반면, 동질적 연관성 및 또는 카데린 단독 군집이 성장 억제 신호를 전도하기에 충분한 것으로 되어 있다. 특히, 카데린의 세포외 도메인에 짝지워진 구슬과 재조합된 표면 카데린과의 연결은 EGFR의 전체 활성화를 억제할 수 있고, ERM족의 하나인 멀린(merlin)은 세포 접합에서의 카데린 축적과 국소화를 제한함으로써 EGFR 활성화를 조절하는 역할을 하여 카데린의 공동 조직화(co-organization)와 성장인자 수용체의 높은 수준의 생물학적 결과를 가지게 된다.

### (3) 부착결합과 구강암 사이에 관계

E, P 및 N-카데린 및 α · β · γ 카테닌 등의 여섯 분자가 정상 도관 상피에서 강하게 표현되지만 점막상피세포암의 단백질들의 면역 활성도는 특히 E-카데린과 α 카테닌에서 증가하거나 감소하는 것이 관찰되었다(표 2.1). β 카테닌의 면역활성도에서는 구강암의 조직병기(grade, P=0.05)와 임상병기(stage, P〈0.0001)와의 확연한 연관성을 보여준다. 또한 교차분석을 통해 β 카테닌이 발현이 γ 카테닌 발현과 연관성이 있음을 알 수 있다(P=0.006). 생존율 분석에서 조직병기 및 임상병기와 β 카테닌 발현은 생존율과 확연한 관련이 있음을 나타내고, 비정상적 β 카테닌 발현이 조직 분화와 점막상피세포암의 악성화에 중요한 작용을 보여 주었다.[19]

세포막 염색의 소실과 E-카데린의 핵 염색은 이자(pancrease)의 경성위유두종양(solid pseudopapillary tumors, SPT)에서 100% 발견되므로 E-카데린의 염색은 진단의 용도로 쓰인다. 핵염색은 이자의 신경내분비종양과 메르켈 세포암, 신장세포암, 식도의 편평상피세포암, 대장암과 위암, 활액성 육종 등에서 발견된다(표 2.2).[20]

유전자를 암호화(encoding)한 E-카데린은 침습 억제와 종양 억제의 역할을 지녀 E-카데린 면역조직화학적 비발현은 머리와 목, 식도의 편평상피세포암, 갑상선암, 유방암, 전립선암, 방광암, 자궁 경부암, 대장암, 췌장암 등 여러 침습적 암종에서 관찰되어 침습을 억제하는 E-카데린의 효과를 상실했음을 알 수 있다. 종양억제유전자로서 E-카데린 유전자의 가장 강력한 패러다임은 소엽성(lobular) 유방암에서 보이며, E-카데린 발현의 손실은 소엽성 유방암의 더 높은 조직병기 및 임상병기와 관련이 있고, 동시에 위암의 특이 조직아형(subtype)에서도 보일 수 있어서 확산형(diffuse) 아형의 E-카데린의 면역발현이

**표 2.1** E, P 및 N-카데린 및 α, β 및 γ 카테닌의 임상병기와 조직병기의 연관성을 보여주는 면역조직화학 염색 결과[19]

| Variable | ¹Histologic grade(n=42) | | | | ²Clinical stage(n=36) | | | |
|---|---|---|---|---|---|---|---|---|
| | N(%) | L | I | H | P-value | N(%) | I & II | III & IV | P-value |
| E-카데린 | | | | | | | | | |
| 정상 | 7(17) | 30 | 1 | 3 | 0.706 | 4(11) | 3 | 1 | 0.745 |
| 비정상 | 35(83) | 11 | 10 | 14 | | 32(89) | 24 | 8 | |
| P-카데린 | | | | | | | | | |
| 정상 | 17(40) | 4 | 5 | 8 | 0.537 | 13(36) | 9 | 4 | 0.414 |
| 비정상 | 25(60) | 10 | 6 | 9 | | 23(64) | 18 | 5 | |
| N-카데린 | | | | | | | | | |
| 정상 | 20(48) | 8 | 6 | 6 | 0.416 | 17(47) | 13 | 4 | 0.577 |
| 비정상 | 22(52) | 6 | 5 | 11 | | 19(53) | 14 | 5 | |
| α 카테닌 | | | | | | | | | |
| 정상 | 6(14) | 3 | 2 | 1 | 0.427 | 4(11) | 4 | 0 | 0.298 |
| 비정상 | 35(86) | 11 | 9 | 16 | | 32(89) | 23 | 9 | |
| β 카테닌 | | | | | | | | | |
| 정상 | 28(67) | 10 | 10 | 8 | 0.050 | 23(64) | 22 | 1 | <0.0001 |
| 비정상 | 14(33) | 4 | 1 | 9 | | 13(36) | 5 | 8 | |
| γ 카테닌 | | | | | | | | | |
| 정상 | 30(71) | 11 | 8 | 11 | 0.692 | 27(75) | 20 | 7 | 0.602 |
| 비정상 | 12(29) | 3 | 3 | 6 | | 9(25) | 7 | 2 | |

P-values were calculated usingthe $X^2$-test for comparison or each variable with histologic grade and clinical atage
¹Histologic grade: L, low;I, intermediate;H, high ²Clinical stage: stages Ⅰ - Ⅳ

**표 2.2** E-카데린의 핵 군집에 대한 연구들[19, 20]

| 연구 | 종양 | E-카데린 항체 | 반응 증례 / 총 증례 |
|---|---|---|---|
| Serra et al | 경성위유두종양 | 세포질 도메인 | 18/18 |
| Bahra wy et al | 경성위유두종양 | 세포질 도메인 | 6/6 |
| Han et al | 메르켈세포 | 세포질 도메인 | 32/35 |
| Izumi et al | 혈액성육종 | 세포질 도메인 | Not stated |
| Moon et al | 위장암 및 대장암 | 세포질 도메인 | 3/10,7/10 |
| Geravais et al | 신장세포암 | 세포질 도메인 | 22/45 |
| Salahshor et al | 식도의 편평상피세포암 | 세포질 도메인 | 18/30 |
| Chetty and Serra | 이자의 신경내분비종양 | 세포질 도메인 | 18/57 |

검사 및 진단과 예후을 위한 잠재적인 생물학적 표지자로 제시될 수 있어서 소엽성 유방암과 확산형 위암의 진단에 E-카데린의 면역조직화학검사가 필수적으로 시행된다. 일반적인 E-카데린의 면역발현은 신선한 막 장식(decoration)으로 간주되는데, 이러한 막 군집과 세포내 재군집의 결여는 폐암에서도 보이게 된다. E-카데린의 세포내 군집에 대한 설명은 세포골격으로부터 카데린-카테닌 복합체의 절단이라고 할 수 있다. 카데린은 세포와 세포의 상호작용을 매개하고 상피세포의 통합성을 유지하기 위해 중요한 막관통 세포부착 분자이므로, 이 기능은 카데린 분자의 세포내 도메인과 α · β · γ 카테닌 사이의 간접 상호작용에 좌우된다.

카데린이나 카테닌의 발현이나 기능의 변경이 침습적 또는 전이적 표현형(phenotype)의 발현에 중요한 역할을 담당하며, 일반적으로 E-카데린이 상피 종양의 침습에 주요 억제자라는 것이 받아들여지고 있다. 많은 암종에서 E-카데린 발현의 감소나 소실이 보여지며, β 카테닌의 이상발현이 다양한 종양의 진행과 전이와 관련되어 있다.

## 2) 교소체

교소체(desmosome)는 특징적으로 매우 높은 조직화된 전자 밀도 구조를 지니고 있다. 직경은 1 μm 미만이고 중앙의 핵심 지역은 맞닿은 세포간 공간에 걸쳐 있으며 중간세사망과 연관된 2개의 동일한 세포질 판(cytoplasmic plaque)으로 나뉜다. 교소체는 세포간의 강한 부착을 제공하는 세포간 결합으로, 또한 중간세사 세포골격에 세포내로 연결되기 때문에 조직에 기계적 강도를 제공하는 세사망에 부착성 결합을 형성하게 된다. 그래서 교소체는 특히 기계적 힘을 지속적으로 받는 표피와 심장근육 같은 조직에 풍부하다. 어떤 유전질환이나 자가 면역 질환에서처럼 교소체의 부착이 실패하면 기계적 힘을 받은 조직은 떨어져 나갈 수 있다. 교소체-중간세사 복합체(DIFC)는 이러한 조직의 통합을 유지할 수 있는 네트워크나 골격이 된다. 교소체의 핵은 카데린, 아르마딜로(armadillo) 단백질, 그리고 플라킨(plakin) 세 종류의 단백질로 구성된다. 교소체 카데린은 단일폭막통과 단백질(single-span transmembrane protein)로서 데스모글라인(desmogleins, DSGs) 1-4와 데스모콜린(desmocollins) 1-3을 포함하며, 이것의 세포외 도메인은 반대편 세포의 막 사이에 동형 및 이형 상호작용에 연관되어 있다. 교소체 카데린 말단의 세포질 표면은 아르마딜로 단백질인 플라코글로빈(plakoglobin, PG)과 상호작용하여 데스모글레인과 데스모콜린을 중간세사 연결 단백질인 데스모플라킨(desmoplakin, DP) 및 플라코필린

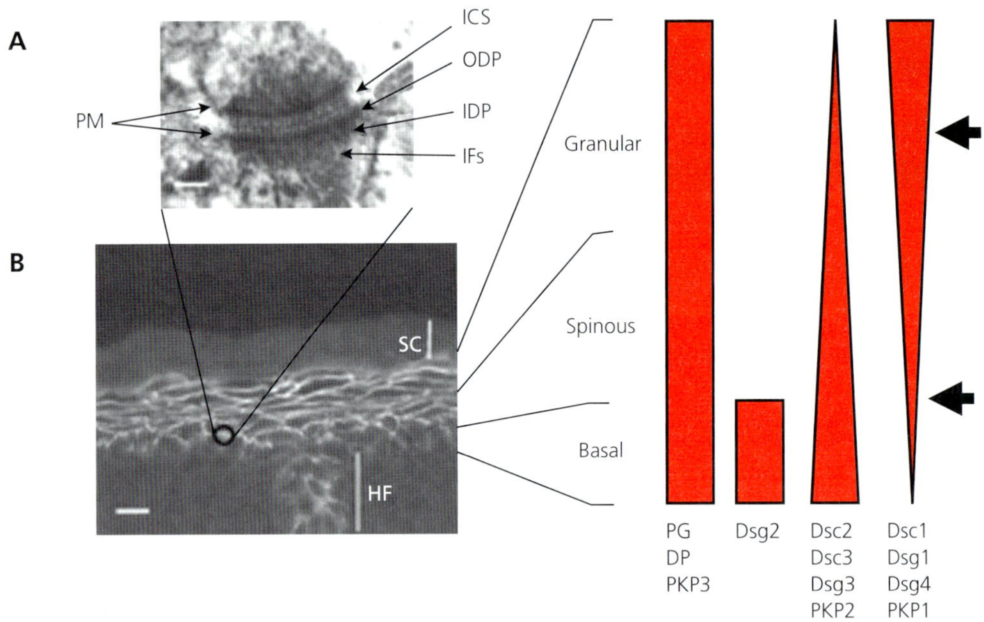


그림 2.13 **A.** 교소체의 초 구조 표현. PM, 형질막; ICS, 세포 사이 공간; ODP, 외부 치밀판; IDP, 내부 치밀판; IFs, 중간세사(흰색 막대의 길이는 0.1 μm), **B.** 각질층 데스모플라킨에 대한 항체와 면역염색에 의한 쥐 표피에서의 교소체의 시각화. SC, 각질층(stratum corneum); HF, 머리카락 모근(흰색 막대의 길이는 25 μm), **C.** 표피에 있는 교소체 성분의 표현 패턴. Dsc, 데스모콜린; DSG, 데스모글라인; PG, 플라코글로빈; PKP, 플라코필린; DP, 데스모플라킨[24]

(plakophilins)에 연결시킴으로써 측방 상호작용을 통해 교소체 단백질을 집락화한다(그림 2.13). 이런 종류의 교소체 구성 요소를 결핍하게 되면 세포간 부착의 이상이 생겨 피부의 취약성과 수포화(blistering) 질환을 야기한다.[21]

### (1) 교소체의 구성

#### ① 데스모플라킨

교소체 접합에 필수적인 데스모플라킨은 상피세포의 케라틴 중간세사, 심근 세포의 데스민(desmin) 중간세사, 거미막(arachnoid)과 모낭수지상 세포(follicular dendritic cells)의 비멘틴(vimentin) 중간세사와 상호작용한다. 데스모플라킨의 구조는 구형 머리와 측면으로 꼬여진 코일 막대 영역의 꼬리 도메인들로 구성된 세 부분으로 되어 있다. 중앙의 막대 영역은 데스모플라킨 분자의 이합체화를 허용하는 것으로 생각된다. 구형의 머리 또는 플라킨 도메인은 단백질-단백질 상호작용을 위한 중요한 부위이며, 최근 Src-상동-3 도

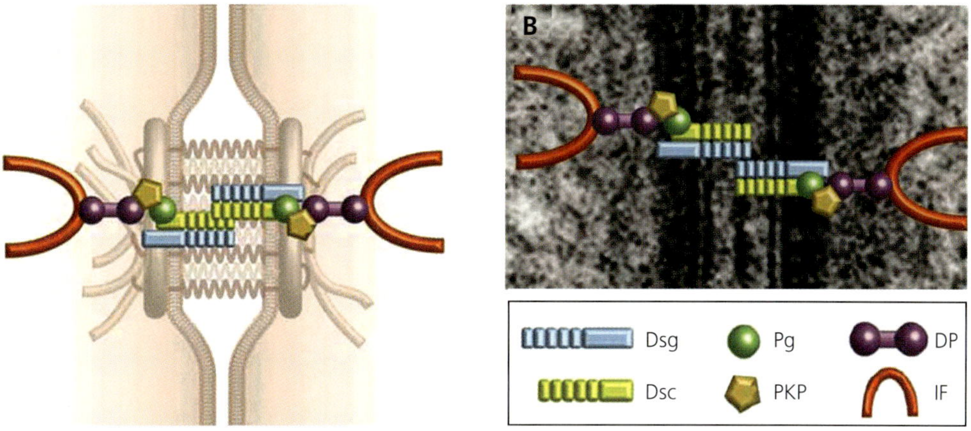


그림 2.14 교소체의 분자 청사진
**A.** 교소체에서 '점–용접(spot–weld)'의 도식화, **B.** 세 가족에서 온 주요 교소체 단백질 성분의 전자현미경상과의 중첩. 막통과 교소체 카데린인 DSG 및 DSC가 아르마딜로족의 단백질 PG에 연결된다. 플라킨족 구성원인 DP와 PKP가 순서대로 PG 뒤에 부착하고, 세포질 판(cytoplasmic plaque)이 단백질들의 상호 측방 작용에 의해 더욱 안정화되어 중간세사 세포골격을 교소체에 부착시킨다.[22]

메인(Src-homology-3 domain)으로 분리된 두 쌍의 반복적인 스펙트린(spectrin)으로 구성되어 있다는 증거가 제시되었다. C–말단 꼬리 도메인은 A, B, C의 3개의 플라킨 반복 도메인(PRDs)으로 구성되어 있다.

모두 38개 아미노산 단백질군으로 구성된 4~5개 복사본으로 구성된다. 도메인 B, C 도메인은 29%의 동일한 염기서열을 공유하며 구형 구조와 각각의 모양은 중간세사와 연결하는 위치를 갖고 있는 구(groove)를 가지고 있다. 데스모플라킨의 가장 끝의 C–말단은 글리신–세린–아르기닌이 풍부한 도메인이며 여기서 진행된 세린 잔기의 인산화로 데스모플라킨과 중간세사의 상호작용하는 능력을 조절할 수 있다. 선택적 짜집기(alternative slpicing)에 의해 생성된 2개의 이소형(isoform) 데스모플라킨(DPI와 DPII)이 있으며 이들은 중앙의 막대 도메인의 길이의 차이로 구별되며 기능적으로 풍부한 양을 갖고 있다. DPI/DPII로부터 C–말단 터미널 꼬리 도메인을 잃게 되면 피부의 이상을 초래하거나 치명적인 극세포해리성 표피박리성 수포증(acantholytic epidermolysis bullosa)이 발생하여 초기 신생아의 사망을 유발할 수 있다. 반대로 DPI을 상실하고 DPII가 남아 있는 환자에서는 유아기까지 생존할 수 있게 된다. 최근까지 데스모플라킨은 중간세사 세포골격에 상호 작용하는 것만으로 생각되었으나, 최근 실험에서는 각화세포에서 세포를 통해 중심체(centrosome)에서 세포말단에 한정되고 교소체에 집중된 곳으로 뻗어 있는 네트워크로부터 재조정된 세포골격으로부터 분화되는 것처럼 미세소관의 조직화를 조절하는 역할도 하는 것으로 밝혀졌다. 이제 미세소관 부착 단백질의 데스모플라킨 의존 동원은 이 과정에서 필수적인 것으로 보인다.

### ② 아르마딜로 단백질

아르마딜로족은 다수의 불완전한 42개의 아미노산 반복을 포함하는 중심 도메인의 존재가 특징적인데. 아르마딜로 단백질은 플라코글로빈(γ 카테닌)과 플라코필린(PKP1 – 3)을 포함하는 교소체에서 발견된다. 플라코글로빈은 12개의 반복 팔을 함유하며 교소체 및 부착결합에만 이중국소화(dual localization)를 보이고 밀접하게 연관된 아르마딜로 단백질 β 카테닌과 상호 교환할 수 있다. 플라코글로빈의 대부분은 교소체로 배치되어 나타나며, 아마도 교소체 카데린에 대한 친화성이 E–카데린보다 몇 배 높기 때문인 것으로 생각되고, 다른 교소체의 구성 요소와 교소체 크기 사이의 측면 연관을 다소 조절하는 것으로 생각되어진다. 그러므로 플라코글로빈 C–말단의 제거는 배양된 세포에서 측방 연관된 큰 교소체의 형성을 유도한다. 쥐들에서 플라코글로빈을 제거하면 심장근육에 있는 교소체와 부착결합 단백질의 상호 혼합을 유도하며, 이는 플라코글로빈이 교소체와 부착결합의 혼선(cross-talk)을 조절하는 데 중요한 것으로 여겨진다. 플라코글로빈은 세포–세포 결합의 구조적 역할을 하는 것 뿐만 아니라 세포내 신호 전도에도 참여하여, 플라코필린 1~3은 발현의 조직–특이 패턴을 보이며 이 세 가지 모두는 표피에서 발현의 분화–특이 패턴을 보인다. 전체 플라코필린은 전체적 구조에서 주요한 굴곡을 보이는 반복된 팔5와 팔6 사이의 유연한 삽입과 함께 9개의 반복 팔을 갖는다. 플라코필린 1, 2의 두 이소형은 선택적 짜집기에 의해 짧은 a변이형과 긴 b변이형이 있는데 PKP1a와 PKP1b는 반복 팔 3, 4 사이에 21개의 아미노산의 삽입으로 구분되며 PKP2a와 PKP2b는 반복 팔 2, 3 사이에 44개의 아미노산의 삽입으로 구분되고, PKP3는 한 가지로만 발현된다. 플라코필린은 모두 교소체와 핵으로의 이중국소화를 보인다. p0071이 때로 플라코필린4로 불리우며 PKP1–3보다 부착결합 단백질 p120–카테닌과 보다 밀접한 상관이 있다. 따라서 p0071과 p120–카테닌 및 다수의 기타 단백질은 한 p120–카테닌족 아집단을 형성하고 PKP1–3은 다른 족의 아집단을 형성한다. 플라코글로빈과 3개의 플라코필린중의 하나가 정상 교소체 부착에 필요한 반면, p0071은 부가적인 요소로 생각되어진다. 짜집기에 의해 발현된 변이인 p0071은 그 기능이 알려진 바는 없으나 플라코글로빈과 마찬가지로 p0071가 교소체와 부착결합에서 양국소화를 보이고 둘 사이의 혼선을 중재한다. 대조적으로 플라코필린은 일반적으로 핵에서 발견되지 않으나, p0071이 세포질내에서 감지되었고 이는 세포 신호 전도에서 중요한 역할을 하는 것으로 여겨진다.

### ③ 교소체 카데린

교소체 카데린(desmosomal cadherins)은 교소체의 막통과 성분으로 사람에서는 7개의 교소체 카데린, 3개의 데스모콜린(Dsc1−3)과 4개의 데스모글라인(Dsg1−4)이 있다. 각 데스모콜린 유전자가 선택적 짜집기에 의해 한 쌍의 단백질을 암호화하여 C−말단 꼬리의 길이로 구분되는 긴 a형과 짧은 b형을 만든다. 데스모콜린 세포외 도메인은 4개의 카데린양(cadherin-like) EC 도메인과 세포외 부착 도메인(EA) 등 여러 아형 도메인으로 나눌 수 있다. Dsg 세포외 도메인도 유사하게 조직된다. 그중 Dsc a,b 단백질은 둘 다 하나 세포내 부착(intracellluar anchor, IA) 도메인을 갖고 있는데 a단백질만 세포내 카데린양 염기서열(intracellular cadherin-like sequence, ICS) 도메인이 있다. Dsg의 세포질 꼬리 역시 IA와 ICS를 모두 지니고 있으며, Dsg와 Dsc의 ICS 도메인은 플라코글로빈처럼 다른 교소체 구성 요소를 위한 연결 위치를 제공한다.[23]

### ④ Perp

Perp는 중층 상피와 심장의 교소체에 있는 막을 네 번 통과하는 단백질이며, PMP22 연관 P53 세포사멸 효과기, 각화세포연관 단백질(KCP1) 등으로 알려져 있다. Perp 제거 쥐는 피부와 구강점막의 심각한 수포를 나타내고 출생 직후 죽게 되는데, 이 쥐들에서는 교소체 형태가 비정상이며, Perp는 단층 상피 조직에서 필요하지 않지만 중층 상피 조직의 정상 교소체 부착 기능에 대해 필수적인 것으로 보인다. Perp가 이러한 교소체 조직에서 진정한 구조적 구성원인지, 아니면 교소체 집합에서 어떤 역할을 하는지는 아직 알려져 있지 않다.

### ⑤ 각화데스모신

각화데스모신(corneodesmosin)은 교소체가 표피 각화층에서 각화교소체(corneodesmosome)로 전환하기 전에 우선 통합할 수 있는 분비 당단백질이다. 각화교소체 형성 과정 중에 교소체의 세포외 핵심이 균등한 치밀−전자 플러그로 변환되고 반면 세포내 판 지역은 형질막 밑에 직접 모인 특별한 보호성 울타리인 각화층으로 합쳐진다. 이제 각화데스모신은 부착 분자로 작용하며 그의 단백 용해 분해가 박리(desquamation)의 선결 조건이라고 생각 된다. 각화데스모신의 조기 단백 용해 및 이와 관련된 교소체의 취약성은 Netherton 증후군에 중요할 것으로 생각된다. 또한 각화데스모신 매개의 부착의 존속이 아마도 건조한 피부 조건(xeroses) 및 건선(psoriasis)을 포함한 다양한 과각화상태에서 역할을 할 것으로 생각된다. 흥미롭게도 주 건선-감수성 자리인 PSORS1은 각화데스모신의 유전자 주변 지역에 위치한다.[24]

### (2) 교소체의 기능과 구강점막 질환

교소체의 기능은 부착 및 조직의 완전성을 유지하는 것이다. 변화된 세포 신호가 스스로에게는 교소체 부착의 손실을 유발하거나 실제로 조직의 표현형을 바꾼다. 교소체 부착의 손실은 조직의 완전성을 무너뜨릴 수 있고, 조직의 분화와 형태 형성의 이상이 일부 교소체의 질환에서 발생한다. 교소체가 세포내 신호 전송 경로에 영향을 끼칠 수 있다.

심상성 천포창(pemphigus vulgaris, PV)은 자가 면역 대포상 질환이다. 교소체 부착 복합체에 대한 항체가 교소체의 기능을 교란하고 구강점막 및 피부의 세포내 부착력의 손실을 유도한다. 몇몇 연구에서 심상성 천포창에서 교소체 카데린 데스모글라인 3의 하향조절이 됨을 보였다. 한 연구에서는 심상성 천포창 자가 항체가 Perp의 막에서의 발현을 중

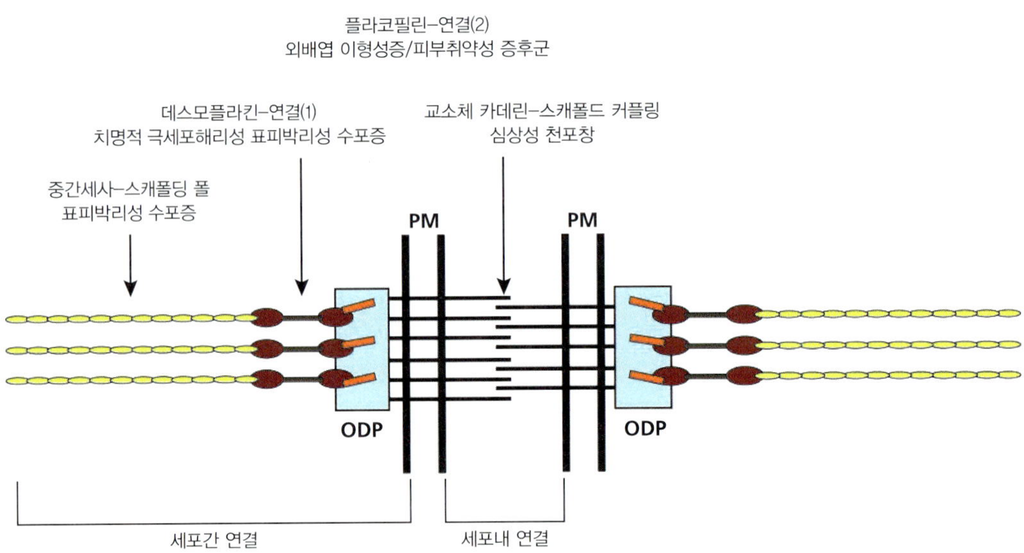


그림 2.15 교소체-중간세사 복합체
외부 치밀판(ODP) 내의 단백질 복합체 사이의 상호작용은 아직 완전히 밝혀지지 않았다. 플라코글로빈이 데스모플라킨과 교소체 카데린 사이의 사슬의 연결에 기여하는 것으로 생각된다.[24]

단하고 그를 DSG3를 세포내경로를 따라 내부화를 유발함을 증명하였다. 그러한 연구들에서 Perp 결핍이 교소체 DSG3의 결핍과 세포간 부착의 결함을 증가시킴으로써 심상성 천포창의 자가항체가 각화세포에서 병적 효과를 약화시킨 것을 보여준다.[22] 교소체 카데린 데스모글라인3이 심상성 천포창의 발병기전에 하향조절된다.

### (3) 교소체와 구강암

교소체로 알려진 세포간 결합의 감소 또는 손실은 다양한 암종의 침습성과 전이성에 기여한다. 두경부의 구강편평상피세포암의 전이가 침습 부위에 데스모플라킨과 데스모글라인의 감소된 면역조직화학 염색과 관련하여 E-카데린의 염색의 감소가 종양의 침습 모양 및 교소체 염색의 감소와 연관이 있으며 미분화된 것과는 관련이 없음이 보고되어 있다.(표 2.3, 2.4, 2.5)[25]

**표 2.3** 교소체 구성 요소와 E-카데린의 염색 및 편평상피세포암의 사이토케라틴 분화 그룹의 관계[25]

| 항원 | 염색 정도 | 분화 그룹 | | | | | *P* value ($\chi^2$) |
|---|---|---|---|---|---|---|---|
| | | I | II | III | IV | V | |
| 데스모플라킨 (Desmoplakin) | - | 1* | 0 | 0 | 0 | 0 | <0.01 (40.772) |
| | + | 4 | 6 | 4 | 1 | 1 | |
| | ++ | 0 | 6 | 8 | 2 | 3 | |
| | +++ | 0 | 1 | 1 | 5 | 11 | |
| 데스모글라인 (Desmoglein) | - | 3 | 6 | 7 | 0 | 0 | <0.01 (36.763) |
| | + | 2 | 6 | 5 | 4 | 2 | |
| | ++ | 0 | 1 | 1 | 4 | 10 | |
| | +++ | 0 | 0 | 0 | 0 | 3 | |
| 데스모콜린 (Desmocollin) | - | 5 | 5 | 6 | 1 | 2 | <0.01 (30.771) |
| | + | 0 | 8 | 6 | 5 | 6 | |
| | ++ | 0 | 0 | 1 | 1 | 7 | |
| | +++ | 0 | 0 | 0 | 1 | 0 | |
| E-카데린 | - | 1 | 1 | 0 | 0 | 0 | NS |
| | + | 2 | 0 | 3 | 0 | 1 | |
| | ++ | 1 | 5 | 5 | 3 | 3 | |
| | +++ | 1 | 7 | 5 | 3 | 11 | |

*The number of cases is indicated in this table.

표 2.4 교소체 구성 요소와 E-카데린의 염색 및 편평상피세포암의 임파선 전이의 관계[25]

| 항원 | 염색 정도 | 전이 | | *P* value ($\chi^2$) |
|---|---|---|---|---|
| | | + | − | |
| 데스모플라킨 (Desmoplakin) | - | 1* | 0 | <0.01 (18.142) |
| | + | 13 | 3 | |
| | ++ | 10 | 9 | |
| | +++ | 2 | 16 | |
| 데스모글라인 (Desmoglein) | - | 12 | 4 | <0.01 (21.785) |
| | + | 13 | 6 | |
| | ++ | 1 | 15 | |
| | +++ | 0 | 3 | |
| 데스모콜린 (Desmocollin) | - | 12 | 7 | <0.01 (11.618) |
| | + | 14 | 11 | |
| | ++ | 0 | 9 | |
| | +++ | 0 | 1 | |
| E-카데린 | - | 2 | 0 | <0.05 (9.307) |
| | + | 5 | 1 | |
| | ++ | 10 | 7 | |
| | +++ | 9 | 20 | |

*The number of cases is indicated in this table.

표 2.5 교소체 구성 요소와 E-카데린의 염색 및 편평상피세포암의 침습 정도의 관계[25]

| 항원 | 염색 정도 | 침습 정도 | | | *P* value ($\chi^2$) |
|---|---|---|---|---|---|
| | | 1+2 | 3 | 4c+d | |
| 데스모플라킨 (Desmoplakin) | - | 0* | 0 | 1 | <0.01 (18.142) |
| | + | 0 | 6 | 10 | |
| | ++ | 0 | 12 | 7 | |
| | +++ | 6 | 11 | 1 | |
| 데스모글라인 (Desmoglein) | - | 0 | 5 | 11 | <0.01 (21.785) |
| | + | 0 | 12 | 7 | |
| | ++ | 3 | 12 | 1 | |
| | +++ | 3 | 0 | 0 | |
| 데스모콜린 (Desmocollin) | - | 0 | 6 | 13 | <0.01 (11.618) |
| | + | 2 | 17 | 6 | |
| | ++ | 3 | 6 | 0 | |
| | +++ | 1 | 0 | 0 | |

| | | | | | |
|---|---|---|---|---|---|
| E-카데린 | - | 0 | 0 | 2 | <0.05 (9.307) |
| | + | 0 | 3 | 3 | |
| | ++ | 0 | 8 | 9 | |
| | +++ | 6 | 18 | 5 | |

데스모콜린3(Dsc3) 및 데스모글라인3(Dsg3)은 모두 칼슘 의존 세포부착 분자의 카데린 족에 속하는 막성 당단백질이다. 구강편평상피세포암에서 Dsc3와 Dsg3 그리고 β 카테닌의 발현이 정상 구강 상피에 비하여 감소되거나 손실되어 나타나고, Dsc3 발현의 감소 또는 손실은 종양의 중등 분화 또는 미분화된 조직 병기에서, 암의 임파선의 전이는 β-카테닌의 감소 또는 손실된 발현과 관련되어 있다. 또한, 감소 또는 손실된 β 카테닌이 감소 또는 손실된 Dsc3과 긍정적인 상관 관계를 지니며, 이러한 결과는 비정상적인 Dsc3, Dsg3, β 카테닌의 발현이 구강암의 진행을 유도하고 구강 상피세포암에서 Dsc3 발현의 수준이 β 카테닌이 림프절 전이에 대한 조절, 세포 분화와 연관이 있음을 보여준다.[26] 데스모플라킨 발현의 하향 조절이 구강 식도 편평세포암의 원격 전이를 형성하는 위험도를 평가하기 위한 유용한 표시자로서 알려져 있는데, 흥미롭게도, 데스모플라킨 II가 좋지 않는 임상 결과를 갖고 있는 종양에서 감지되었다. 이러한 이소형은 구강암 발생의 잠재적인 특이적 기능을 제안할 수 있으며, 데스모플라킨 표현에 대한 특정화를 통해서 구강암 환자의 원격 전이 위험도의 평가를 개선할 수 있을 것으로 생각된다.(그림 2.16)[27]

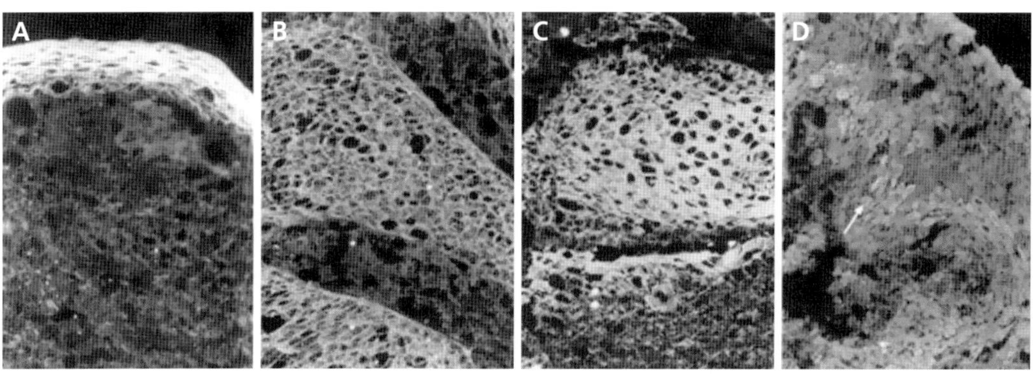


그림 2.16 표준 면역형광법을 사용한 구강식도편평상피암과 정상 조직에서의 DSP의 면역군집화
**A.** 정상적인 구강 상피에 있는 DSP의 면역반응, **B.** 비교적으로 고도로 분화된 종양, **C.** 중등 분화, **D.** 미분화 암종. 데스모플라킨은 정상 상피에서 강하게 발현되며 A, B에서는 고도의 분화된 암종에서도 정상 상피에서와 닮은 단백질의 분포를 보이며, 대조적으로 C, D에서는 중등도와 미분화된 암종에서는 국소적으로 이형성된 형태의 감소된 강도를 보인다. 덧붙여 세포질 D에서의 염색(화살표)은 데스모플라킨의 비정상적 분포를 나타낸다.

## 3. 간격결합

간격결합(gap junction)의 구조는 커넥손(connexons)이라는 통합 단백질(integral protein)로 구성된 한 쌍의 육면체 배열로 형성된다. 이러한 배열은 세포외 공간에서 서로 합쳐져서 상호작용하는 어떤 세포에 위치하게 되며 이러한 미세소관의 배열은 이름에서처럼 상대적으로 작은 분리된 간격을 유지하는 인접 세포들의 세포질 구역을 연결하는 내부의 물통로(aqueous channel)를 남긴다. 이 간격의 넓이는 2–4 nm이며, 각 커넥손은 커넥신(connexin)이라 불리는 복합 유전자 계열의 여섯 개 단백질로 구성되어 있다(그림 2.17).

최근 세포생물학 분야에서 간격결합에 관한 여러 연구결과가 보고되었는데 간격결합을 통하여 세포와 세포 사이의 작은 분자의 직접적 교환이라는 수용체 매개 신호 교환에 대한 연구로서 진행되어 왔다. 이러한 통신을 위한 다양한 체계는 많은 수준에 조절될 수 있는 조직의 세포와 신호의 통로 사이의 급속한 동화작용을 가져오고, 실제로 세포는 수시로 그들의 이웃세포와 이온을 공유할 필요가 있을 때 간격결합간 교환(gap junctional communication, GJC)을 상향 조절한다. 따라서, 간격결합간 교환은 발달 중의 정보 흐름을 위한 완벽한 도관으로서 세포와 조직의 소통의 능력에 좌우되어 전자현미경 검사법과 엑스레이 회절과 같은 생물리학(biophysical) 방법이 응용되어 연구되어 왔다.

사람에서 발생하는 많은 질환의 증후군은 간격결합 유전자에 있는 돌연변이로 확인되

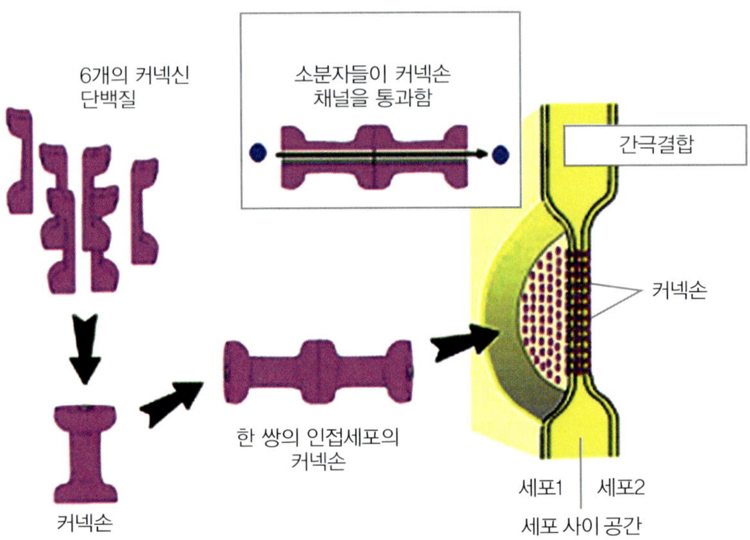


그림 2.17 간격결합의 미세 구조를 보여주는 모식도[28]

고, 유전자변형 쥐를 통한 연구에서 간격결합간 교환은 현재 조직 내의 신속한 융합통신(syncitial communication)을 얻기 위한 일반적인 기전으로 알려져 있다.

간격결합은 다수의 유전자 군으로부터 단백질을 구성할 수 있는데, 척추동물에서의 간격결합은 일반적으로 커넥신으로 이루어져 있으며, 무척추 동물에서는 이전에 OPUS라 불린 계열에서 나온 이넥신(innexin)으로 구성된다. 기능적인 간격결합 통로를 형성하는 이넥신의 능력은 다수의 이넥신에서 이루어져 왔는데, 이넥신은 커넥신에 염기 서열의 상동이 아니라 4개의 막통과 도메인을 포함하여 동일한 국소적 해부학적 구조를 지니며, 파넥신(pannexins)으로 제안한 개명이 촉구될 정도로 이넥신족으로부터의 단백질이 척추동물에서도 존재하는 것으로 알려져 있다. 이러한 유전자군의 구성원들은 또한 간격결합간 교환에 의존하는 것으로 알려진 조직에서 발현되고 동시에 바이러스에서도 발견되었다. 또한, 커넥신 유전자가 하등 무척추동물 게놈에서 밝혀지지 않았어도 무척추 동물의 척색(chordates)에서는 발견되어 왔으며 식물에서는 커넥신양(connexin-like) 단백질의 발견도 보고되어 왔다. 그리고 척추동물과 무척추동물 모두에서 각각의 육합체(hexamer)가 형성되기 위해서 V-ATP효소의 수소이온 펌프 요소인 덕틴(ductin)이 보고되었는데, 덕틴은 커넥신처럼 4개의 막통과 도메인이 있고, 식물과 대부분의 후생동물(metazoan)에서 존재하며 곤충과 인간 사이에 85%의 유사성이 보고되었다.

내인성 간격결합간 교환에 있는 덕틴의 역할은 분자생물학 연구를 위한 주요 영역으

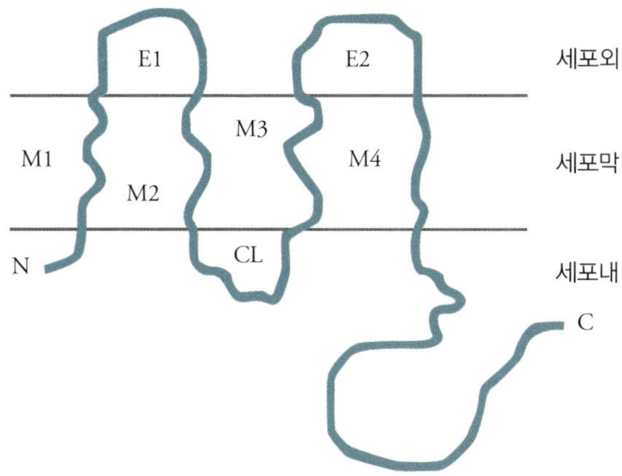


그림 2.18 커넥신의 구조로 세포내 염기말단(N), 4개의 막통과구역(M1–M4), 1개의 세포내고리(CL), 2개의 세포외 도메인(E1–E2) 및 1개의 세포내 C–말단(C)으로 구성되어 있다.[32]

로 PKC-의존 인산화와 특정 커넥신의 제작을 포함하는 간격결합간 교환 선택성의 결정적인 인자들은 배아 발생 과정중에 중요한 조절 인자를 대표한다. 복합체 패턴 형성에 간격결합간 교환의 역할을 고려하기 전에, 줄기세포 행동 제어와 신생아 성장동안 발생하는 패턴의 잘못된 조정 등 두 가지 특별한 경우에 있어서 간격결합 신호의 역할이 중요하다. 간격결합간 교환의 가장 중요한 역할은 종양 세포와 정상 조직에 대해 구분하는 과정에 있다. 정상적인 조직이 종양 조직보다 일반적으로 훨씬 더 높은 간격결합간 교환의 정도를 갖고 있으며, 종양의 초기 변화 단계에 간격결합간 교환의 손실이 수반된다. 더욱이 종양 신생물의 표현형이 약물이나 도메인-음성 구조를 이용해서 간격결합을 다른 위치로 닫는 방식으로 세포배양 과정중에 유도될 수 있다. 가장 흥미로운 것은 신생물의 특성들이 종양 조직에서 비정상적인 간격결합간 교환의 유도에 의해 억제될 수 있다는 것이다. 보다 최근에는 변형되지 않은 세포가 효과적으로 인접한 종양 세포에서 발현된 간격결합의 효과적으로 전도성의 정상화 시킬 수 있음을 보여왔다. 이러한 데이터가 간격결합간 교환이 종양에서 소실되는 조직 활동과 형태형성을 조화시키는 데에 필요한 정보의 흐름을 매개하는 간격결합간 교환의 역할과 일치한다. 다른 관점에서 간격결합간 교환의 손실은 상피의 이형성에 있어 원인이라기보다는 결과로서 이해해야 하며, 줄기세포 집단에서는 균형한 증식과 분화를 잘 유지해야 한다. 간격결합이 그 과정의 요소로 발견되기 시작하였으므로 신경 줄기세포가 간격결합간 교환 및 이온 전송기에 의존한 독특한 신호를 보이며, 커넥신43(Cx43)과 Cx45에 의존한 간격결합간 교환이 그들의 생존과 증식을 위해 필수적이다.[29]

### 1) 간격결합의 생리학

화학 시냅스보다 더 빠른 활동전위(action potential)를 전송하는 기구를 제공하면서 간격결합의 세포들은 흥분하게 되며, 전기 시냅스는 순식간에 일어나는 반면, 화학 시냅스는 전형적인 0.5 ms의 지연이 있다. 기능성 융합체(syncytium)를 만듦으로써 근육조직에 세포의 동화 수축을 촉진한다. 흥분되지 않은 세포는 세포간 연결이 완충 시스템을 제공하여 이온과 대사물의 농도를 부드럽게 한다. 상피 조직의 섬모운동 같은 조화된 운동을 촉진하고, 배아의 발육 과정은 어떤 물질의 농도에 의존하는 위치 정보를 제공한다.

간격결합의 개폐 시스템으로는 커넥신의 회전 또는 기울임으로 채널을 개폐하게 되며, 그 밖에 여러 기구에 의해 그 개폐 시스템이 운영되는데, 전위차, 지방친화도, 세포질성,

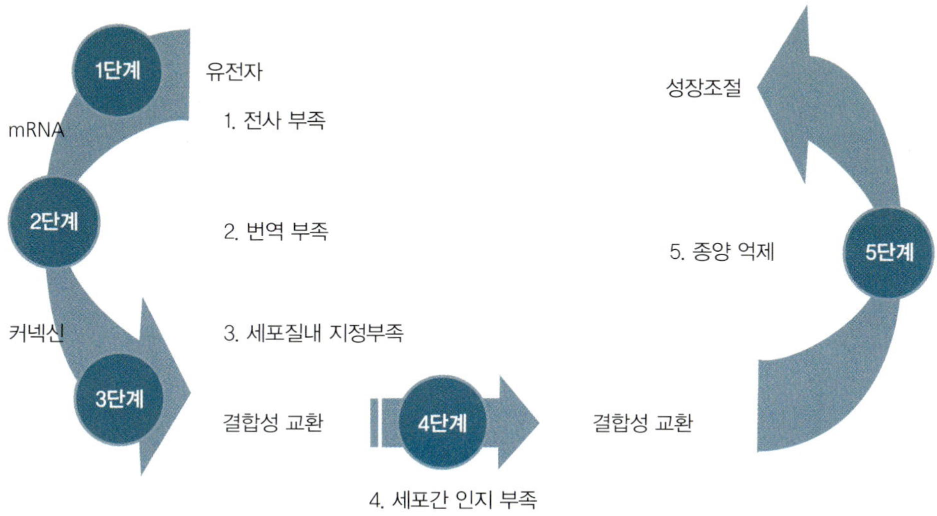


그림 2.19 암에서 세포간 간격결합간 교환 능력의 억제를 유도하는 기구의 모식도로 각 단계가 간격결합간의 교환 능력을 변경할 수 있고 교환하는 손실을 유도할 수도 있다. 커넥신 유전자의 전사 부족 단계, mRNA의 커넥신으로의 번역 부족 단계, 세포질내에 커넥신 단백질의 축적이 이끄는 교반 지정의 부족 단계 및 세포 및 세포 사이의 인식 부족 단계와 같이 4개의 주요 단계가 있음을 보여준다.[31]

인산화 등으로 간격결합의 통과를 조절할 수 있다.

## 2) 간격결합과 두경부 편평상피세포암과의 관계

체외에서 Cx43의 발현이 두경부 편평상피세포암에 관여된 간격결합과 연관성이 있다고 보고되었으며, Cx26은 두경부 편평상피세포암에 종양 억제로서 역할을 하는 것으로 보고되었다. 두경부 편평상피세포암에 대한 체외 연구에서 Cx43은 세포주의 절반 이상에서 세포막에 발현되었고, 이 발현은 각 세포주 계열에서 유지되어 상대적으로 높은 수준의 커넥신이 포유 동물의 악성 종양에도 발현된다. Cx43과 Cx26이 세포막에 발현했지만 Cx26의 발현이 모든 세포주에서 볼 수 있는 것은 아니어서 Cx43을 두경부 편평상피세포암 세포주로 도입함으로써 성장 억제 효과가 없도록 하고, Cx26이 아마도 두경부 편평상피세포암에서 더 중요한 종양 억제를 가져올 수 있을 것이라고 제안되어 왔다.[30]

### 3) 간격결합과 구강암

간격결합간 교환 또는 커넥신이 종양 억제재로 역할하는 것은 감소된 또는 비정상적인 발현이 여러 종양 및 종양 세포에서 발견됨으로써 알 수 있다. 커넥신의 핵내 주입으로 종양세포주에서 간격결합간 교환의 수복이 종양 발생 및 성장을 감소시킬 수 있고, 커넥신의 음성 발현이 이 과정의 반대가 될 수 있다. Cx43이 손실된 쥐들은 야생쥐보다 분명한 성장률의 증가를 보이지 않는다는 보고와 또한 Cx43 결핍 쥐의 성상세포(astrocytes)는 야생쥐와 비교하여 성장률의 감소를 보인다는 보고도 있었다. 최근 Cx26에서 동일한 변이가 각막염–비늘증–난청(KID)과 호저피상양 비늘증(hystrix-like ichthyosis)–난청(HID) 증후군에서 보이며, 이러한 환자에서 편평상피세포암의 발생률이 증가하였다는 보고와 Cx43의 변이도 대장암 종양의 진행된 전이성 병변에서 발견되었음이 보고되었다. 간격결합간 교환이 종양에서 하향조절되며 종양억제 효과가 조직 및 커넥신 특이적으로 나타난다. 간격결합간 교환 또는 커넥신이 건선 표피, 바이러스성 사마귀, 양성 전립선 증식 및 쥐의 유두종 같은 이형성 조직에서 상향조절되어 관찰되었다. 많이 진행된 종양에서, 커넥신 발현 유도가 유방암 및 난소의 자궁내막양 선암(ovarian endometrioid adenocarcinoma) 등 여러 가지 종양에서 관찰되었다.

증가된 커넥신과 간격결합간 교환의 발현이 쥐 방광에서의 발암 과정 및 성장률과 관련되어 있으며, 커넥신의 핵내주입은 이미 헬라(HeLa) 세포의 침습적 특징이 정상적인 조직으로 유발하고 Cx26가 흑색종 세포의 전이 잠재력을 증가시킬 수 있다고 보고되었으며, 고위험 인유두 바이러스(HPVs)의 발병 잠재력에 원인이 자궁 경부와 다른 중층 상피에 대해 알려진 것도 관련되어 있음이 보고되었다. 그러나 종양이 단지 HPV에 감염된 개인의 작은 인구집단에서만 발생하는 것은 아니므로 몇몇 분자와 세포교환이 전이로의 전환이 되기 위해 많은 시간이 필요할 것으로 생각된다. 40년 전에 벌써 정상 자궁경부는 풍부한 간격결합을 갖고 있으나 심한 이형성증 같은 전암 발생 조건에서 간격결합의 양이 감소하였는데, 경부의 면역조직화학검사에서 정상 상피보다 이형성 지역에 Cx43의 발현이 감소되어 있음으로써 알 수 있다. 커넥신의 발현 감소 또는 비정상적인 세포의 군집화는 여러 종양의 진행과 관련되어 간격결합은 세포 표현형 특히 성장의 제어에 대한 중요한 유전자 표현에 대한 조절 과정에 참여한다.[32]

표 2.6 인체내 두경부, 후두, 간, 식도, 피부 및 갑상선에서 발생한 암종에서의 커넥신 발현 양상[32] (NT; not tested)

| 기관/조직 | 병리적 진단 | 연구내용 | 간격결합간 교환 방식 | 커넥신 발현 |
|---|---|---|---|---|
| 두경부 | 편평상피세포암 | 일차 세포 | NT | ↓Cx31.1 (cDNA microarryy) |
| 후두 | 정상세포 | 조직 | NT | Cx26, Cx30, Cx43 |
| | 편평상피세포암 | 조직 | NT | Cx26, Cx32, Cx43<br>(Heterogeneous expression) |
| 간 | 정상세포 | 조직 | + | Cx32(+), Cx26(+), 43(-) |
| | 간암 | 조직 | ↓ | Cx26↓ / Cx32=cytoplasmic<br>Cx43↑ (cytoplasmic) |
| 식도 | 정상세포 | 조직 | NT | Cx26, Cx43 (NT)<br>Cx 26 and Cx 43<br>Cx26 and Cx43 |
| | 편평상피세포암 | 조직 | NT | Cx26 ↓ and Cx43↓ |
| 피부 | 정상세포 | 조직 | NT | Cx 43 |
| | 기저세포암 | 조직 | NT | Cx43 ↓ |
| | 기저세포암 | 조직 | NT | Cx43↓ and Cx26 ↓ |
| 갑상선 | 정상세포 | 조직 | NT | 간격결합 존재(Freeze-fracture) |
| | 호산성 선종 | 조직 | NT | 간격결합 없음 |
| | 호산성 암종 | 조직 | NT | 간격결합 없음 |
| | 유두형암 | 조직 | NT | 간격결합 존재 |

## ▌참고문헌▐


1. Alberts B, Johnson A, Lewis J, Raff M, Roberts K and Walter P (2002). Molecular biology of the cell, 4th Ed., Garland Science 1066-1070.
2. Green CR (1981). A clarification of the two types of invertebrate pleated septate junction. Tissue & Cell 13:173-188.
3. Noirot-timothee C, Smith DS, Cayer ML and Noirot C (1978). Septate junctions in insects: Comparison between intercellular and intramembranous structures. Tissue & Cell 10:125-136.
4. Paris L, Tonutti L, Vannini C and Bazzoni G (2008). Structural organization of the tight junctions. Biochimica et Biophysica Acta 1778:646-659.
5. Hirsch M and Noske W (1993). The tight junction: Structure and function. Micron 3:325-352.
6. Chiba H, Osanai M, Kojima T and Norimasa S (2008). Transmembrane proteins of tight junctions. Biochimica et Biophysica Acta 1778:588-600.
7. Li Y, Fanning AS, Anderson JM and Lavie A (2005). Structure of the conserved cytoplasmic C-terminal domain of occludin: Identification of the ZO-1 Binding Surface. Journal of Molecular Biology 352:151–164.

8. Balda MS, Whitney JA, Flores C, González S, Cereijido M and Matter K (1996). Functional dissociation of paracellular permeability and transepithelial electrical resistance and disruption of the apical–basolateral intramembrane diffusion barrier by expression of a mutant tight junction membrane protein. Journal of Cell Biology 134:1031–1049.
9. Saitou M, Furuse M, Sasaki H, Schulzke JD, Fromm M, Takano H, Noda T and Tsukita S (2000). Complex phenotype of mice lacking occludin, a component of tight junction strands. Molecular Biology of the Cell 11:4131–4142.
10. Mariscal LG, Lechuga S and Garay E (2007). Role of tight junctions in cell proliferation and cancer. Progress in Histochemistry and Cytochemistry 42:1–57.
11. Martin TA and Jiang WG (2009). Loss of tight junction barrier function and its role in cancer metastasis. Biochimica et Biophysica Acta 1788:872-891.
12. Oku N, Sasabe E, Ueta E, Yamamoto T and Osaki T (2006). Tight junction protein claudin-1 enhances the invasive activity of oral squamous cell carcinoma cells by promoting cleavage of laminin-5 gamma2 chain via matrix metalloproteinase(MMP)-2 and membrane-type MMP-1. Cancer Research 66:5251–5257.
13. Tobioka H, Sawada N, Zhong Y and Mori M (1996). Enhanced paracellular barrier function of rat mesothelial cells partially protects against cancer cell penetration. British Journal of Cancer 74:439–445.
14. Soler AP, Miller RD, Laughlin KV, Carp NZ, Klurfeld DM and Mullin JM (1999). Increased tight junctional permeability is associated with the development of colon cancer. Carcinogenesis 20:1425–1431.
15. Mullin JM, Laughlin KV, Ginanni N, Marano CW, Clarke HM and Peralta SA (2000). Increased tight junction permeability can result from protein kinase C activation/translocation and act as a tumor promotional event in epithelial cancers. Annals of the New York Academy of Sciences 915:231–236.
16. Clarke H, Soler AP and Mullin JM (2000). Protein kinase C activation leads to dephosphorylation of occludin and tight junction permeability increase in LLC-PK1 epithelial cell sheets. Journal of Cell Science 113:3187–3196.
17. Hartsock A and Nelson WJ (2008). Adherens and tight junctions: structure, function and connections to the actin cytoskeleton. Biochim Biophys Acta 1778:660-669.
18. Niessen CM and Gottardi CJ (2008). Molecular components of the adherens junction. Biochim Biophys Acta 1778:562-571.
19. Shieh YS, Chang LC, Chiu KC, Wu CW and Lee HS (2003). Cadherin and catenin expression in mucoepidermoid carcinoma: correlation with histopathologic grade, clinical stage, and patient outcome. J Oral Pathol Med 32:297-304.
20. Chetty R and Serra S (2008). Nuclear E-cadherin immunoexpression: from biology to potential applications in diagnostic pathology. Adv Anat Pathol 15:234-240.
21. Nguyen B, Dusek RL, Beaudry VG, Marinkovich MP and Attardi LD (2009). Loss of the desmosomal protein perp enhances the phenotypic effects of pemphigus vulgaris autoantibodies. J Invest Dermatol 129:1710-1718.
22. Green KJ and Simpson CL (2007). Desmosomes: new perspectives on a classic. J Invest Dermatol 127:2499-2515.
23. Fortes FS, Pecora IL, Persechini PM, Hurtado S, Costa V, Coutinho-Silva R, Braga MB, Silva-Filho FC, Bisaggio RC, De Farias FP, Scemes E, De Carvalho AC and Goldenberg RC (2004). Modulation of intercellular communication in macrophages: possible interactions between GAP junctions and P2 receptors. J Cell Sci 117:4717-4726.
24. Garrod D and Chidgey M (2008). Desmosome structure, composition and function. Biochim Biophys Acta 1778: 572-587.

25. Shinohara M, Hiraki A, Ikebe T, Nakamura S, Kurahara S, Shirasuna K and Garrod DR (1998). Immunohistochemical study of desmosomes in oral squamous cell carcinoma: correlation with cytokeratin and E-cadherin staining, and with tumour behaviour. J Pathol 184:369-381.
26. Wang L, Liu T, Wang Y, Cao L, Nishioka M, Aguirre RL, Ishikawa A, Geng L and Okada N (2007). Altered expression of desmocollin 3, desmoglein 3, and beta-catenin in oral squamous cell carcinoma: correlation with lymph node metastasis and cell proliferation. Virchows Arch 451:959-966.
27. Papagerakis S, Shabana AH, Pollock BH, Papagerakis P, Depondt J and Berdal A (2009). Altered desmoplakin expression at transcriptional and protein levels provides prognostic information in human oropharyngeal cancer. Hum Pathol 40:1320-1329.
28. Danton (2007). Gap Junctions and Communication in the Heart & Glands. Human cell biology.
29. Levin M (2007). Gap junctional communication in morphogenesis. Prog Biophys Mol Biol 94:186-206.
30. Frank DK, Szymkowiak B and Hughes CA (2006). Connexin expression and gap junctional intercellular communication in human squamous cell carcinoma of the head and neck. Otolaryngol Head Neck Surg 135:736-743.
31. Cronier L, Crespin S, Strale P, Defamie N and Mesnil M (2009). Gap junctions and cancer: new functions for an old story. Antioxid Redox Signal 11:323-338.
32. Mesnil M, Crespin S, Avanzo J and Zaidan-Dagli M (2005). Defective gap junctional intercellular communication in the carcinogenic process. Biochim Biophys Acta 1719:125-145.

제 3 장

# 세포와 조직 결합

## Cell to matrix junction

1. 결합성 부착 (Junctional adhesion)
2. 비결합성 부착 (Non-junctional adhesion)
3. $\alpha v\beta 6$
4. $\beta 2$ 인테그린, Leukocyte function associated antigen-1 (LFA-1), Mac-1

## 1. 결합성 부착(Junctional adhesion)

### 1) 반교소체

반교소체(hemidesmosome)는 상피와 상피 하방의 결합조직 사이의 세포외기질(extracellular matrix)간의 결합을 담당하는 특별한 구조체[1]로서 교소체(desmosome)와 형태학적으로 유사해 보이나 기능적, 화학적으로 차이가 있다. 세포간의 결합을 담당하는 교소체와 달리 반교소체는 세포와 세포외기질간의 결합을 담당하며, 케라틴 세사가 교소체에 측방결합을 하는 것과 달리 반교소체에 있어서는 케라틴 세사의 말단이 반교소체의 판에 부착한다(그림 3.1).

또한, 막관통 연결 단백질(transmemebrane linker proteins)이 카데린 그룹에 포함되는 교소체와 달리 세포외기질 수용체인 인테그린 그룹에 포함되는데, 이처럼 다른 부착결합들과의 비교는 표 3.1에 기술되어 있다. 다양한 부착결합에 있어 용어상 의미는 명확하지 않지만, 분자적인 원리로는 원형질막(plasma membrane)의 인테그린은 세포와 세포외기질 분자와의 결합을 담당하고 카데린은 세포외기질분자 대신 인접세포에 있는 카데린과 결합하므로 두 가지 모두 세포골격 세사의 세포간 결합이라는 의미로 이해할 수 있다.

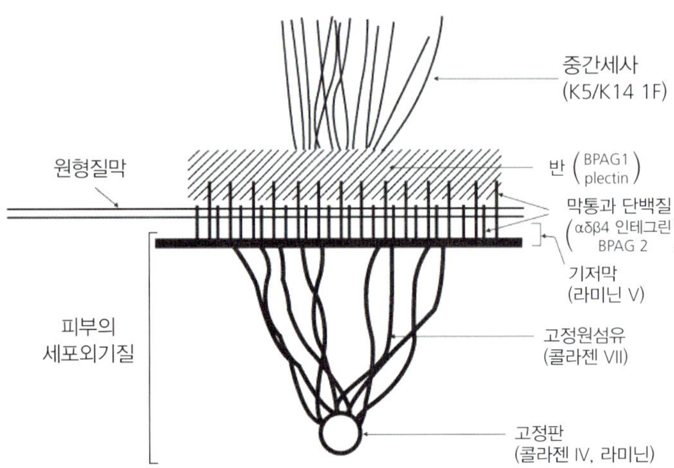


그림 3.1 반교소체의 구조를 보여주는 모식도[1]
세포간의 결합을 담당하는 교소체와 달리 반교소체는 세포와 세포외기질간의 결합을 담당하며, 케라틴 세사가 교소체에 측방결합을 하는 것과 달리 반교소체에 있어서는 케라틴 세사의 말단이 반교소체의 판에 부착한다.

표 3.1 반교소체와 다른 부착 단백질을 비교한 것으로 반교소체는 세포-기질간의 결합을 담당하며 막관통 연결단백질로 인테그린이 관여한다. 세포내 골격부착은 중간세사가 담당하며 데스모플라킨양 단백질 등이 세포내 부착단백질로서 작용한다.[1]

| 연결구조(junction) | 막관통 연결단백질 | 세포외리간드 | 세포내 세포골격부착 | 세포내 부착단백질 |
|---|---|---|---|---|
| 부착 (세포-세포) | 카데린 (E-카데린) | 인접세포의 카데린 | 액틴 세사 | 카테닌(catenins), 빈쿨린(vinculin), 액티닌(actinin), 플라코글로불린(plakoglobulin) |
| 교소체 | 데스모글라인 (desmoglerin) & 데스모콜린 (desmocollin) | 인접세포의 카데린 | 중간세사 | 데스모플라킨(desmoplakin) 플라코글로빈(plakoglobin) |
| 부착 (세포-기질) | 인테그린 | 세포외기질 단백질 | 액틴 세사 | 탈린(talin), 빈쿨린 α 액티닌 |
| 반교소체 | 인테그린(α6β4) | 세포외기질 (기저층) 단백질 | 중간세사 | 데스모플라킨양 단백질 (desmoplskin like protein) |

### (1) 반교소체의 이상 발현

반교소체와 관련되어 사람에게 일어날 수 있는 질환은 수포성 유천포창(bullous pemphigoid), 항에필리그린 반흔성 천포창(anti-epiligrin cicatricial pemphigoid), 후천성 수포성 표피박리증(epidermolysis bullosa acquisita) 등이다.[2] 이들은 모두 유전자 변이가 원인으로 물집 형성을 특징으로 하는 자가면역 질환들인데, 5번과 14번의 유전자 변이로 인해 중간세사의 세포골격이 붕괴되고 수축되면서 기계적인 저항성과 기저부의 조직파열로서 나타난다. 또한, 케라틴과 관련된 프렉틴(plectin) 유전자가 변이를 일으켜 중간세사의 분열을 일으키고, α4β6와 V형 라미닌 간의 구조적 결합이 상피와 기저막의 결합에 있어서 중요한데 이를 담당하는 유전자의 변이가 일어나는 경우도 다른 원인으로 알려져 있다. VII형 콜라젠에 관한 유전자변이도 임상적으로 기저막에 연결되는 섬유소(fibril)의 형성과 정상적 기능에 장애를 일으키는 요인이 된다.

### (2) 구강암 및 구강점막질환에서의 반교소체

화이트(White) 등은 쥐의 협점막 부위에 반교소체의 크기와 밀도를 정상조직과 과증식, 이형성증 및 악성종양에서 비교하였는데,[3] 크기 차이는 유의하지 않았고, 수에 의한 차이는 반교소체의 수가 정상세포에서 더 많이 관찰되었다. 아쉽게도 최근 반교소체와 구강암과의 연관성을 보여주는 연구가 활발하지는 않으며, 전술된 물집형성 자가면역질환과 반교소체와의 관계가 주로 보고되고 있다.

## 2) 국소부착

### (1) 정상적인 기능

세포와 그 세포를 둘러싼 주변 조직간의 부착과 관련된 상호작용은 모양, 합입(migration) 양상, 성장 및 분화를 조절하며, 이러한 부착 형태 중 하나가 국소부착(focal adhesion)이다. 국소부착은 1971년 애버크롬비(Abercrombie) 등에 의해 처음 관찰되었는데, 세포외 구조물과의 접촉을 담당하는 막관통성 α–β 이성이분자체(heterodimer)와 액틴미세세사와의 고정과 세포내 신호전달을 담당하는 다양한 단백질들로 구성된다.[4,5] 조직에서 국소부착은 기타 다른 세포–세포 혹은 세포–기질간의 부착을 담당하는 간격결합이나 밀착결합, 교소체, 반교소체 등이 전자현미경상에서 명확하게 관찰되는 것과는 달리 전자현미경상에서 잘 관찰되지 않고, 다만 면역전자현미경상에서 세포–기질 결합에 국소부착이 존재하는 것으로 확인되어 크기는 대략 0.25 ㎛, 길이는 1.5 ㎛, 기저막(substratum)과의 거리는 대략 10~15 nm로 알려져 있다.[6]

2006년 로(Lo) 등에 의하면, 당시까지 밝혀진 국소부착과 관련된 단백질은 50여 종 이상으로 크게 세포외부, 막관통, 세포질 등의 세 부분으로 나뉜다(표 3.2).[7] 구조물은 세포질 부위에 특히 많이 존재하며, 이 중 일부는 세포전달 과정에 관여하기도 하고 다른 일부는 부착구조와 관련되어 있다. 국소부착의 기전을 도식으로 나타내면 그림 3.2와 같다.[7] 인테그린은 그 자체로 액틴과 결합하거나, 효소작용을 할 수 없기 때문에 모든 구조와 신호전달은 인테그린의 세포질 부위 말단부와 단백질들과의 결합에 의해 이루어지고, 액틴 세포골격과 인테그린 사이를 연결하는 분자들에 대한 연구도 다양하게 진행되어 왔다.

#### ① 인테그린 및 기타 막관통성 구조물

인테그린은 국소부착에 관련된 막관통성 구조물 중 가장 큰 비중을 차지한다. 인테그린은 이성이분자체로 존재하며, β subunit에 의해 여러 군으로 분류된다. 인테그린의 자세한 설명은 본 3장의 2절과 4절에서 기술하며, 국소부착과 관련하여 대부분의 인테그린은 β1 그룹과 β3 그룹인데, 이들 β그룹에 짝을 짓는 α subunit이 다양하여 매칭되는 α subunit에 따라 부착할 수 있는 단백질은 달라지게 된다.[4] 인테그린은 세포외기질과 액틴으로 연결되는 세포골격을 연결시켜주는 막관통성 수용체로 세포내 부착 단백질인 탈린과 결합하

표 3.2 현재까지 알려진 국소부착의 구조물로 2006년 로(Lo) 등에 의하면, 최근까지 밝혀진 국소부착과 관련된 단백질들은 50여 종이 넘고 크게 세포외부, 막관통, 세포질 세 부분으로 나뉘는 것으로 알려져 있다.[7]

| 위치 | | 국소부착 단백질 |
|---|---|---|
| 세포외부 | | 콜라젠, 피브로넥틴(fibronectin), 황화 헤파린(heparin sulfate), 라미닌, 단백당, 비트로넥틴(vitronectin) |
| 막관통물질 | | 인테그린 18α 및 8β(사람에서는 24가지 유형이 있음), LAR-PTR 수용기, 라일린(layilin), 신데칸-4(syndecan-4) |
| 세포질 | 구조(structural) | 액틴, α-액티닌, EAST, 에즈린(ezrin), 필라민(filamin), 펌브린(fimbrin), 카인들링(kindling), 라스프-1(lasp-1), LIM 네불렛(LIM nebulette), MENA, 메오신(meosin), 넥실린(nexilin), 팔라딘(paladin), 파빈(parvin), 프로필린(profilin), 폰신(ponsin), radixin(라딕신), 탈린, 텐신(tensin), 테누인(tenuin), VASP, 빈쿨린, 비넥신(vinexin) |
| | 효소(enzymatic) | 단백질 타이로신 카아나제: Abl, Csk, FAK, Pyk2, Src,<br>단백질 세린/트레오닌 카아나제(protein serine/threonine kinase) : ILK, PAK, PKC<br>단백질 포스파타아제(protein phosphatase): SHP-2, PTP-1B, ILKAP<br>소형 GTPase의 조절자: ASAP1, DLC-1, Graf, PKL, PSGAP, RC-GAP72<br>기타: 칼패인 II(Calpain II), P13-K, PLCγ |
| | 적용자(adapters) | P130Cas, 카베올린-1(caveolin-1), Crk, CRP, 에텐(eten), DOCK180, DRAL, FRNK, Grb 7, Hic 5, LIP1, LPP, Mig-2, 미그필린(migfilin), 팩실린(paxillin), PINCH, 신데스모(syndesmos), 신테닌(syntenin), 테스(tes), 트립 6(Trip 6), 자이신(zyxin) |

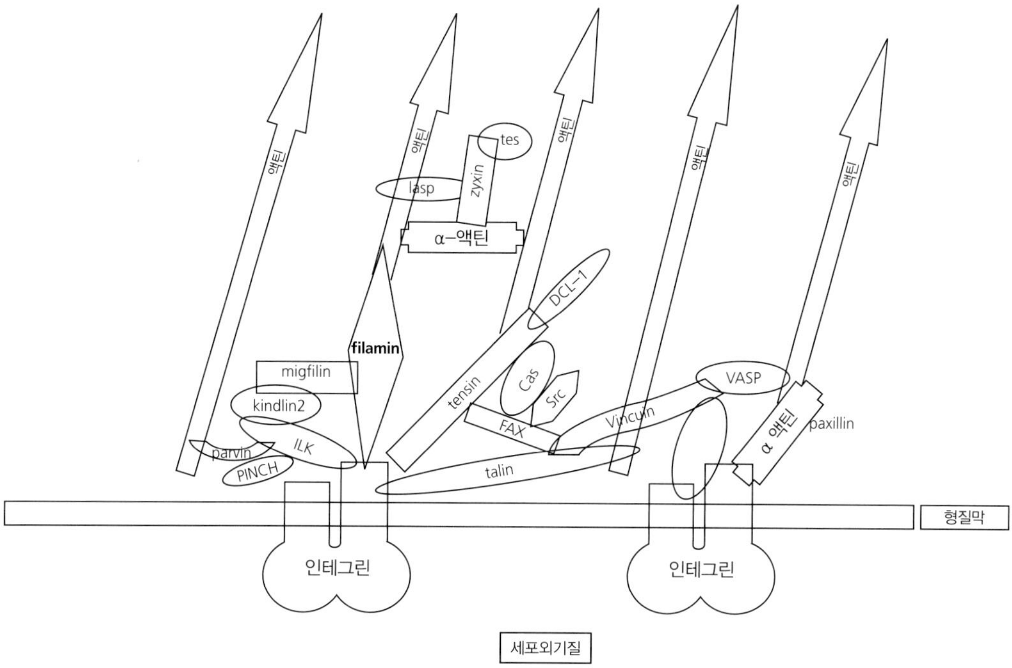


그림 3.2 반교소체의 작용기전으로 인테그린들은 피브로넥틴(fibronectin) 혹은 비트로넥틴(vitronectin)으로 둘러싸여 있으며, 탈린, 빈쿨린, α 액티닌 등에 의해 액틴 미세세사와 연결되어 있다.[7]

여 세포외 리간드와의 친화력을 높이는 역할을 한다. 반대로, 세포외 리간드와 결합하여 탈린과의 결합을 이끌고, 액틴 세포골격과의 결합을 형성한다.[1]

### ② 국소부착 키나아제

국소부착 키나아제(focal adhesion kinase, 이하 FAK)는 인테그린과 관련된 세포전달에 있어 중요한 역할을 하는 세포질 타이로신키나이제(tyrosin kinase)로서 고정된 기저층의 세포 배양 연구에서 국소부착층은 타이로신 인산화가 두드러지게 나타나는 층이고, FAK는 이 부위에서 나타나는 타이로신 인산화단백질 중의 하나이다. 세포–기질 접촉부의 인테그린 덩어리(cluster)에서 FAK는 β subunit과 부착되는 단백질인 탈린이나 α subunit과 부착하는 팩실린(paxillin)과 같은 세포내 부착 단백질에 의해 보충된다. 응집된 FAK는 특정한 타이로신에서 서로 교환인산화(crossphosphorylate)되고, 세포질 타이로신 키나아제의 Src 그룹들에 인산타이로신을 위한 결합 부위(docking site)를 형성한다. FAK는 부착부

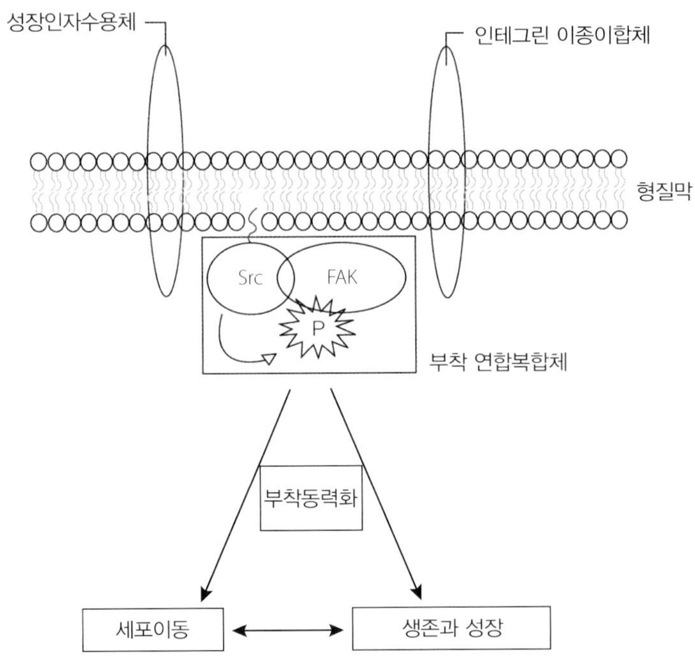


그림 3.3 국소부착 키나아제의 신호전달 과정
응집된 FAK는 Src 그룹들에 의해 인산화되고 FAK는 부착 부위의 다른 단백질들을 인산화하는 것에 더해 다양한 세포내 신호전달 단백질들을 위한 결합 부위를 형성하고, 세포의 함입과 성장 및 생존에 영향을 준다.[8]

위의 다른 단백질들을 인산화하는 것과 추가하여 다양한 세포내 신호전달 단백질들을 위한 결합 부위를 형성하고 이러한 과정을 통해 인테그린을 통해 들어온 신호들이 FAK에서 Src 그룹 키나아제로 이어져 세포내로 전달되게 된다(그림 3.3).

FAK의 기능을 분석하는 다른 한 가지 방법은 단백질이 결핍된 돌연변이 쥐로부터 세포를 채취해서 국소부착을 관찰하는 것이다. FAK가 결손된 섬유아세포는 여전히 피브로넥틴(fibronectin)과 붙어 있고, 국소부착을 형성하기 때문에 이러한 과도한 국소부착으로 인해 세포의 이동이나 함입이 느려진다. 이러한 보고에서 FAK가 국소부착의 해체에 기여하며, 이러한 부착의 소실은 정상적인 세포의 함입에 필요함을 시사하며, 많은 악성종양 세포들은 높은 FAK 수치를 가지게 되는 것이 이들이 정상세포에 비해 더 운동성이 있는 이유일 수 있는 가능성을 제시한다. 대부분의 국소부착에서의 이상적인 발현은 FAK의 발현 정도와 관련되며, 특히, 악성종양에서 높은 농도의 FAK가 관찰된다는 것이 이미 알려져 있으며, 바이너(Weiner) 등에 의하면 총 49명의 사람의 조직 샘플에서 FAK가 높게 관찰되었는데, 이를 분류해보면 정상조직과 신생물 조직에 있어 일치하는 결과를 가져왔다. 선조직에서 8명 중 1명이 증가하였고, 20명의 침습적 종양에서 17명에서 FAK 증가를 보였으며 15명의 모든 전이성 종양에 있어서 FAK mRNA 값이 증가하였다. 하지만, 6명의 정상인에 있어서는 FAK mRNA값이 증가하지 않았다. 암의 발생장소에 따라서는 면역조직화학검사 및 면역블로팅(immunoblotting) 검사 결과 갑상선암, 전립선암, 자궁경부암, 대장암, 난소암, 직장암 등을 비롯하여, 구강암에서도 FAK 수치가 높게 관찰되었다는 보고들이 있어 왔다.[8,9] 또한 FAK 발현 및 활성도가 높을수록 악성 혹은 전이된 질환의 예후가 불량해진다는 보고들도 있고,[10] 종앙세포에서 FAK의 발현 증가가 완전히 밝혀진 것은 아니지만, 두경부 종양에 있어 어떤 세포주에 있어서는 FAK 유전자의 증폭이 관찰되기도 하였다.[11]

Src 그룹에 의해 FAK가 인산화되는 것은 키나아제 활성도(kinase activity)를 조절할 뿐만 아니라 인테그린, E–카데린 매개부착물 등과 같은 인산화 의존 단백질의 형성, 세포의 운동성과 침습성을 같이 조절함을 의미한다. FAK–Y925 인산화는 상피–중간엽 전이(epithelial-mesenchymal transition)에 관여하고, KM12C 대장암세포는 FAK의 인산화에 따라 형태학적 차이를 보이는데 이러한 영향들이 세포–중간엽 전이의 원인이 되고, 악성종양의 변연부에서 조직 이주에 기여할 수 있게 된다. 이러한 침습 경로에서 RAC1, JUN N–terminal kinase(이하 JNK)와 MMPs(matrix metalloproteinases) 등이 관련된다. 악성종양에서 국소부착의 신호전달에 있어서의 FAK의 가능한 기전은 그림 3.4의 모식도와

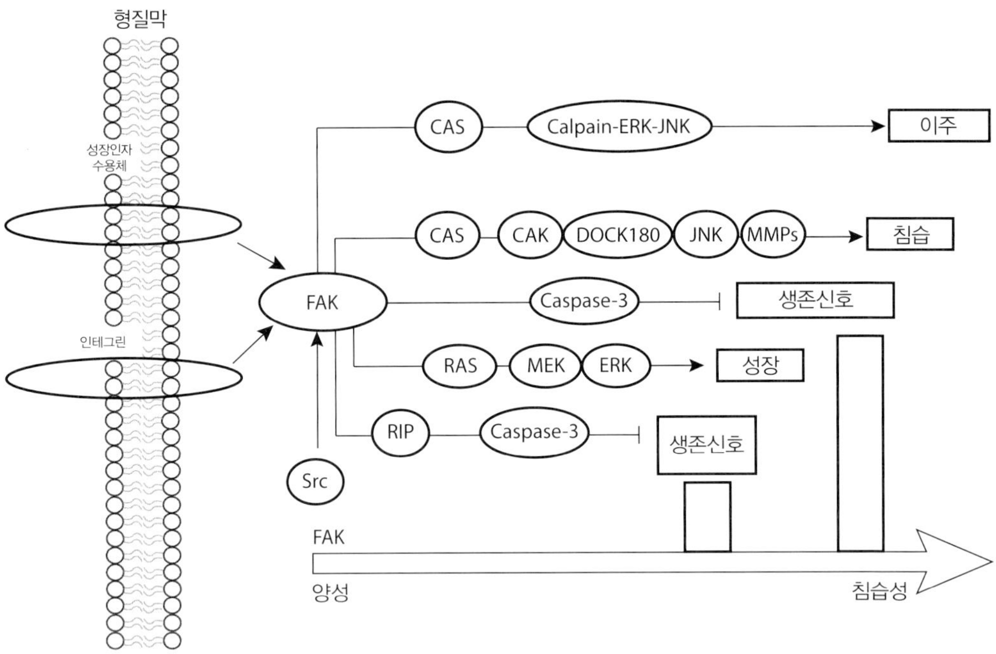


그림 3.4 악성종양에 있어서 국소부착의 신호전달과정을 보여주는 모식도
Src 그룹에 의해 FAK가 인산화되어 키나아제 활성도(kinase activity) 및 인테그린, E-카데린 매개부착물과 같은 인산화 의존 단백질의 형성, 세포의 운동성, 침습을 조절한다. 이러한 침습 경로(invasion pathway)에 있어서 RAC1, JNK(JUN N-terminal kinase)와 MMPs(matrix metalloproteinases) 등이 관련된다.[8]

같다.[8]

### (2) 구강점막질환 및 구강암에서의 적용 및 사례

전술한 바와 같이 FAK의 증가는 구강암 조직에서도 관찰되는데, 1998년 콘버그(Kornberg) 등은 구강암 조직에서 FAK가 증가되었음을 보고하였다.[9] 20개의 구강암 시편에서 면역조직화학검사를 이용한 결과 모든 시편에서 FAK 발현이 관찰되었으며, 종양 조직에서 FAK의 염색정도가 더 뚜렷하게 관찰되고, 침습전 종양부에 있어서 주변 암종세포보다 더 뚜렷하게 염색되었다. 따라서, FAK 발현은 침습되거나 또는 침습전 구강 악성종양세포에 있어서 더 두드러지게 나타났으며 이는 FAK의 발현 정도가 구강암 표현형의 침습 정도와 관련이 있을 것이라고 하였다. 또한 슈나이더(Schneider) 등도 구강암의 침습도에 FAK의 발현이 증가한다고 보고하였는데,[12] 이들은 두 가지 편평상피세포암의 세포주를 가지고 비교하였다. SCC25는 SCC15보다 침습도가 강한 세포주인데, 이 두 종류의 세포주 비

교에서 SCC25에서 SCC15에 비해 1.5배가량의 FAK가 발현되었고, 정상조직에 비해서는 5배가량 많이 발현되었다. FAK의 면역염색에 있어서는 SCC25에 있어 보통의 세포 혹은 만성 점막염 조직에 비해 현저하게 두드러졌다.

이러한 연구 결과의 이유를 살펴보면 우선 FAK의 과발현이 아노이키스(anoikis)를 방지할 수 있다는 것으로 생각되어지는데, 아노이키스는 예정된 세포사멸의 한 종류로 세포-기질간의 결합이 탈락되면서 생겨나는 세포사를 의미한다. FAK의 과발현이 세포의 인테그린-세포기질의 부착소실로 인한 계획된 세포사멸을 방해함으로써 세포의 수명을 연장시키며, 따라서 종양세포에서 발생된 유전자 과발현 혹은, FAK의 단백용해가 줄어든 상태가 FAK의 발현을 상대적으로 증가시키고, 세포-기질부착이 소실된 세포의 세포사멸이 줄어든다는 것이다. 따라서, 세포의 운동성 및 침습성이 강해질 수 있고 실제 여러 연구에서 FAK가 증가된 세포에서 운동성이 증가하고 이러한 성질이 기저막으로의 침습적 잠재력이 증가할 수 있다고 보고되고 있다.[13,14] 또한 상피세포에 있어 분화가 덜된 형태일수록 더 높은 이주 성향(migratory behavior)을 보인다고 보고되고 있어 구강암의 전이와 관련된 기전에 있어서도 FAK가 관련된다고 짐작할 수 있다.[15]

## 2. 비결합성 부착(Non-junctional adhesion)

### 1) 인테그린 개론과 아형

인테그린(integrin)은 여러 세포부착 수용체 중의 하나로 주로 세포외기질과 세포 표면 리간드를 인지하여 결합한다. 인테그린은 서로 다른 α 서브유닛(subunit)과 β 서브유닛으로 구성된 세포막통과 이성이분자체(transmembrane heterodimer)로 사람에서는 최소한 18개의 α 서브유닛과 8개의 β 서브유닛이 알려져 있으며, α 서브유닛과 β 서브유닛은 다양하게 결합하여 24개의 서로 다른 인테그린을 형성하고 있다(그림 3.5).[16,17]

몇몇 인테그린은 특정 세포 형태나 조직에 한정되어 나타나는 반면 다른 인테그린들은 광범위하게 분포되어 있는데, 예를 들어 α6β4는 각화세포(keratinocyte)에서, αEβ7은 점막조직의 T세포, 수지세포(dendritic cell)나 비만세포(mast cell)에서만 나타나는 반면 αVβ3는 혈관내피에 존재하여 광범위하게 분포한다. 포유류의 인테그린은 리간드의 특수성에 따라 크게 네 가지 범주로 나눌 수 있는데, 라미닌 결합성(laminin-binding) 인테그린에는

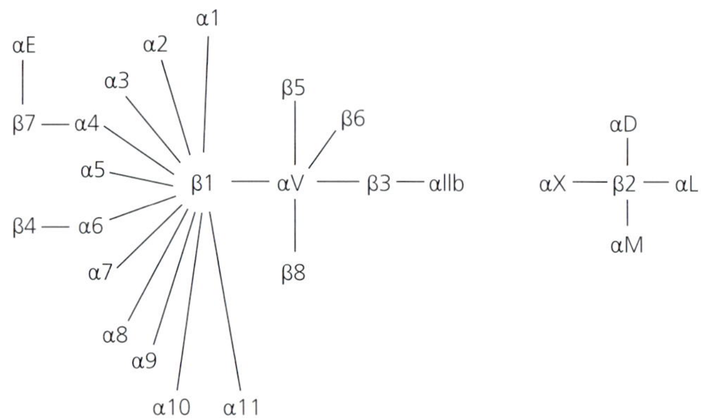


그림 3.5 사람에서의 인테그린 서브유닛과 이성이분자체 형성을 위한 결합을 보여준다.

α1β1, α2β1, α3β1, α6β1, α7β4 및 α6β4가 속하며, 콜라겐 결합성(collagen-binding) 인테그린에는 α1β1, α2β1, α3β1, α10β1 및 α11β1, 백혈구 인테그린에는 αLβ2, αMβ2, αXβ2 및 αDβ2, 그리고 RGD-인지 인테그린에는 α5β1, αVβ1, αVβ3, αVβ5, αVβ6, αVβ8 및 αIIbβ3가 각각 속하게 된다. 이들은 α 서브유닛에 I-도메인이 존재하는지 여부에 따라 I-도메인을 함유한 α1, α2, α10, α11, αM, αX, αD, αE와 I-도메인을 포함하지 않는(non-I-domain) 서브유닛인 α3, α4, α5, α6, α7, α8, α9, αV, αIIb로 세분화할 수 있으며, I-도메인 인테그린의 경우 I-도메인이 리간드 결합과 세포간 부착에 있어 중심적인 역할을 한다고 알려져 있다.[16]

후타라(Huhtala) 등이 실시한 24개의 무척추동물과 척추동물의 서로다른 종 사이의 유전자 분석에 의하면 인테그린을 발현하는 유전자는 척추동물의 진화 과정 동안 잘 보존되어 왔음이 밝혀졌으며, 또한 α 서브유닛의 30%와 β 서브유닛의 45%에서 염기서열의 동일성이 나타나는 것으로 보아 인테그린 유전자는 일반적인 선구(ancestral) 유전자의 복제 과정에 의해 유래되었음을 알 수 있다.[16] 몇몇 인테그린은 다른 인테그린에 없는 I-도메인이나 A-도메인을 포함하며 이들은 서로 밀접하게 연계되어 있고, 이러한 연계성은 RGD 모티프(motif)를 인지하는 I-도메인을 포함하지 않는 인테그린 α 서브유닛인 αV, α8, α5, αIIb와 라미닌 결합성의 α 서브유닛인 α3, α6, α7에서도 볼 수 있다.

인테그린은 세포외기질에 작용하는 기계적인 힘의 변화를 파악하고 전달하는 견인(traction) 수용체로 기능하며 초기에는 피브로넥틴의 RGD 서열이 인테그린과 결합하는 모티프로 여겨졌고, 이것과 세포외기질 분자와 연관된 염기 서열이 생체 내에서 인테그린 결합 모티프로 작용하는 것이 확인되었다. 인테그린은 α4β1과 결합하는 혈관부착물질-1(VCAM-1)의 LDV 삼중펩티드(tripeptide)와 같이 많은 비-RGD 서열도 인지하는 것으로 알려져 있으며,[16] 인테그린은 세포외 리간드와 결합함으로써 세포내 신호를 형성하고, 반대로 세포내 신호에 의해 기능이 조절되기도 한다.[17] 세포막의 세포질 쪽에 존재하는 탈린이나 빈쿨린 등과 같은 여러 단백질이 인테그린의 세포질 도메인을 세포골격과 연결하여 복잡한 상호작용을 야기하는 연결자로 작용하며, 인테그린의 세포외 연결은 세포의 부착, 증식, 유전자 발현, 형태와 극성, 그리고 운동성 등과 같은 세포의 기능과 모양을 조절하는 여러 다양한 신호 변환을 야기하며, 이것들은 대부분 세포골격에 영향을 주어 이루어진다.[16]

생쥐에서 특정 유전자를 결손(deletion)시키는 실험을 통해 특정 인테그린이 형질 발현에 핵심적인 역할을 수행하는 것으로 알려졌으며, β1 인테그린은 발생과정에서 중요하여 이 중 αV 인테그린은 혈관발생 과정에, 그리고 α9β1 인테그린은 임파선발생 과정에서 중요하며, 또한, β2 인테그린은 면역 반응에서 핵심적인 역할을 수행한다(표 3.3). β3 유전자의 결손은 종양발생과 신생혈관의 발생을 증가시키고, 상처 치유를 촉진하며, 염증 및 동맥경화를 증강시키는 것으로 나타났는데, 이는 αVβ3 인테그린이 정상적으로 이러한 과정들을 억제한다는 것을 암시한다.[16]

인테그린의 리간드에 대한 친화력은 이들 구조와 세포내로부터의 신호인 세포 내부와 외부간 신호에 의해 조절된다. G-단백질 연결 수용체(G-protein-coupled receptors)를 통한 세포내부로부터의 신호는 β 서브유닛의 세포질 쪽 도메인의 인산화를 야기하고, 이는 인테그린의 비활성화 상태를 유지하는 α와 β 서브유닛의 세포질 말단부(cytoplasmic tail)의 연계를 붕괴시켜 인테그린의 활성화를 야기하게 된다. 세포골격 적응(adaptor) 단백질인 탈린의 두부(head)가 인테그린 β의 세포질 말단부에 결합하면 연계되어 있던 α와 β 서브유닛 말단의 해체를 야기하고 이는 세포외부의 구조적인 변화를 야기하여 리간드에 대한 친화력을 증가시키게 된다.[18] 이러한 구조적 변화에 대해서는 두 가지 기전이 제시되어 왔다. 첫 번째는 데드볼트 모델(deadbolt model)로서 세포막통과부분의 피스톤과 같은 운동에 의해 α와 β 서브유닛의 세포외 줄기(stalk)의 미끄러짐이 발생하고, 이로 인해 두부와 세포막을 바로 벗어난 β 서브유닛의 줄기 부위인 데드볼트의 붕괴가 발생하게 된다는 것[19]이며, 또 다른 스위치블레이드 모델(switchblade model) 이론은 α와 β 서브유닛의 세포질 및 세포막통과부분의 해체가 β 줄기의 외배엽성장인자 유사서열(epidermal growth factor-like repeat)의 전위를 야기하고, 이로 인한 두부가 스위치블레이드와 같은 운동에 의해 외

**표 3.3** 생쥐에서 인테그린 서브유닛의 결손에 의한 형질발현의 예

| 인테그린 서브유닛 (integrin subunit) | 생존능 (viability) | 수정능 (fertility) | 형질발현 (phenotype) |
|---|---|---|---|
| α1 | + | + | 골 치유의 결함 및 종양의 신생혈관발생 감소 (defects in bone healing and reduced tumor angiogenesis) |
| α2 | + | + | 형태발현 분지 및 혈소판 부착 감소(reduced branching morphogenesis and platelet adhesion) |
| α3 | 주산기 치사 (Perinatal lethal) | + | 신장, 폐, 피부 결함 (kidney, lung, and skin defects) |
| α4 | 배아기 치사 (Embryonic lethal) | - | 태반 및 심장 결함 (placental and heart defects) |
| α5 | 배아기 치사 | - | 중배엽 및 혈관 결함 (mesodermal and vascular defects) |
| α6 | 주산기 치사 | + | 표피 박리 및 신경발생 결함 (epidermal detachment, defect in neurogenesis) |
| α7 | + | + | 근이영양증(muscular dystrophy) |
| α8 | 주산기 치사 | + | 신장 결함(kidney defect) |
| α9 | 주산기 치사 | + | 유미흉, 임파액 배액 결함(chylothorax, defect in lymphatic drainage) |
| αv | 주산기 및 배아기 치사 | + | 뇌출혈(cerebral hemorrhage) |
| αM | + | + | 중성구 부착 및 분해 (neutrophil adhesion and degradation) |
| αL | + | + | 중성구 이주(neutrophil emigration) |
| αD | + | + | T세포 반응 감소 및 형질 변화(reduced T-cell response and T-cell phenotypic changes) |
| αE | + | + | 피부 염증(skin inflammation) |
| β1 | 배아기 치사 | - | 장배 형성 실패(fails to gastrulate) |
| β2 | + | + | 백혈구 부착 결핍(leukocyte adhesion deficiency) |
| β3 | + | + | 혈소판 결함(platelet defect) |
| β4 | 주산기 치사 | + | 표피 박리 |
| β5 | + | + | 연령에 따른 맹목 증가 (accelerated age-related blindness) |
| β6 | + | + | 피부와 폐의 염증 (inflammation in skin and lungs) |
| β7 | + | + | 장 연관 임파구의 결함 (gut-associated lymphocyte defects) |
| β8 | 배아기 치사 | + | 뇌출혈 |

부로 돌출되게 되는 것[20]으로 두 가지 모델 모두 두부의 리간드 결합 주머니(ligand-binding pocket)의 구조적 변화가 발생하여 리간드에 대한 친화력이 증가하게 된다.

세포외부에서의 신호인 세포 외부에서 내부로의 신호도 인테그린에 의해 전달되며 세포외 리간드의 결합이 일어나면 인테그린이 세포막에서 군집하고 세포내로 신호를 전달하게 된다. 세포외 리간드의 결합은 이종도메인(hybrid domain)의 외부로의 진동이나, α와 β 서브유닛의 다리 도메인의 분리, 또는 세포막통과 도메인의 분리와 같은 구조적 변화를 야기하고, 이것에 의해 세포질 쪽 말단과 세포내 신호 물질과의 상호작용을 일으키게 된다.[19] 이러한 방식으로 인테그린의 친화력과 세포간부착물질-1과 같은 결합 리간드의 원자가(valence)가 국소 결합 접촉 부위에서 세포외부-내부 신호의 양을 조절한다. 인테그린은 또한 α 서브유닛의 I 도메인이나 β 서브유닛의 I 유사 도메인(I-like domain)의 금속-이온-결합 부위(metal-ion-binding sites)에 이가 양이온(divalent cation)이 결합되어 활성화되기도 한다.

## 2) 인테그린의 정상 발현 및 비정상 발현

정상 세포의 생존에 세포부착은 필수적인데 기저층(substratum)과 세포 접촉이 완전히 사라지거나 poly-L-lysine과 같은 비특정 기저층에 부착하는 경우 섬유아세포[21], 혈관내피세포, 상피세포 등과 같은 일차세포의 세포사멸이 야기된다. 반대로 기저층과의 접촉 소실이 종양세포를 죽이는 데 필수적이지는 않다. 접촉-비의존성 종양세포(anchorage-independent tumor cell)의 경우 Bcl2 발현의 증진이나 p53 활성의 소실과 같은 생존인자(survival factor)의 돌연변이 변화가 축적되어 인테그린-연계성 생존신호(integrin-mediated survival signal)에서 세포가 독립되어 기질과의 접촉 없이도 생존하게 된다. 또한, 최근 세포의 인테그린 서브셋(subset)이 세포외 기저물질 리간드와 결합이 실패할 경우 세포사가 나타난다고 보고되어 있다.

예를 들어 αVβ3나 α5β1의 발현은 다른 인테그린을 통해 기저물질에 부착된 세포의 생존을 방해할 수 있다. αVβ3의 발현은 인테그린 α2β1을 통해 고유의 콜라젠에 부착된 세포에서 세포의 생존을 방해한다. 인테그린 αVβ3는 고유의 콜라젠에 결합하지 않는데, 이는 연결되지 않은 인테그린 αVβ3이 세포 죽음을 야기함을 의미한다. 비슷한 방식으로 인테그린 α5β1의 활성은 αV 인테그린을 통해 비트로넥틴(vitronectin)에 부착된 혈관내피세포의 세포사멸을 야기한다. 인테그린 연결은 카스파아제 8의 활성을 억제하는 반면 연결되지 않은 인테그린은 카스파아제 8의 활성을 촉진시킨다. 부가적인 연구들은 연결되지 않은 인테그린이 세포막-연관성(membrane-associated) PKA를 활성화시켜 혈관내피세포에서 카스파아제 8을 활성화시킬 수 있음을 보여준다.[23] 따라서 정상 세포에 있어 몇몇 인테그린은 연결되었을 때 세포 생존을 조절하고 연결되지 않을 경우 세포사멸을 야기한다.

세포외 기저물질과 인테그린의 연결이 세포 이주를 촉진시키는 반면 인테그린 길항(antagonizing)은 세포 이주를 방해한다. 인테그린 연결을 막는 것이 세포외 기저물질에 대한 세포부착을 방해하여 이주를 방해하지만, 인테그린 길항은 능동적으로 세포 이주를 유도하는 신호 전달을 방해한다.[29] 예를 들어 α5β1 인테그린의 억제는 비록 다른 인테그린 수용체가 잠정적으로 기저물질 단백질과 연결되어도 섬유아세포, 혈관내피세포, 종양세포의 이주를 방해한다. 실제적으로 α5β1 길항은 PKA를 활성화시켜 긴장 섬유조직(stress fibres)의 형성을 붕괴시킴으로써 세포 이주를 방해한다. 따라서 인테그린은 기저층과 접촉하게 만들고, 이주를 지지하는 일련의 신호 변환(signal transduction cascades)을 증진시킴으로써 세포 이주를 조절하게 된다.

세포외 기저물질에 대한 부착은 또한 신생혈관의 발생을 조절한다. 부착은 새로운 혈관의 성장 동안 혈관내피세포의 증식과 운동성 및 생존을 증진시킨다. 세포외 기저물질 중 특히 피브로넥틴이 혈관 증식과 관계되어 있다.[29] 이것은 잠정적인 혈관 기질에 나타나 상처 치유나 동맥경화 과정에서 혈관 세포에 증식 신호를 제공한다. 배아의 인테그린 α5β1 삭제는 새로 생겨나는 혈관계의 조직화 결함과 같은 이른 시기의 간엽조직 이상(mesenchymal abnormalities)을 야기한다.[24] 비슷하게 인테그린 α4β1의 상실은 대동맥, 심장 및 다른 혈관계의 기형을 유발한다.[25] 이와 반대로 배아발생(embryogenesis) 동안 β3나 β5 서브유닛의 개별적인 상실은 심혈관계의 형성에 현저한 결함을 야기하지는 않고,[26] αVβ3와 αVβ5 억제자가 증식하는 혈관내피세포의 세포사멸을 야기함으로써 신생혈관발생을 막는 것을 보여주는 것처럼, 인테그린-연계성 사멸 기전의 상실은 신생혈관의 발생을 증진시킬 수 있다.[27] 따라서 인테그린 α5β1은 혈관계의 발생 동안 확실히 주요한 역할을 하며, 인테그린들은 심혈관체계의 확립에 다양한 역할을 하게 된다.

### 3) 인테그린과 구강암

인테그린 αvβ3의 발현 증가는 확실히 세포 침습과 전이의 증가와 연계되어 있다.[28] 인테그린 αvβ3는 침습적인 흑색종에서 나타나고, 양성모반(benign nevi)이나 정상 멜라닌세포

(melanocyte)에서는 나타나지 않는다. 또한, αvβ3 발현 수치 증가는 흑색종 전이의 속도 증가와 상관관계가 있으며, 인테그린 β6의 발현은 또한 두경부암이나 유방암을 포함한 다양한 암종에서 두드러지게 증가한다. 인테그린 α6β4 발현은 특히 유방암에서 종양 세포의 침습과 전이를 강화하므로 이러한 인테그린에 대한 길항자(antagonist)는 종양 세포의 확산을 막는 데 이용될 수 있다. 현재 몇몇 인테그린 억제자들은 암의 치료법으로 연구되고 있는데, 인테그린 αvβ3, αvβ5와 α5β1에 대한 항체와 펩티드 억제자가 암의 신생혈관발생을 억제하는 것에 대한 임상 시도가 진행 중에 있다.

αvβ6는 세포 이주에 기여하며, 항체로 인테그린을 차단할 경우 구강편평상피세포암의 종양 성장과 침습성을 감소시킨다. αvβ6 인테그린은 또한 변환성장인자–β1(transforming growth factor β1, TGF β1) 펩티드에 높은 친화성을 보이고, 구강편평상피세포암의 이주와 침습을 촉진한다.[33]

표피성장인자수용체(epidermal growth factor receoptor, EGFR)는 구강편평상피세포암을 포함한 여러 종양에서 높은 발현을 보인다. EGFR의 억제자인 Gefitinib을 이용한 구강편평상피세포암의 생체 외 치료에서 인테그린 발현과 섬유연결체에 대한 부착능의 뚜렷한 감소를 보였으며, 동물에서 이 약제 치료로 전이가 뚜렷하게 감소되었다.[30] 종양의 성장에 필요한 신생혈관발생을 억제하기 위해 개발된 Endostatin 또한 인테그린과 다른 세포부착물질에 직접적으로 작용하는 것으로 보인다(그림 3.6).[32]

인테그린은 암세포가 약과 치료에 저항성을 가지게 되는 것에도 중요한 역할을 하는데, 예를 들어 방사선치료의 항종양효과는 αvβ3 인테그린을 억제함으로써 증강되고, 또

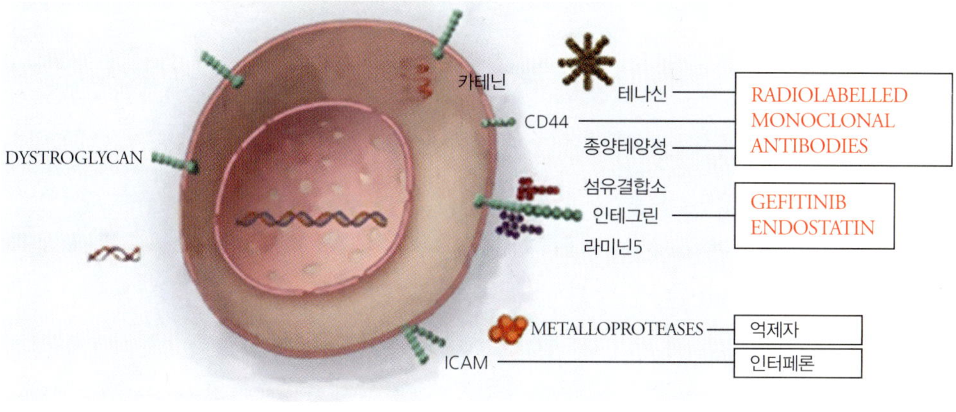


그림 3.6 세포부착물질과 항종양치료[32, 33]

한 다약제 내성(multi-drug resistance) 단백질과 DNA 수복의 증가, 인테그린의 변환은 암세포가 시스플라틴(cisplatin)에 저항성을 갖게 할 것이다. 인테그린 α5β1의 구조는 시스플라틴-저항성 두경부 암세포에서 변화되며, 생체 외에서 이 물질의 올리고당 잔기(oligosaccharide residues) 중 하나를 처치하여 역전시킬 수 있다.[31]

## 3. αvβ6

### 1) 기본 설명

인테그린은 정상 또는 변형된 세포가 부착하고 세포외 환경에 반응하게 하는 주요한 세포 표면 수용체이다. 인테그린은 전술한 바와 같이 세포와 세포 사이 또는 세포와 세포외 물질 부착, 세포가 이동하는 동안 견인(traction), 증식(proliferation), 이주(migration), 세포 생성, 분화, 종양의 침습과 전이를 조절하는 많은 신호 체계를 매개한다. 구조적으로 인테그린은 2개의 다른 이형체로 구성되어 있는데 α와 β subunit이다. 현재까지 18개의 α와 8개의 다른 β가 24개의 다른 인테그린을 형성하는 것으로 밝혀져 있다(그림 3.5와 3.7).[34]

αvβ6는 피브로넥틴, 테나신-C(tenascin-C), 비트로넥틴(vitronectin), TGFβ1과 TGFβ3의 LAP(latency-associated peptide) 등의 리간드에 있는 RGD 서열(arginine-glycine-aspartic acid sequence)에 결합하여, 각화세포의 이주를 촉진시킴으로써 발현된다. αvβ6는 구강 각화세포가 피브로넥틴으로 이주하는 것을 촉진시키며, 피브로넥틴과 결합하는 것이 MMP-9과 제4형 교원질 분해효소의 전효소 분비를 상향 조절한다. αv 양성 사상위족(filopodia)의 끝에 위치한 단백질 분해효소는 세포 이동에 관련된 것으로 생각되며, MMP-9의 외인성 발현은 각화세포의 이주를 촉진시킨다.[34] MMPs는 단백분해효소와 구조적으로 연관되어 세포외기질을 분해시킨다. MMPs는 특정기질이나 구조에 기초하여 다른 부류로 나뉘는데, MMP-1, -8, -13은 교원질 I~III형을 분해시킬 수 있는 기질 특이적인 효소이다. αvβ6는 정상 구강 상피에서는 관찰되지 않지만 이형성 중층 편평 상피에서는 생체내, 생체외 실험에서 과발현된다. 이는 MMP-9와 MMP-3를 포함하여 몇몇의 단백분해 효소를 과발현시키는데 침습이 증가하는 것과 관련이 있다. 게다가 αvβ6는 uPA/plasmin 시스템을 조절한다. β6가 이입된 구강편평상피세포암은 uPA, MMP-9, MMP-3가 상향 조절되며 이런 효소들이 uPA에서 MMP-3로, 그리고 MMP-9경로를

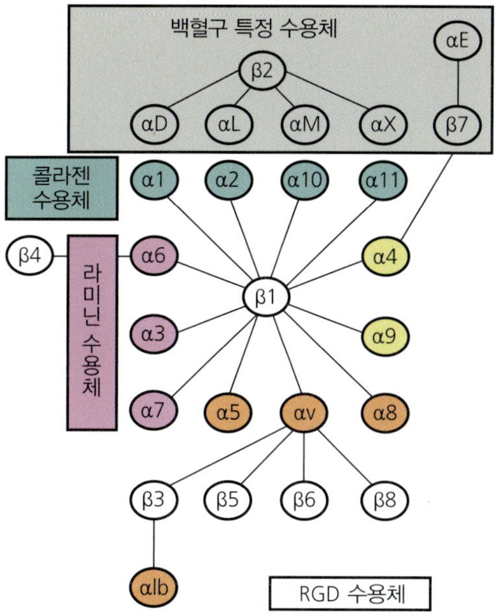


그림 3.7 인테그린 수퍼패밀리
18α와 8β subunit이 24개의 다른 인테그린을 형성한다. β2와 β7 인테그린의 경우 백혈구에 제한적으로 표현된다. 다른 subunits은 파트너에 결합하는 데 있어서 선택성을 보이는데, αv 서브유닛은 다양한 β subunit과 결합하지만 β6 subunit은 αv에만 결합한다.[34]

활성화시키는 단백분해 연쇄 반응을 형성한다.[35]

αvβ6는 TGFβ를 활성화시킨다. TGFβ는 생체 내에서 주로 LAP와 관련 있는 잠재 형태(latent form)로 발견되어, LAP는 αvβ6에 대하여 친화력이 높은 리간드로 이들의 상호작용은 사이토카인 촉진 기전을 제공한다. TGFβs는 세포 성장, 염증, 기질 합성, 세포 자연사 등을 조절하며, TGFβ는 정상 상피 조직에서 강력한 성장 억제자로 암에 있어서 방어적인 역할을 하며, TGFβ 신호계의 소실은 종양의 증식 및 진행을 야기시킨다. 그 이외에 유전자 안정성의 유지, 노화의 유도, telomerase 활성의 억제, 부적절한 혈관 신생을 방지하는 등의 종양 억제와 관련된 과정과 연관되어 있다. 발암 과정 초기에는 TGFβ1이 종양 억제자로 작용하는 것이 우세하지만 후기에는 세포가 성장 억제에 무반응 상태가 되면서 αvβ6 의존성 세포 이동과 MMP-9의 발현을 촉진하는 LAP의 역할이 중요해지는데, 이것이 TGFβ가 종양의 성장을 촉진하는 기전 중의 하나로 생각된다.[36] TGFβ의 기능 결손은 자가 면역 질환, 종양 세포 성장을 포함하는 많은 병적인 조건과 관계가 있다. 의존성 TGFβ의 활성화는 쥐 모델에서 폐와 신장의 섬유화에 중요한 것으로 보여지며, 이는 많은

상피 기관의 섬유화에 중요한 기전이 될 수 있다는 것을 보여준다.

αvβ6는 생존 신호를 생산한다. 종양 세포는 그들의 기원에서 이주할 때 생리학적 신호가 기원 조직과는 다르다. 각화세포가 αvβ5에서 αvβ6로 전환되는 것은 정상에서 악성으로 전환시에 나타나므로 αvβ6의 새로운 발현은 구강편평상피암의 세포를 적절한 리간드에 결합하지 못하여 나타나는 세포 자연사로부터 보호하는 역할을 한다.[34]

## 2) 구강점막과의 관련성

### (1) 치주 질환과의 관련성

αvβ6는 일반적으로 성인의 상피에서는 발현되지 않으며 상처 치유, 암, 염증 조건에서 발현이 유도된다. β6 subunit은 독점적으로 αv와 짝을 이루므로 이를 제거하면 αvβ6의 부족이 발생한다. β6 인테그린 유전자의 불활성화는 피부와 폐에 약한 염증 변화를 일으키고,

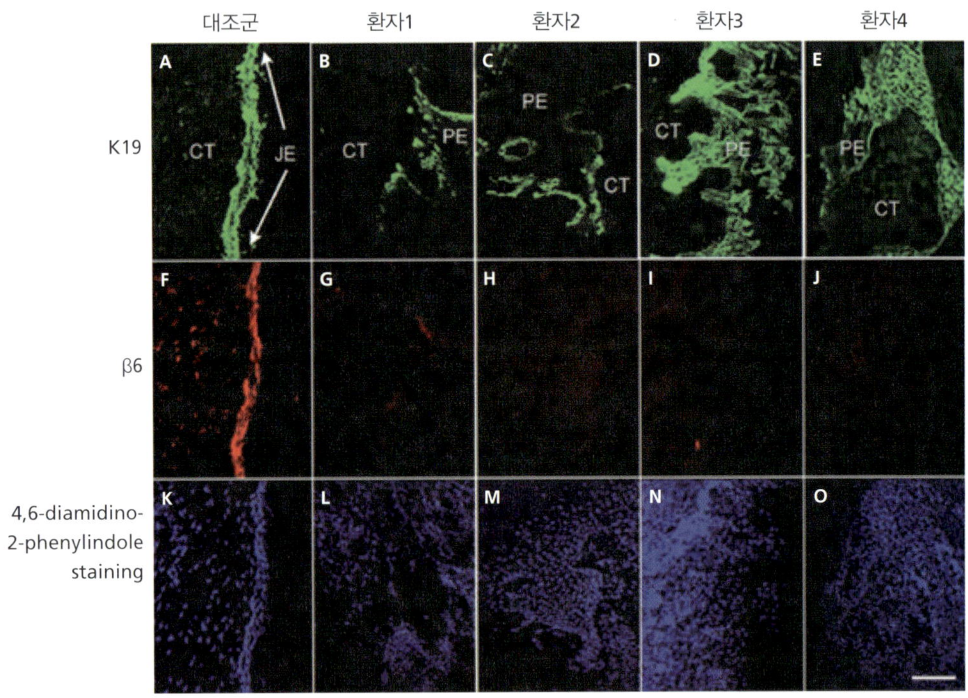


그림 3.8 치주 질환에서 αvβ6는 감소한다. 네 명의 환자에서 조직을 채취하였고, 대조군으로 건강한 환자의 조직을 채취하였다. 치주 질환이 있는 개체(B–E, G–J, L–O)와 건강한 환자(A, F, K)의 조직 단면에 CK19(A–E)와 αvβ6 인테그린(F–J)으로 면역형광염색을 하였다. 4,6–diamidino–2–phenylindole staining(K–O)을 핵을 관찰하기 위해 시행하였다. CT, 결합 조직; PE, 치주낭 상피. Scale bar = 200μm[37]

이런 변화는 TGFβ1의 변화된 신호체계와 관련이 있다. 치주 질환은 많은 성인에서 치아 상실을 야기하고 심혈관 질환과 같은 전신상태와 연관된 염증을 일으키는 질환으로 접합 상피(junctional epithelium)는 치은이 법랑질과 백악질에 결합하는데 중요한 역할을 하며, 특이적으로 치아 표면을 따라 지속적으로 증식, 이주한다. 치주 질환에서 접합 상피가 치근단쪽으로 이주하여 치주낭 상피가 되며, 구강내 세균이 치은 결합 조직으로 침투하게 된다. 정상적인 접합 상피와 비교하여 αvβ6의 발현은 치주 질환에서 강하게 감소된다(그림 3.8). 쥐에서 β6의 결손은 전형적인 만성 염증성 치주 질환의 특징을 나타내었다. αvβ6 인테그린의 주요한 방어 역할은 TGFβ1의 활성화를 통해서 TGFβ1은 염증을 다단계 조절한다. 초기 치주 질환에서는 주로 대식세포와 T림프구가 나타나며, 진행된 단계에서는 B림프구가 대부분이다. T림프구의 증식, 분화, 생존은 TGFβ1의 영향을 받는다. TGFβ1이 매개하는 T림프구의 억제 기전이 소실되면 인터페론-γ, TNFα, RAKNL의 골 흡수 작용이 증가하며, 골 소실이 초래된다. TGFβ1은 αvβ6 인테그린을 발현시키고 유지하는 데 중요한 역할을 하며 역으로 αvβ6는 TGFβ1의 활성화에 중요한 역할을 한다.[37]

### (2) 창상 치유에서 역할

피부 표피층에서 인테그린의 발현은 각화세포의 기저층에 한정되지만 구강점막에서 인테그린의 발현은 상기저층, 때로는 극세포층에서도 발현되며 이는 구강상피의 증가된 전환율(turnover)을 반영하는 것이다. 구강편평상피는 α6β4, α2β1, αvβ5가 강하게 발현되며 이것은 모두 안정적인 조직의 구조 유지에 기여한다. α5β1, α9β1, αvβ5는 약하게 발현되나, 창상 치유 과정 동안에 이런 인테그린이 증가되는 것은 창상 치유 과정에 관여하는 것을 암시한다.

하이드로코티존(hydrocortisone)으로 처치한 동물 조직에서 β6가 결핍된 창상에서는 야생형(wild-type)과 유사한 재상피화와 육아 조직 형성 과정을 보였으나 β6가 과발현된 그룹에서는 하이드로코티존을 처치한 다른 그룹에 비하여 더 높은 조직화 정도를 보여주었다. 결합 조직 유두도 최소한으로 관찰되었고 상피의 두께는 하이드로코티존을 처치하지 않은 대조군과 유사하게 관찰되었으며 육아 조직은 조직화된 교원 섬유들을 보여주었다. 알다라위(Aldahlawi) 등은 이러한 연구에서 αvβ6 인테그린의 발현이 고령이나 하이드로코티존 등으로 창상 치유가 결손되는 것으로부터 보호한다고 설명하였다(그림 3.9).[38]

αvβ6는 건강한 상피세포에는 발현되지 않지만 창상 치유 및 발암과정, 조직이 리모델링되는 동안에 증가한다. β6 mRNA를 창상연의 각화세포에서 찾아볼 수 있는데, αvβ6는

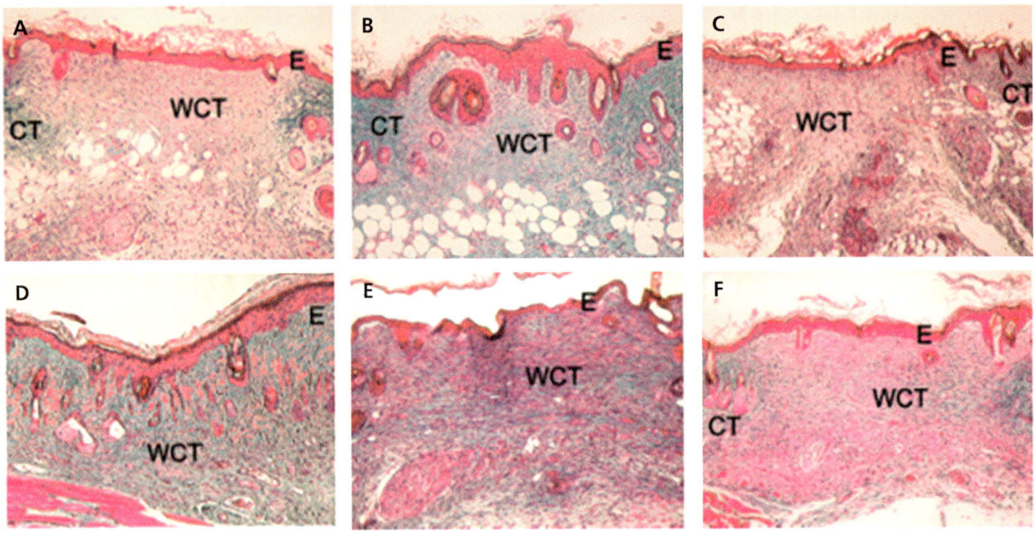


그림 3.9 Masson's trichome로 염색한 10일째 창상의 조직 단면
**(A, C, E)** 처치하지 않은 동물 **(B, D, E)** 하이드로코티존으로 처치한 동물. **(A, B)** wild-type(WT) mouse, **(C, D)** β6 인테그린 결핍 (β6-/-) mouse, **(E, F)** β6 인테그린 과발현(hβ6F1)mouse. 완전한 재상피화와 새롭게 형성된 콜라젠 섬유(하늘색)를 창상 부위에서 관찰할 수 있다. **E:** 상피; WCT, 창상 결합 조직; CT, 결합 조직[38]

초기 창상에서 이주하는 각화세포에 의해 발현되기는 하지만 점막 또는 피부의 후기 창상 치유에서 많이 나타난다. αvβ6는 창상면을 가로질러 표피의 이동을 촉진시키는 잠재능이 있다. αvβ6가 창상 치유에서 하는 주요한 역할은 창상 분해와 관련된 후기에서이고, 일시적으로 TGFβ를 활성화시켜 창상 치유에 중요한 역할을 한다. TGFβ는 재상피화 염증 반응 억제, 결합 조직의 재생, 반흔 형성을 조절하여 창상 치유에 주요한 역할을 한다.[38]

## 3) 구강암과의 관련성

### (1) 암종에서의 발현

αvβ6의 발현은 암종에 제한되어 있지만 이는 구강과 피부의 편평상피세포에만 제한적이지 않고, 폐, 유방, 췌장, 위, 대장, 난소, 타액선의 암종에서도 αvβ6의 발현이 보고되고 있다. 아메드(Ahmed) 등은 45개의 난소암에서 αvβ6가 100% 양성으로 나온 것을 보고한 바 있다. 많은 연구에서 αvβ6의 높은 발현 정도가 구강편평상피세포암과 일치한다고 보고하였다. 흥미롭게도 어떤 연구가들은 백반증의 41%에서 αvβ6 양성으로 나타난 것을 보

고하였으며 이는 αvβ6의 발현이 악성 질환으로 진행되는 것과 일치한다고 하였다. 이런 연구들은 αvβ6의 발현이 악성 전환을 예측하는데 유용하다는 것을 보여주었다. αvβ6의 발현은 상피 중간엽 전이를 촉진시킨다. 상피세포는 외부 환경으로부터 성장 인자와 세포외물질을 통하여 중요한 자극을 받는데, αvβ6는 종양의 공격성을 예측하는 데 사용될 수 있다. αvβ6는 구강편평상피세포암을 포함하는 여러 종양에서 상피-중간엽 전이 현상의 기여자가 될 수 있다(그림 3.10, 그림 3.11, 그림 3.12). αvβ6는 변형된 병소(transformed

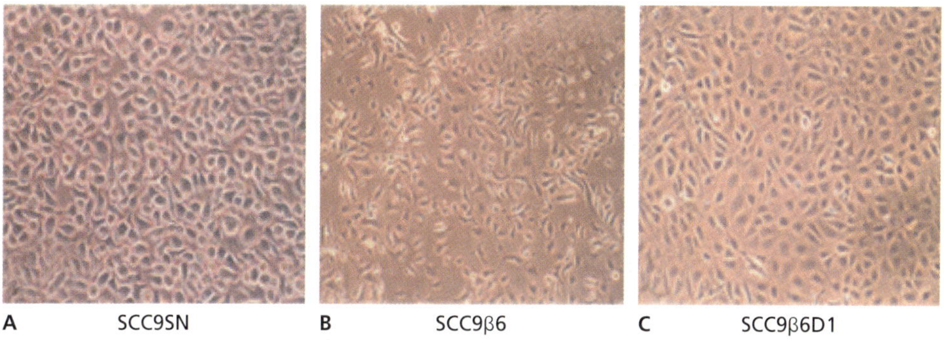


그림 3.10 β6의 발현은 편평상피세포암의 형태를 변화시킨다. 길어져 있고, 섬유아세포와 비슷한 형태를 가진 SCC9β6(**B**)와 비교하여 SCC9SN(**A**)와 SCC9β6D1(**C**)에서는 조약돌(cobblestone)과 유사한 형태를 보인다.[39]

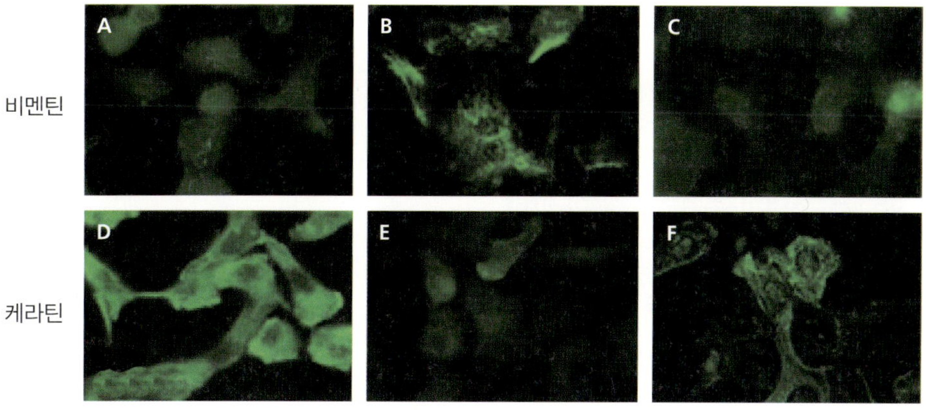


그림 3.11 인테그린 β6는 vimentin/keratin 발현을 변화시킨다. SCC9SN(**A, B**), SCC9β6(**C, D**), SCC9β6D1(**E, F**) 세포. 세포는 vimentin(**A, C, E**)과 cytokeratin(**B, D, F**)에 대한 항체를 사용하여 면역형광 현미경으로 관찰하였다. SCC9SN 세포는 anti-cytokeratin(**B**)에 강한 반응을 나타내고 있으나 anti-vimentin(**A**)에 대하여는 그렇지 않다. SCC9β6 세포는 vimentin항체(**C**)에 대하여 강하게 반응하고 있으나 keratin(**D**)에 대한 항체에서는 그렇지 않다. SCC9β6D1는 anti-cytokeratin(**F**)으로 염색이 되었으나 anti-vimentin 항체(**E**)로는 염색이 되지 않았다.[39]

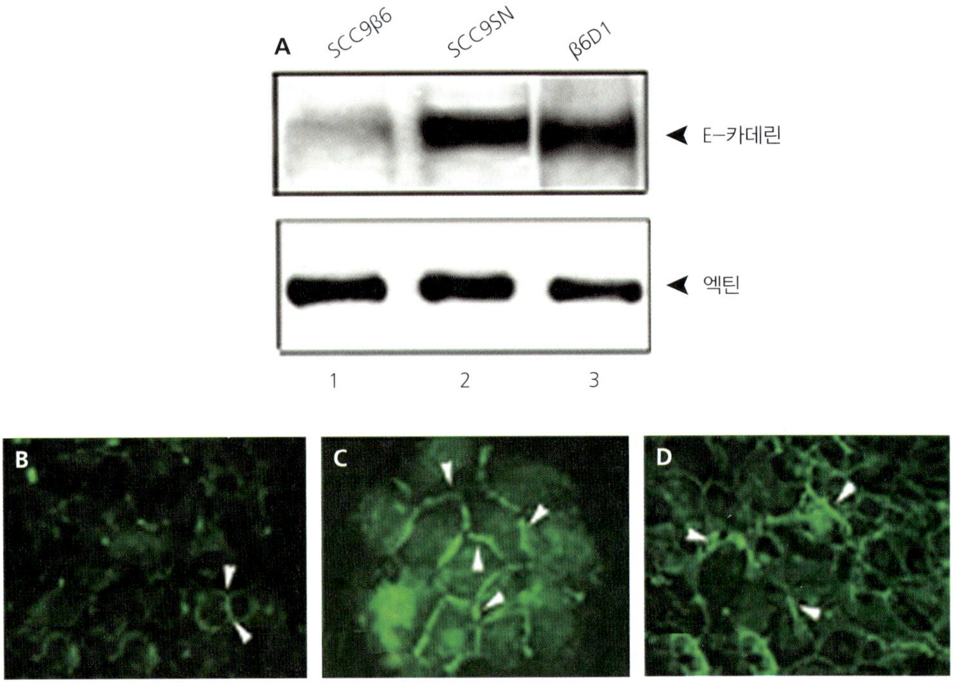


그림 3.12 E-카데린은 β6의 발현에 의해 조절된다. **A,** E-카데린의 발현을 평가하기 위해 western-blotting을 시행하였다. SCC9β6 세포에서 E-카데린이 소실된 것에 주목하라(lane1); 대조적으로 SCC9SN과 SCC9β6D1(lane2와 3) 세포에서 E-카데린의 발현이 상승한 것을 관찰할 수 있다. 면역 형광법이 배양된 세포에서 E-카데린을 localization시키기 위해 시행되었다. SCC9β6 세포(**B**)는 E-카데린이 발현되지 않으며 SCC9SN과 SCC9β6D1 세포에서는 높은 E-카데린의 발현을 관찰할 수 있다.[39]

lesion)에서 증가하며, 특히 침습의 전방에서 증가하는데 이는 αvβ6가 구강암의 침습을 촉진시킨다는 것과 일치한다. 침습이 증가하는 기전은 부분적으로 αvβ6 의존성 제4형 교원질 분해효소 MMP-9의 증가와 관련이 있다.[39]

TGF-β1은 암종 전환에 있어 양면적인 성격을 가지고 있다. 초기에는 암종을 억제하지만 후기에는 암종으로 진행을 촉진시키고, αvβ6가 TGF-β1의 LAP에 결합하면 세포 이주와 MMP-9의 발현, 세포 침습을 촉진시킨다.[34]

### (2) 이미지와 치료의 타겟으로서 αvβ6

치료 목표로 적절한 분자는 세포 표면에 발현되어야 하며 정상 조직에서는 거의 발현되지 않으며 주위의 정상적인 조직보다는 상당히 높게 발현되어야 한다. αvβ6는 이런 조건을 만족시키며 구강암 이미지의 새로운 타겟으로 고려되어야 한다. 하우프너(Haubner) 등이

αv인테그린을 타겟으로 하는 이미지를 보고한 바 있으며 흑색종 세포의 αvβ3를 타겟으로 하는 [$^{18}$F]로 표지된 펩티드를 사용하여 PET을 촬영하였다. [$^{18}$F]로 표지된 펩티드가 αvβ 3 인테그린을 비침습적으로 찾아내고 치료를 모니터링하는 데 적당하다고 결론지었다. α vβ3는 흑색종에만 제한적으로 나타나는 것과는 달리 αvβ6는 많은 암종에서 보통 증가하여 발현되기 때문에 이미지 전략으로 많은 임상적인 영향을 줄 수 있다.

효율적인 αvβ6 양성 암종 타겟팅을 위해서는 αvβ6 특이적 프르브(probe)가 요구된다. 단일 클론 항체는 고유의 특이성을 가지고 있으며 방사성 핵종, 세포독성 약물을 운반하는데 사용할 수 있다. 하지만 비교적 크기가 크기 때문에 제거가 느리고, 따라서 정상적인 기관이 상대적으로 노출되며, 암세포로 침투율은 떨어질 수 있다. 단일 고리 Fv(single chain Fv, ScFv)는 oligonucleotide linker를 이용하여 DNA level에서 면역글로불린의 다양한 영역 heavy chain과 light chain을 인코딩하는 유전자를 연결한 재조합 단백질이다. 이것은 크기가 25kD로 비교적 암세포에 침투가 용이하고 제거가 빠르지만 친화력이 떨어진다.

펩티드는 항원성이 낮고, 빠르면서 쉽게 측정할 수 있는 신호를 충분히 생산하는 장점을 가지고 있다. 하지만 빨리 체내에서 제거되기 때문에 지속적인 주입이 필요하며 펩티다아제로부터 보호하기 위하여 변형이 필요하다. 머크(Merck)는 αvβ6를 억제하는 작은 분자를 개발했으며 BiogenIdec에서는 αvβ6 억제성 단일 클론 항체를 개발했다. 하지만 데이터가 부족하기 때문에 αvβ6-direct therapy에 대한 실험적인 연구가 더 필요하다.[34]

## 4. β2 인테그린, LFA-1, Mac-1

### 1) LFA-1과 MAC-1의 정상적 기능과 ICAM-1

#### (1) LFA-1

인테그린의 24가지 종류 중 lymphocyte function-associated antigen 1(LFA-1)는 β-chains(CD18)로 알려져 있는 백혈구 인테그린의 한 부분이며, T림프구, B림프구와 대식세포, 중성구 등지에서 발견할 수 있는 항원으로써, 감염의 초기 단계의 세포반응과 관련이 있다고 알려져 있다. 특히, ICAM-1과 항원전달세포(antigen-presenting cell)들과의 결합으로 분자(molecule) 수준의 세포 결합에 관여하고 있다. LFA-1는 처음에는 T림프구,

항원 전달 세포들과 결합하여 신호를 내보내게 되고 그 신호는 결국, T림프구의 분화 및 증가의 결과를 가져 온다.[40]

### (2) Mac-1

Macrophage-1 antigen(or integrin alphaMbeta2)는 CD11b와 CD18로 이루어져 있는 보체 수용기(complemnet receptor, CR3)이다. CR3는 인간 대식세포의 표면에 붙어있는 수용체의 하나로써, 외부 타 세포의 파괴와 관련된 식세포 작용을 담당한다. CR3는 세포간 상호작용 및 세포결합에 밀접한 인테그린으로 알려져 있는 세포 수용체로 β2 인테그린으로도 알려져 있다. CR3는 백혈구와 자연 살상 세포(natural killer cell), 단핵세포(monocyte), 다핵형 호중구(polymorphonuclear neutrophil) 에 독점적으로 존재함으로써 그들의 식세포 작용과 같은 기능에 관계한다. Mac-1 역시 LFA-1과 마찬가지로 ICAM-1과 결합한다(표 3.4).[41]

표 3.4 인테그린과 결합하는 부착 분자들의 종류

| 수퍼패밀리 | 부착물질 | 분자량(kd) | 부착리간드 |
|---|---|---|---|
| $\beta_1$인테그린 | VAL-1 | $\alpha_1$ :210 | Coll I,IV,LM |
| | VAL-2 | $\alpha_2$ :165 | Coll I-IV,LM,FN |
| | VAL-3 | $\alpha_3$ :135 $\beta_1$ :130 | LM,Coll 1,FN |
| | VAL-4 | $\alpha_4$ :150 | FN,VCAM-1 |
| | VAL-5 | $\alpha_5$ :130 | FN |
| | VAL-6 | $\alpha_6$ :140 | LM |
| $\beta_2$인테그린 | LFA-1 | $\alpha_L$ : 130 | ICAM-1,ICAM-2 |
| | Mac-1 | $\alpha_M$ : 130 $\beta_2$ :95 | C3bi |
| | P150,95 | $\alpha_X$ :130 | C3bi |
| $\beta_3$인테그린 | VNR | $\alpha_v$ :130 | Vitronectin |
| | GPIIb-III | $\alpha_{11b}$ :130 $\beta_y$ :115 | Vitronectin |
| 면역글로불린수퍼패밀리 | CD2 | 50 | LFA3 |
| | LFA-3 | 45-75 | CD2 |
| | ICAM-1 | 80-114 | LFA-1 |
| 셀렉신 | ELAM-1 | 107-155 | ? |
| | MEL-14 | 90 | ? |
| | CD62 | 140 | ? |

## (3) ICAM-1

ICAM-1(intercellular Adhesion Molecule-1, CD54)는 내피세포에 존재하며 내피와 백혈구 관련 막 단백질(leukocyte-associated transmembrane protein)로써 백혈구의 세포내 이동을 가능하게 하는 세포간 신호전달기능을 하고 있다(그림 3.13). 최근 연구에 의하면, ICAM-1은 염증반응의 전조기능을 가지고 있다고 알려져 있다. Heavy glycosylation으로 이루어진 ICAM-1구조는 단백질 사이의 이황 가교(disulfied bridge)를 통한 결합으로 multiple loop를 이루고 있는 것이 하나의 특징이다. ICAM-1는 Mac-1, LFA-1 등과 같은 백혈구, 대식세포의 기능과 연관된 인테그린과 결합할 수 있는 다양한 리간드를 가지고 있다. 이러한 인테그린이 리간드와 결합할 경우 염증 반응을 일으킬 수 있는 백혈구의 이동을 야기시킨다(그림 3.14).[42]

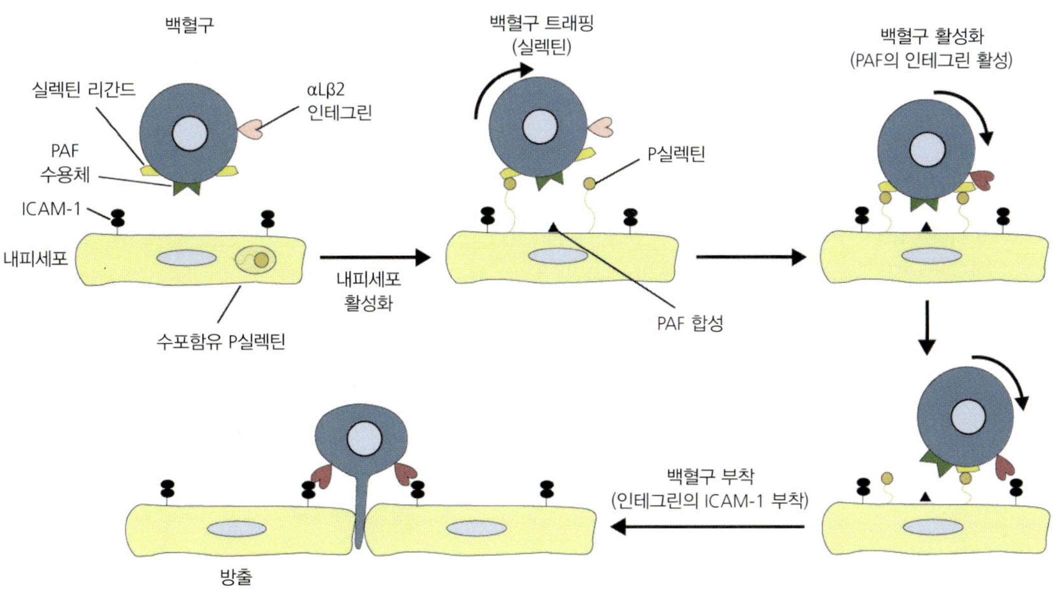


그림 3.13 백혈구에서 이동에 관여하는 다양한 인테그린과 리간드
혈관 내피세포에 존재하는 ICAM-1과 LFA-1, Mac-1 등이 포함되어 있는 β2 인테그린이 부착, 상호작용하여 백혈구 등의 세포 이동을 가능하게 한다.[42]

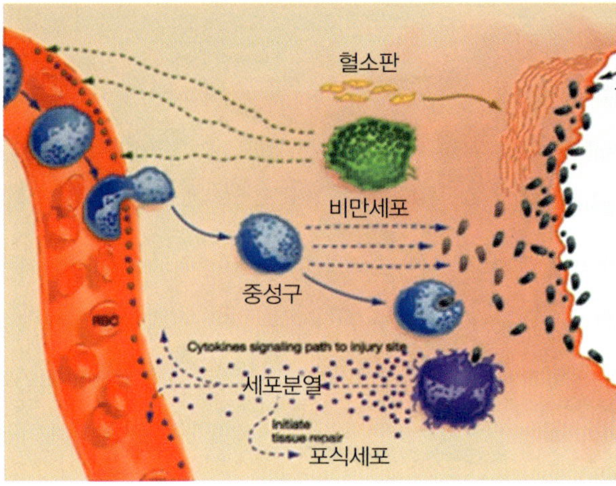


그림 3.14 염증반응이 일어날 경우 중성구의 조직내 이동과 반응
상처가 생기면 상처 부위로 세균이 침입하게 되고 응고된 혈액으로부터 혈소판의 응집을 야기시킨다. 비만세포로부터 혈관 확장 및 수축을 일으킬 수 있는 요소들이 분비되고, 혈장과 세포들이 상처 부위로 이동하게 된다. 중성구가 상처 부위로 이동하여 세균을 죽이고 병원체를 분해시킨다. 대식포세포는 싸이토카인을 분비하여 면역시스템을 가동시키고, 조직 복원과 관련된 세포들을 발현시킨다. 염증반응은 외부 이물질이 제거되고 조직 복원이 완성될 때까지 지속된다.[42]

## 2) 구강점막질환에서의 적용 및 사례

만성적인 구강 염증반응은 백혈구들의 조직으로의 이동과 발현과 아주 밀접한 관련을 가지고 있다. 만성적인 구강점막질환의 예로는 편평태선, 심상성 천포창 등이 있다. 현재 편평태선의 유발 원인요소는 알려지지 않고 있지만, 이 질환에 관한 병리학적 및 면역학적 기전에 관한 많은 연구에 의해, 질환의 복잡한 진행이 부분적으로 밝혀졌다. 편평태선 병리기전 연구 결과 초점을 맞추게 된 것은 상피 항원 처리 대식세포, 랑거한스세포(Langerhans cell), 직하부 결합조직에 축적되어 있는 다량의 T림프구의 상호작용이다. 일부 연구자들은 랑거한스 세포가 항원을 인식하는 것은 어떤 주 조직 접합항원 집단을 가진 환자의 각질 세포의 항원과 유사하다고 한다. 따라서 항원 처리 과정과 랑거한스세포가 T림프구를 자극하는 동안 상피세포에 독성을 지닌 림프구가 생산된다. 조직학적으로 인접 하방 결합조직에는 T림프구가 협소하고 치밀하게 모여 있는데 기저막을 넘은 T림프구가 상피의 기적 및 부기적 세포층에도 관찰된다.[43,44] 1990년도 Konter 등이 발표한 논문에서 편평태선과 정상조직의 항원반응을 조사한 결과 LFA-1, ICAM-1 등의 발현이 편평태선 조직의 기저막에 뚜렷하게 나타나는 것을 발견하였다.[45] 이것은 T림프구의 발

현과 관련하여 LFA-1, ICAM-1의 상호작용을 나타내는 증거라고 생각할 수 있다(그림 3.15).

심상성 천포창(pemphigus vulgaris)은 세포간 접합계의 부착반을 공격하는 자가항체 때문에 상피박리가 일어나는 피부 질환의 일종이다. 접합의 상실은 기저세포층 위에 있는 세포들간에서 일어나, 상기적 수포형성(suprabasilar bullous formation)이 일어난다. 이러한 심상성 천포창의 자가항체는 두 가지 BP230, BP180 항원을 인식하여 세포 기저부에 중성구 침착 등과 같은 반응을 일으킨다. 역시 여기에도 LFA-1과 Mac-1 등의 β2 인테그린 등이 관여하여 염증반응을 야기시킨다. 2006년 류(Liu) 등은 심상성 천포창의 반응 실험을 통해 LFA-1이 중성구 보충(netrophil recruitment)에 관여하고, Mac-1이 늦은 중성구 침착(late neutrophil accumulaion)과 조직내과 침투된 중성구의 세포사멸에 관여하고

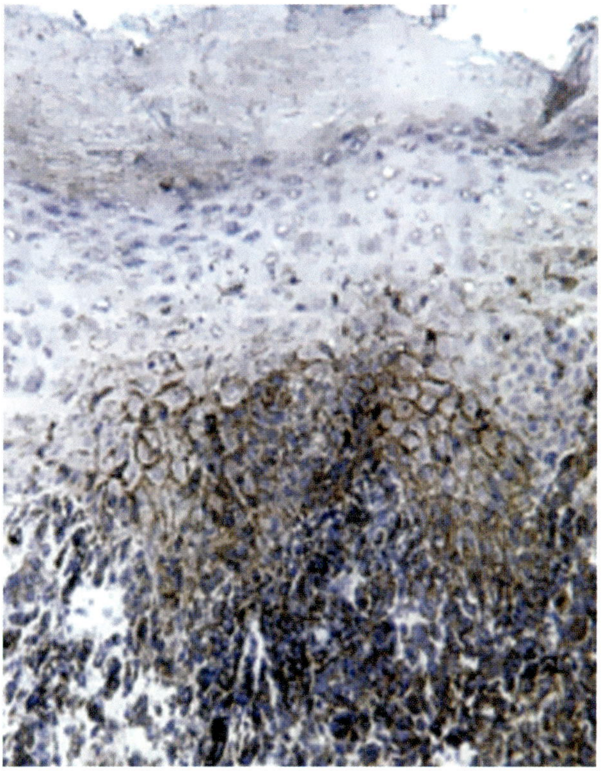

그림 3.15 편평태선에서 ICAM-1의 발현
구강내 편평태선 조직에서 상피세포, 근육세포, 신경조직과 그것들의 바깥쪽 결합조직의 경계에 있는 점액다당질과 단백질로 구성된 얇은 막인 기저막에 ICAM-1이 뚜렷하게 나타나 있음을 확인할 수 있다.[45] 이것은 T림프구의 발현과 관련하여 LFA-1, ICAM-1의 상호작용을 나타내는 증거라고 생각할 수 있다.

있다는 사실을 알아내었다. 따라서 치료방향이 Mac-1 차단에만 있다면 병소의 초기반응을 억제할 수 없는 결과를 가져오기 때문에, 초기반응을 억제하기 위해서는 LFA-1을 억제할 수 있는 방법이 강구되어야 한다고 역설하고 있다.[46]

### 3) 구강암에서의 적용 및 사례

암의 발생과정은 숙주의 면역 감시기능 약화와 밀접한 관련이 있다고 알려져 있다. ICAM-1의 구조적인 변형과 조직에서의 과도한 농도 변화는 유방암, 혈액암, 소화기암, 흑생종과 관련이 있다는 보고들이 있지만, 편평세포암에 관한 ICAM-1발현을 조사한 결과는 연구자들마다 다양하여 암의 발생에 직접적인 연관성을 찾기는 힘들다. 하지만 최근 편평세포암의 전이와 관련하여 ICAM-1이 관련이 있을 거라는 가설이 연구되고 있다.[47] 구강암과 관련하여 β2 인테그린이 직접적인 연관이 있다는 보고는 없지만, 구강암 환자들이 방사선치료를 받을 경우 β2 인테그린이 많이 증가하여 구강점막질환을 많이 발생시킬 수 있다는 보고가 많다. 1999년 한스첼(Handschel) 등은 방사선 조사량을 많이 받은 구강암환자에서 많은 양의 β2 인테그린이 발견된 것을 보고하였다.[48] 2002년에는 프로트(Prott) 등이 60Gy 방사선을 조사받은 환자들에서 혈관과 내피세포의 조직형태학인 평가를 조사전과 조사직후 6개월 뒤에 확인하였는데, 6개월 뒤 혈관 수는 많이 줄어들어 방

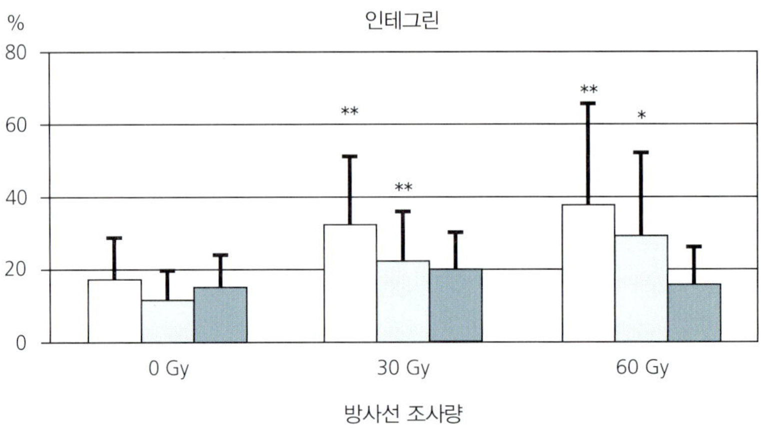


그림 3.16 방사선 조사량에 따른 β2 인테그린의 변화

구강내 협점막에 생긴 편평상피세포암을 치료하기 위해 방사선치료를 받은 13명의 환자를 대상으로 조직을 체취해 조직형태학적 검사를 한 결과 방사선조사량이 증가함에 따라 β2 인테그린의 양이 증가함을 확인할 수 있다.[48] LFA-1(□), Mac-1(□), VLA-4(■) $*p<0.05$, $**p<0.01$.

사선 치료의 자연효과를 보여주고, 조사하는 동안은 ICAM−1(Mac−1/LFA−1)의 세포내 발현이 늘어났음을 보여주어, 방사선 조사 시 조직내 염증이 증가될 수 있음을 암시하였다.[49] 결론적으로, 방사선 치료가 끝날 때까지 ICAM−1(Mac−1/LFA−1)에 부착하는 항원의 조직 내 이동을 조기에 막는 것이 방사선후 구강점막염을 막을 수 있는 좋은 해결책이라고 볼 수 있다.

**▌참고문헌▐**


1. Alberts B, Johnson A, Lewis J, Raff M, Roberts K and Walter P (2008). Molecular Biology of the Cell, 5th edn. Garland Science Taylor and Francis Abington.
2. Borradori L and Sonnenberg A (1999). Structure and function of hemidesmosomes: more than simple adhesion complexes. Journal of Investigative Dermatology 112:411-418.
3. White FH and Gohari K (1984). Hemidesmosomal dimensions and frequency in experimental oral carcinogenesis: a stereological investigation. Virchows Archiv B Cell Pathology Zell-pathologie 45:1-13.
4. Burridge K and Chrzanowsk WM (1996). Focal adhesions, contractility, and signaling. Annual review of cell and developmental biology 12:463-519.
5. Abercrombie M, Heaysman JE and Pegrum SM (1971). The locomotion of fibroblasts in culture IV Electron microscopy of the leading lamella. Experimental cell research 67:359-367.
6. Adams JC (2001). Cell-matrix contact structures. Cellular and Molecular Life Sciences 58:371-392.
7. Lo SH (2006). Focal adhesions: what's new inside. Developmental biology 294:280-291.
8. McLean GW, Carragher NO, Avizienyte E, Evans J, Brunton VG and Frame MC (2005). The role of focal-adhesion kinase in cancer a new therapeutic opportunity. Nature Reviews Cancer 5:505-515.
9. Kornberg LJ (1998). Focal adhesion kinase expression in oral cancers. Head & neck 20:634-639.
10. Recher C, Ysebaert L, Beyne-Rauzy O, Mansat-De Mas V, Ruidavets JB, Cariven P, Demur C, Payrastre B, Laurent G and Racaud-Sultan C (2004). Expression of focal adhesion kinase in acute myeloid leukemia is associated with enhanced blast migration, increased cellularity, and poor prognosis. Cancer Research 64:3191-3197.
11. Agochiya M, Brunton VG, Owens DW, Parkinson EK, Paraskeva C, Keith WN and Frame MC (1999). Increased dosage and amplification of the focal adhesion kinase gene in human cancer cells. Oncogene 18:5646-5653.
12. Schneider GB, Kurago Z, Zaharias R, Gruman LM, Schaller MD and Hendrix MJC (2002). Elevated focal adhesion kinase expression facilitates oral tumor cell invasion. Cancer 95:2508-2515.
13. Parsons JT, Martin KH, Slack JK, Taylor JM and Weed SA (2000). Focal adhesion kinase: a regulator of focal adhesion dynamics and cell movement. Oncogene 19:5606-5613.
14. Ilic D, Genbacev O, Jin F, Caceres E, Almeida EAC, Bellingard-Dubouchaud V, Schaefer EM, Damsky CH and Fisher SJ (2001). Plasma membrane-associated pY397FAK is a marker of cytotrophoblast invasion in vivo and in vitro. ASIP 159:93-108.

15. Chu YW, Seftor EA, Romer LH and Hendrix MJ (1996). Experimental coexpression of vimentin and keratin intermediate filaments in human melanoma cells augments motility. The American journal of pathology 148:63-69.
16. Takada Y, Ye X and Simon S (2007). The integrins. Genome Biol 8:215.
17. Shimaoka M and Springer TA (2003). Therapeutic antagonist and conformational regulation of integrin function. Nat Rev Drug Discov 2:703-716.
18. Ginsberg MH, Partridge A and Shattil SJ (2005). Integrin regulation. Curr Opin Cell Biol 17:509-516.
19. Arnaout MA, Mahalingam B and Xiong JP (2005). Integrin structure, allostery, and bidirectional signaling. Annu Rev Cell Dev Biol 21:381-410.
20. Luo BH, Carman CV and Springer TA (2007). Structural basis of integrin regulation and signaling. Annu Rev Immunol 25:619-647.
21. Meredith JE, Frazeli B and Schwarts MA (1993). The extracellular matrix as a cell survival factor. Mol Biol Cell 4:953-961.
22. Aplin AE, Howe A, Alahari SK and Juliano RL (1998). Signal transduction and signal modulation by cell adhesion receptors : the role of integrins, cadherins, immunoglobulin-cell adhesion molecules and selectins. Pharmacol Rev 50:197-263.
23. Kim S, Bakre M, Yin H and Varner J (2002). Inhibition of endothelial cell survival and angiogenesis by protein kinase A. J Clin Invest 110:933-941.
24. Goh KL, Yang JT and Hynes RO (1997). Mesodermal defects and cranial neural crest apoptosis in 5 integrin-null embryos. Development 124:4309-4319.
25. Yang JT, Rayburn H and Hynes RO (1995). Cell adhesion events mediated by alpha 4 integrins are essential in placental and cardiac development. Devalopment 121:549-560.
26. Huang X, Griffiths M, Wu J, Farese-Jr RV and Sheppard D (2000). Normal development, wound healing, and adenovirus susceptibility in beta5-deficient mice. Mol Cell Biol 20:755-759.
27. Cheresh DA and Stupack DG (2002). Integrin-mediated death : an explanation of the integrin-knockout phenotype? Nat Med 8:193-194.
28. Felding-Habermann B, Fransvea E, O'toole TE, Manzuk L, Faha B and Hensler M (2002). Involvement of tumor cell integrin alpha v beta 3 in hematogenous metastasis of human melanoma cells. Clin Exp Metast 19:427-436.
29. Kim S, Harris M and Varner JA (2000). Regulation of integrin $\alpha V\beta 3$-mediated endothelial cell migration and angiogenesis by integrin $\alpha 5\beta 1$ and protein kinase A. J Biol Chem 275:33920-33928.
30. Shintani S, Li C, Mihara M, Nakashiro K and Hamakawa H (2003). Gefitnib('Iressa'), an epidermal growth factor receptor tyrosine kinase inhibitor, mediates the inhibition of lymph node metastases in oral cancer cells. Cancer Lett 201:149-155.
31. Nikitakis NG, Rivera H, Lopes MA, Siavash H, Reynolds MA, Ord RA and Sauk JJ (2003). Immunohisto-chemical expression of angiogenesis-related markers in oral squamous cell carcinomas with multiple metastatic lymph nodes. Am J Clin Pathol 119:574-586.
32. Zhang K, Kim JP, Woodley DT, Waleh NS, Chen YQ and Kramer RH (1996). Restricted expression and function of laminin1-binding integrins in normal and malignant oral mucosal keratinocytes. Cell Adhes Commun 4:159-174.
33. Yu Q and Stamenkovic I (2000). Cell surface-localized matrix metalloproteinase-9 proteolytically activates TGF-beta and promotes tumour invasion and angiogenesis. Genes Dev 14:163-176.
34. Thomas GJ, Nystro ML and Marshall JF (2006). Alphavbeta6 integrin in wound healing and cancer of the oral cavity. J Oral Pathol Med 35:1-10.

35. Ylipalosaari M, Thomas GJ, Nystrom M, Salhimi S, Marshall JF, Huotari V, Tervahartiala T, Sorsa T and Salo T (2005). Alpha v beta 6 integrin down-regulates the MMP-13 expression in oral squamous cell carcinoma cells. Exp Cell Res 309:273-283.
36. Thomas GJ, Hart IR, Speight PM and Marshall JF (2002). Binding of TGF-β1 latency-associated peptide (LAP) to αvβ6 integrin modulates behaviour of squamous carcinoma cells. Br j cancer 87: 859-867.
37. Ghannad F, Nica D, Fulle MG, Grenier D, Putnins E, Johnston S, Eslami A, Koivisto L, Jiang G, McKee MD, kkinen LH and Larjava H (2008). Absence of αvβ6 integrin is linked to initiation and progression of periodontal disease. Am J Pathol 172:1271-1284.
38. Aldahlawi S, Eslami A, Ha¨kkinen L and Larjava HS (2006). The αvβ6 integrin plays a role in compromised epidermal wound healing. Wound Rep Reg 14:289–297.
39. Ramosi DM, Dang D and Sadler S (2009). The role of the integrin αvβ6 in regulating the epithelial to mesenchymal transition in oral cancer. Anticancer Res 29:125-130.
40. Davignon D, Martz E, Reynolds T, Kürzinger K and Springer TA (1981). Lymphocyte function-associated antigen 1 (LFA-1): a surface antigen distinct from Lyt-2,3 that participates in T lymphocyte-mediated killing. Proc Natl Acad Sci U.S.A 78:4535-4539.
41. Todd RF 3rd (1996). The continuing saga of complement receptor type 3(CR3). J Clin Invest 98:50-61.
42. Rothlein R, Dustin ML, Marlin SD and Springer TA (1986). A human intercellular adhesion molecule (ICAM-1) distinct from LFA-1. Journal of Immunology 137:1270–1274.
43. Barker JN and Nickoloff BJ (1992). Leukocyte-endothelium interactions in cutaneous inflammatory processes. Springer Semin Immunopathol 13:355-367.
44. Verdickt GM, Savage NW, Dodd NM and Walsh LJ (1992). Expression of the CD54 (ICAM-1) and CD11a (LFA-1) adhesion molecules in oral mucosal inflammation. J Oral Pathol Med 21:65-69.
45. Konter U, Kellner I, Hoffmeister B and Sterry W (1990). Induction and upregulation of adhesion receptors in oral and dermal lichen planus. J Oral Pathol Med 19:459-463.
46. Liu Z, Zhao M, Li N, Diaz LA and Mayadas TN (2006). Differential roles for beta2 integrins in experimental autoimmune bullous pemphigoid. Blood 107:1063-1069.
47. Georgolios A, Batistatou A, Bonitsis N, Stagikas D, Manolopoulos L and Charalabopoulos K (2006). The role of intercellular adhesion molecule-1 in head and neck cancer. Exp Oncol 28:270-274.
48. Handschel J, Prott FJ, Sunderkötter C, Metze D, Meyer U and Joos U (1999). Irradiation induces increase of adhesion molecules and accumulation of beta2-integrin-expressing cells in humans. Int J Radiat Oncol Biol Phys. 45:475-481.
49. Prott FJ, Handschel J, Micke O, Sunderkötter C, Meyer U and Piffko J (2002). Long-term alterations of oral mucosa in radiotherapy patients. Int J Radiat Oncol Biol Phys 54:203-210.

제 4 장

# 세포부착물질들 - 카데린과 실렉틴

## Cell adhesion molecules, Cadherin & Selectins

1. 카데린
2. 실렉틴

# 1. 카데린

## 1) E-카데린과 N-카데린

카데린(cadherin, calcium dependent adhesion molecules)은 조직 안에서 세포간 결합을 견고하게 하고 세포부착에 중요한 역할을 하는 제1형 막관통 단백질로서 기능을 할 때 칼슘이온에 의존적으로 기능하기 때문에 카데린(cadherin)이란 명칭을 얻게 되었다. 카데린은 세포외 도메인을 통해서는 세포간의 접합에 관여하며, 세포 기질내 도메인을 통해서는 카테닌과 결합하여 액틴 세포골격에 연결된다. 여러 종류의 카데린들은 각각 서로 다른 위치에서 발견된다. 상피세포는 특징적으로 E-카데린(E-cadherin, epithelial cadherin)을 발현하며, 간엽 세포는 N-카데린(N-cadherin, neuronal cadherin), R-카데린(R-cadherin, retinal cadherin) 및 OB-카데린(OB-cadherin, osteoblast cadherin) 등을 발현하고, 내피세포는 VE-카데린(VE-cadherin, vascular endothelial cadherin)을 발현하는데 이는 결합복합체(junctional complex)에서 특징적으로 발견할 수 있다. 카데린은 배아 발생 기간 동안 세포 극성과 세포 분류를 확립하는 데 중요한 역할을 한다.[1,2]

제1카데린(CDH1) 및 CD324(cluster of differentiation 324)로도 알려져 있는 E-카데린은 가장 잘 연구된 카데린 중의 하나로 종양 억제 유전자이다. 이는 세포외 도메인에 5개의 반복된 구조, 1개의 막통과 도메인, 그리고 p120 카테닌과 β 카테닌과 결합하는 세포내 도메인으로 구성되어 있다. 세포내 도메인은 인산화된 부분을 포함하고 있어서 β 카테닌이 붙기 쉽게 하며, 이로써 E-카데린이 기능을 할 수 있게 한다. 또한 β 카테닌은 α 카테닌과 결합하여, α 카테닌은 액틴을 포함한 세포골격 섬유를 조절하는 역할은 한다. 따라서, 상피세포에서 E-카데린을 포함하는 세포간 결합 부위는 세포골격의 액틴 포함 섬유에 인접하게 된다(그림 4.1). 정상 상피세포에서 E-카데린은 세포 밀집 정도에 따라 세포의 성장을 막음으로 상피양 형태를 유지하는 데 중요한 역할을 한다. 정상 구강점막에서는 E-카데린이 세포간 접합부의 기저부 부기저부층에서 국한적으로 염색되며, 상부 상피의 1/3에서 상실되는 것은 표피탈락 과정 중 관찰할 수 있는 정상적 상태이다.[1,3]

제2카데린(CDH2)라고도 알려져 있는 N-카데린은 CD325(cluster of differentiation 325)라고도 알려져 있다. 이 유전자는 E-카데린과 같이 칼슘이온 의존적 세포간 부착 당단백질로서 5개의 카데린 반복 부분이 있는 세포외 도메인과 한 개의 세포막통과 도메

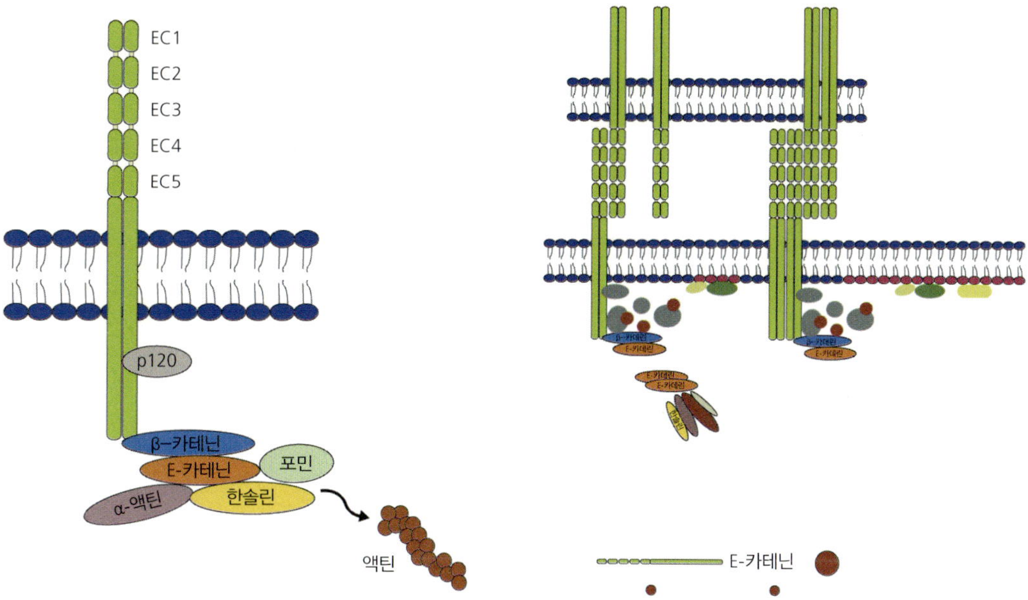


**그림 4.1** 전형적인 E–카데린과 카테닌의 결합체를 보여주는 E–카데린의 모식도
이는 세포외 도메인에 5개의 반복된 구조와 1개의 막통과 도메인, 그리고 p120 카테닌과 β 카테닌과 결합하는 세포내 도메인으로 구성되어 있다. 세포내 도메인은 인산화된 부분을 포함하고 있어서 β 카테닌이 붙기 쉽게 하며, 이로써 E–카데린이 기능을 할 수 있게 한다. 또한 β 카테닌은 α 카테닌과 결합하여 액틴을 포함한 세포골격 섬유를 조절하는 역할을 한다.[3]

인, 그리고 보존적으로 유지된 세포질내 말단부를 가지고 있다. 이 단백질은 장배 형성(gastulation) 기간 동안 기능하여 특정 중추 신경계의 시냅스에서 시냅스전–후 부착에 역할을 담당한다. 또한 E–카데린과는 반대로 세포의 운동성과 침습성을 증가시킨다(그림 4.2).[1,4]

### (1) 카데린 전환(Cadherin switching)

E–카데린은 대부분 정상 상피세포에서 의해 발현되며, 상피세포 표면에서 5시간의 반감기로 계속 재생된다. E–카데린의 기능이나 발현이 줄어드는 것은 종양의 진행, 전이와 연관되어 있는데, 많은 상피세포 기원 암세포에서 E–카데린의 발현은 감소된다. E–카데린의 감소는 조직 안에서 세포간 부착 강도를 감소시켜서 세포의 운동성을 증가시키고, 암세포가 기저막을 통과하여 주변 조직을 침식하게 된다.[5,6] 상피세포에 비해 세포 극성이 떨어지고 세포 운동성이 큰 간엽 세포의 경우는 특징적으로 N–카데린을 발현한

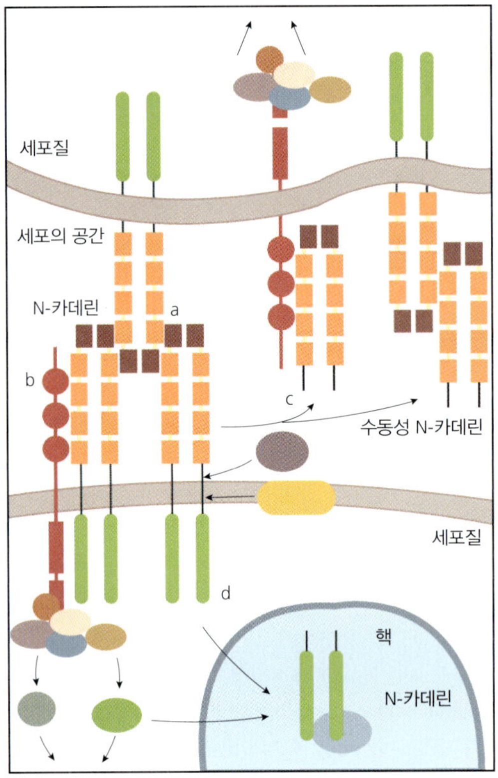


그림 4.2 N–카데린의 구조 모식도
N–카데린은 섬유모세포 성장인자 수용체와 결합하여 이를 활성화시키고 이에 따라 그 하부 신호 전달체계인 phospholipase $C^{\gamma}$ (PLC–$^{\gamma}$), PI(3)K 및 MAPK 신호 전달체계를 활성화시킨다. 이로 인해 세포의 생존, 이동 및 침윤성을 증진시키게 된다.[4]

다. 하지만 몇몇 상피세포 기원 암 세포에서 부적절하게 N–카데린이 발현되고, 상향조절(upregulation)되어 세포의 운동성과 침습성이 증가된다.[7,8]

'E–카데린의 소실과 N–카데린의 발현'은 카데린 전환으로 볼 수 있으며, 이러한 카데린 전환의 한 가지 역할은 몇몇 선택된 세포들이 그 주변 세포로부터 분리되도록 하는 것으로 예를 들면, 장배 형성 기간에 상피 모세포는 신경관(neural tube)으로부터 원시 선조와 신경능으로 자라 들어가게 되는데,[9] 이러한 현상은 체외 상태 및 체내 상태 모두에서 응집 분석에서 카데린의 종류가 바뀌는 것으로 알 수 있다.[10] 이러한 카데린 전환은 정상적인 배아 발생 단계에서 관찰되고, 많은 형태적 변화를 이루는 세포에서도 나타난다.[1,2]

또다른 역할로는 전술한 바와 같이 종양이 증식, 침윤, 전이하는 것을 증가시켜서 궁극적으로 종양의 성장이 촉진되는 것으로, E–카데린의 변이는 구강뿐만 아니라 위장관, 유방, 갑상선, 그리고 난소의 종양과 밀접한 연관이 있다.[5-8] 이처럼 카데린 전환은 주로 E-카데린의 발현에서 N-카데린의 발현으로 전환되는 것을 의미하지만, E-카데린의 발현 정도는 변하지 않은 상태에서 N-카데린의 발현이 시작 혹은 증가하는 것과 또는 R-카데린, 카데린 11, T-카데린과 P-카데린과 같은 다른 종류의 카데린으로 전환되거나 E-카데린과 같이 발현한다는 의미를 동시에 포함하고 있다.[5-11]

### (2) 카데린 전환의 전사 조절 기전(Transcriptional control of cadherin switching)

상피세포암에서 E-카데린의 발현은 변이, 핵산의 메틸화 및 전사 조절 등의 많은 기전을 통해 하향 조절된다. 이중 카데린의 전사 하향 조절은 카데린 전환을 일으키는 주된 기전으로 여겨지며, 상피-중간엽 전이 과정 및 이와 비슷한 변화에서 E-카데린의 전사 억제 기전은 가역적인 것으로 생각되기 때문이다. E-카데린의 발현은 Snail, Slug, Twist, E12(E47, TCFE2A), SIP1(ZEB2)과 δEF1(ZEB1) 등을 포함하는 zinc-finger 패밀리 전사 조절 인자가 E-카데린 촉진부(promoter)에 결합하여 억제되게 된다(그림 4.3).[12]

상피세포에 TGFβ 처리와 같은 상피-중간엽 전이 실험 모델에서는 N-카데린의 발현이 증가하는 것을 보여 주었는데, 이에 대한 전사 조절 인자에 대해서는 완전히 연구되어 있지는 않으나,[13] 초파리 배아의 장배 형성 기간 분석에서 E-카데린 발현 억제 조절 인자인 Twist 유전자가 직접적으로 N-카데린의 발현을 증가시킨다는 것과, Twist 유전자가 과발현된 위암 세포에서 N-카데린의 발현 또한 비정상적으로 증가 되어 있다는 것, 그리고 전립선 암세포에서는 Twist 유전자가 N-카데린 유전자의 첫 번째 인트론(intron)에 결합하여 발현을 증가시킨다는 것 등이 보고되어 왔다.[5]

### (3) 부적절한 카데린 발현의 영향

상피세포에서 N-카데린의 발현이 증가되면 세포의 운동성 또한 증가하게 된다. E-카데린의 발현이 많은 경우에도 N-카데린이 조금 있는 경우에는 세포의 운동성을 증가시키는데, N-카데린은 E-카데린이 억제할 수 없는 세포 운동성에 중요한 역할을 한다.[7,8] TGF-β1유도로 세포 운동성이 증가되는 유방 상피세포에서도 MCF10A 세포가 TGFβ1 유도 형태 변화를 하면, E-카데린은 하향 조절되고, 다른 간엽 세포들이 상향 조절되는 것이 전형적인 자극 변화로 알려져 있다. 그러나, 짧은 헤어핀 RNA(shRNA)가 N-카데린의 증가 발현을 막을 경우 세포는 TGFβ1에 대해 반응하여 증가된 세포 운동성을 보이지 않는다.[13] 다양한 종양에서 N-카데린 및 다른 부적절하게 발현된 카데린들이 존재한

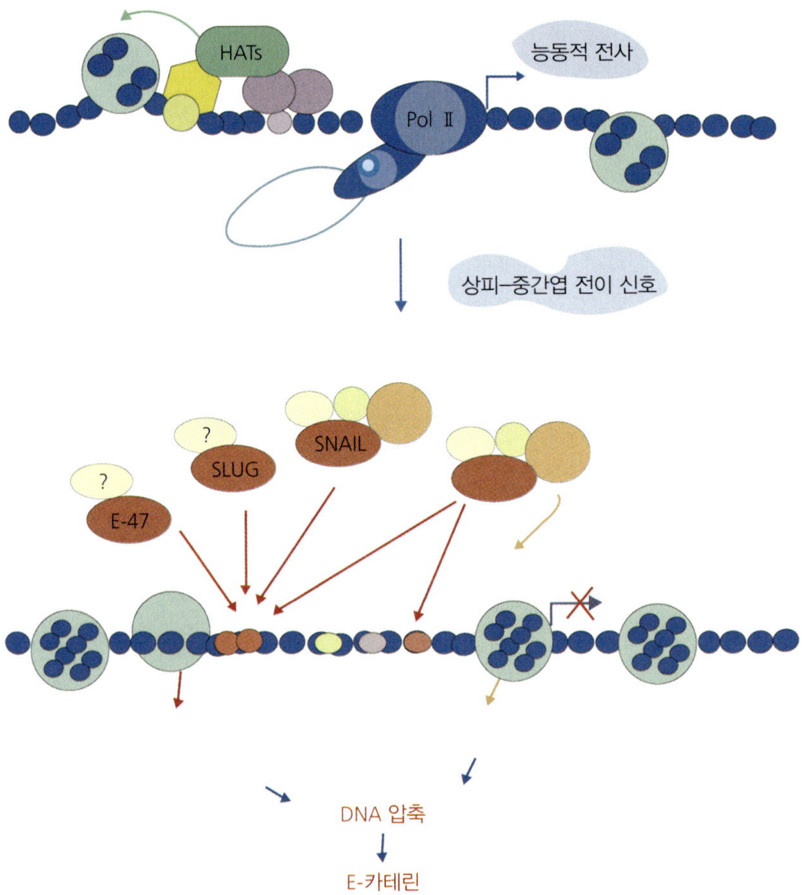


그림 4.3 E-카데린 발현의 전사 조절 기전으로 E-카데린의 발현은 Snail, Slug, Twist, E12(E47, TCFE2A), SIP1(ZEB2)과 δEF1(ZEB1) 등을 포함하는 zinc-finger family 전사 조절 인자가 E-카데린 촉진부(promoter)에 결합하여 억제된다.[12]

다는 사실들이 알려져 있으며, 카데린 전환이 종양의 진행과 연관성이 있음을 알 수 있다(표 4.1).[5] 아잔(Hazan) 등[8]의 연구에 의하면, N-카데린을 사람의 비전이성 유방암 세포주인 MCF-7에 유전자 핵 내 주입할 경우, 전이성 세포주로 변화할 수 있음을 보고하였는데, 누드 마우스의 유방 지방 패드에 N-카데린 발현 MCF-7 세포를 주입할 경우 간, 췌장, 타액선, 장망, 폐, 근육 및 임파선으로 전이되는 것도 관찰되었다.

표 4.1 정상적인 발달 단계와 종양 형성 단계에서의 카데린 전환에 대한 연구결과를 정리한 표[5]

| 전환 | 예 | 참고 문헌 |
|---|---|---|
| 1. 정상 발육 중 카데린 전환 | | |
| 1) E-카데린 → N-카데린 | 원시선조(primitive streak) 형성 | Nakagawa and Takeichi, 1995 |
| | 신경판(neural plate)의 침투 | Hatta and Takeichi, 1986 |
| 2) N-카데린 → 카데린 6B | 신경판에서 신경능 세포의 발생 | Nakagawa and Takeichi, 1995 |
| 3) N-카데린, 카데린 6B → 카데린 7 | 신경능 세포가 이주하게 될 때 | Nakagawa and Takeichi, 1995 |
| 4) 카데린의 복합체 → R-카데린 | 신장(kidney) 형태 형성 | Dahl et al., 2002 |
| 5) E-카데린, P-카데린 → E-카데린 | 표피의 중첩(epidermal stratification) | Jensen et al., 1997 |
| 2. 종양 형성 시 카데린 전환 | | |
| 1) E-카데린 → N-카데린 | 악성흑색종 | Li et al., 2001 |
| | 유방상피세포에서 TGF-β유도성 상피-간엽 전이 | Maeda et al., 2005; Miettinen et al., 1994; Piek et al., 1999 |
| | 전립선암 | Gravdal et al., 2007; Jaggi et al., 2006; Tomita et al., 2000 |
| | 유방암 | Han et al., 1999; Hazan et al., 2000; Nieman et al., 1999 |
| | 췌장암 | Hotz et al., 2007; Nakajima et al., 2004 |
| 2) E-카데린 → T-카데린 | 간세포성암 | Riou et al., 2006 |
| 3) E-카데린 → P-카데린 | 췌장암 | Taniuchi et al., 2005 |
| | 위암 | Shimoyama and Hirohashi, 1991 |
| 4) E-카데린 → 카데린 11 | 전립선암 | Bussemakers et al., 2000; Tomita et al., 2000 |
| | 유방암 | Pishivaian et al., 1999 |
| 5) E-카데린, P-카데린 → N-카데린 | 구강편평상피세포암 | Chen et al., 2004; Islam et al., 1996; Pyo et al., 2007 |
| 6) N-카데린 → E-카데린 | 난소암 | Patel et al., 2003; Wong et al., 1999 |

### (4) E-카데린의 발현과 구강암

카우르(Kaur) 등[14]은 잘 분화된 구강편평상피세포암에서 정상 중층편평상피세포에 비해 E-카데린을 더 강하게 발현하지만, 잘 분화되지 않은 구강편평상피세포암에서는 E-카데린의 발현이 많이 줄어들었음을 보고하였다(표 4.2, 그림 4.4). 다나카(Tanaka) 등[15]도 침습성이 높은 구강편평상피세포암에서 E-카데린의 발현이 감소됨을 보고하였으며, 비구띠(Bagutti) 등[16]은 덜 분화된 구강편평상피세포암에서 E-카데린의 발현이 줄어들고,

이후에 침습성의 형질을 지니게 된다고 보고하였다. 반면, 시노하라(Shinohara) 등[17]의 연구에 의하면 종양의 분화 정도와 E-카데린의 발현 정도는 크게 상관 관계가 없는 것으로 보인다고 하였으나, 높은 전이성을 가진 종양과 경부 임파선 전이를 보이는 환자에서는 E-카데린의 발현이 줄어든다는 것도 보고하였다.

표 4.2 E-카데린의 발현 정도와 구강암의 분화 정도의 비교 분석[14]

| E-카데린의 염색정도 | 구강편평상피세포암의 분화도 (증례 수와 %) | | | 종합 |
|---|---|---|---|---|
| | 고도 분화 | 중등도 분화 | 미분화 | |
| 발현 없음 | 0 (0) | 0 (0) | 2 (15.4) | 2 (15.4) |
| 약한 발현 | 1 (10) | 1 (7.1) | 9 (69.2) | 11 (29.7) |
| 강한 발현 | 9 (90) | 13 (92.9) | 2 (15.4) | 24 (64.9) |
| 종합 | 10 (100) | 14 (100) | 13 (100) | 37 (100) |

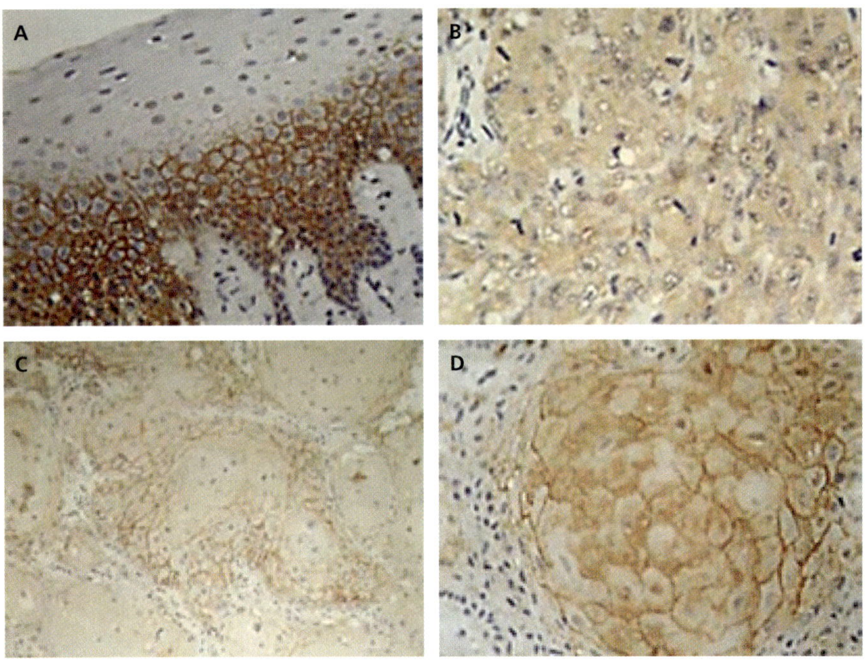


그림 4.4 구강편평상피세포암의 분화 정도와 E-카데린 발현 정도의 상관 관계[14]
**A.** 정상 구강점막: 강한 E-카데린의 발현을 보여준다. **B.** 덜 분화된 구강편평상피세포암: 종양세포의 세포질에서 약하게 E-카데린이 발현됨을 보여준다. **C.** 잘 분화된 구강편평상피세포암: 세포막 부위에서만 강한 E-카데린 발현을 보인다. **D.** 중간 정도로 분화된 구강편평상피세포암: 주변부로 갈수록 발현이 점차 줄어든다.

### (5) E-카데린의 발현과 임파절 전이

E-카데린의 발현과 임파절 전이와의 관계에 대해서는 많은 논란이 있다. 중(Zhong) 등[18]에 의하면, E-카데린의 발현을 추적하는 것은 임파선 전이를 확진하는 것에는 유용하게 사용될 수 있지만, 미세전이를 추적하는 것은 힘들다고 보고하였다. 유방암을 연구한 코왈스키(Kowalski) 등[19]에 의하면, 원발 부위보다 전이성 병소에서 E-카데린의 면역반응이 증가되어 나타난다고 보고하였다. 훙(Hung) 등[20] 또한 원발성 구강편평상피세포암보다 전이성 구강편평상피세포암에서 E-카데린의 발현이 증가하는 것을 보고하였다(그림 4.5). 이는 카데린이 새로운 환경인 비부착 시스템(anchorage-independent system) 상태의 임파절에서 종양 세포의 증식을 돕는 것으로 볼 수 있는데, 따라서 E-카데린의 발현이 전이 병소에서 다시 증가하는 것은 구강편평상피세포암의 예후가 좋지 않은 것으로 볼 수 있다고 언급하였다.

하지만, 카우르(Kaur) 등[14]에 의하면, 구강편평상피세포암에서 덜 분화된 임파선 전이

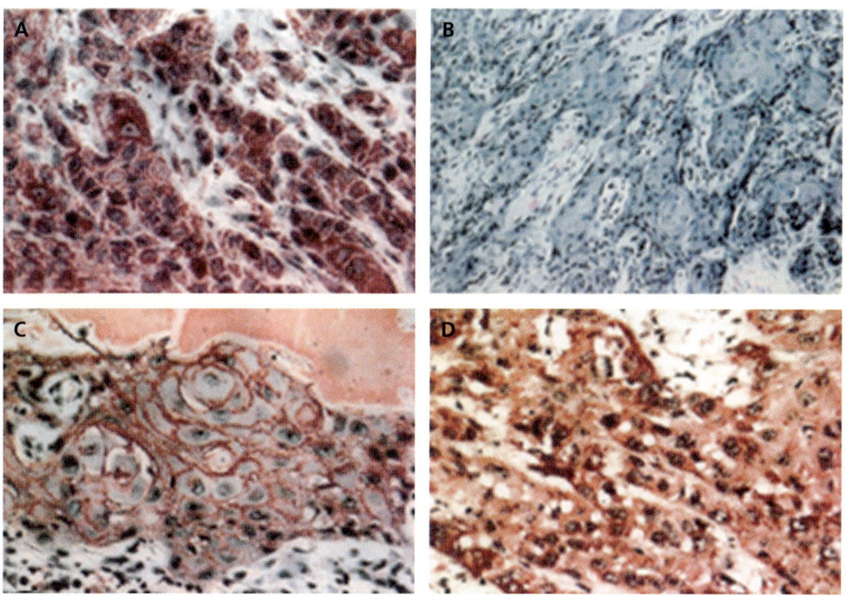


그림 4.5 원발성 편평상피세포암과 전이성 편평상피세포암에서 E-카데린 발현의 비교
원발성 구강편평상피세포암(**A, B**)과 전이성 구강편평상피세포암(**C, D**)에서 E-카데린의 발현.[20] **A**와 **C**, 그리고 **B**와 **D**가 각각 동일한 환자에서 채취한 표본이다. **A, C, D**에서는 E-카데린이 잘 발현됨을 보여주며, **B**에서는 E-카데린이 발현되지 않음을 보여준다. 이 연구에서는 원발성 구강편평상피세포암 증례의 42%가 E-카데린이 발현되는 것에 반해, 전이성 구강편평상피세포암 증례의 경우에는 76%가 E-카데린이 발현됨을 보고하였다.[20]

병소를 포함한 임파선 전이 병소의 대부분에서 E-카데린이 발현되지 않았음을 보고하였다. 불콤(Bulkholm) 등[21]은 유방암에서 E-카데린의 발현 여부와 국소적 전이와는 통계적 상관관계가 없음을 보고하였으며, E-카데린의 발현 또한 유방암 마다 다양하였음을 보고하였다.

### (6) N-카데린과 구강암

종양의 전이 진행 단계에서는 N-카데린이 E-카데린에 비해 더 우세한 영향을 미친다고 보고되어 있다. 종양의 침습적 단계에서 N-카데린의 발현이 증가한다는 것은 유방암, 전립선암, 방광암, 췌장암 및 대장암 등에서는 연구가 선행되었으나, 구강암과 관련해서는 밝혀진 바가 적다.[22]

리(Li) 등[22]은 53명의 혀에 발생한 편평상피세포암에서 N-/E- 그리고 β 카테닌의 발현 정도와 임상병리적 양태를 비교 분석하였다. 여기서, N-카데린과 β 카테닌은 전암병소부위와 정상조직 부위에 비해 종양 부위에서 더 많이 발현되었고, E-카데린은 전암부위와 종양 부위에 비해 정상 부위에서 더 많이 발현하였다(그림 4.6). 또한 설암 세포주인 Tca8113을 이용하여 실험한 결과, N-카데린과 β 카테닌의 siRNA를 동시에 처리할 경우, 하나씩 처리한 것에 비해 상승적으로 암세포의 침습과 전이를 방해한다고 하였다. 이러한 결과들을 통해서 N-카데린과 β 카테닌이 혀에 발생한 편평상피세포암의 침습과 전이에 중요한 역할을 하며 이를 이용하여 분자 표적 치료를 연구할 수 있는 가능성이 보고하였다. 53명의 환자들의 성별, 경부 임파절 전이, 임상적 단계와 관련하여 세 종류 단백질의 발현 정도와 통계적 유의성은 없었으며, 세 가지 모두 유의성 있게 나타난 타 기관 전이 유무의 경우에도, N-/E-카데린 및 β 카테닌 모두 전이가 없을 때에 많이 발현된다는 결과를 보였다.[22] 따라서 앞으로 더 많은 구강암 증례 고찰을 통해 종양의 임상적 성질과 N-/E-카데린 및 β 카테닌의 발현의 관계에 대해 더욱 명확한 연구가 필요할 것으로 생각된다.

이상의 내용들로부터 카데린 전환이 어떻게 이루어지고 종양의 진행에 카데린 단백질들이 어떻게 영향을 주는 지 밝히기 위한 깊이 있는 많은 연구들이 선행되어야 함을 알 수 있다. 하지만, 바꾸어 생각해 보면 부적절하게 발현되는 카데린을 조절하는 것은 종양의 진행을 막는 데 영향을 줄 수 있음을 또한 알 수 있다. 블라스척(Blaschuk) 등[23] 및 윌리암스(Williams) 등[24]은 제1형 카데린의 첫 번째 세포외 도메인에서 발견되는 His-Ala-Val(HAV) 서열을 포함하는 합성 펩티드가 N-카데린의 기능을 막을 수 있다고 보고하였다. 또한 Aldherex 사에서는 그러한 펩티드 중 하나인 'ADH−1'을 N−카데린 발현하는 전이성 암종의 치료를 목적으로 개발하였는데, 마리오띠(Mariotti) 등[25]에 의하면, ADH−1은 세포의 성장 및 운동성을 체외 상태에서 억제하고 체내 상태에서 종양의 성장과 침윤성을 억제한다고 보고하였다. 그리고 에레즈(Erez) 등[26]에 의하면 N−카데린과 VE−카데린을 발현하는 내피세포의 경우, ADH−1에 의해 세포 밀집 정도에 따라서 세포 자멸사를 유도한다고 보고하였으며, 이는 ADH−1이 종양 혈관생성을 막음으로 그 역할을 한다고 언급하였다. 특이할 만한 것은 마리오띠 등의 연구에서 실험 동물들의 정상적 혈관에

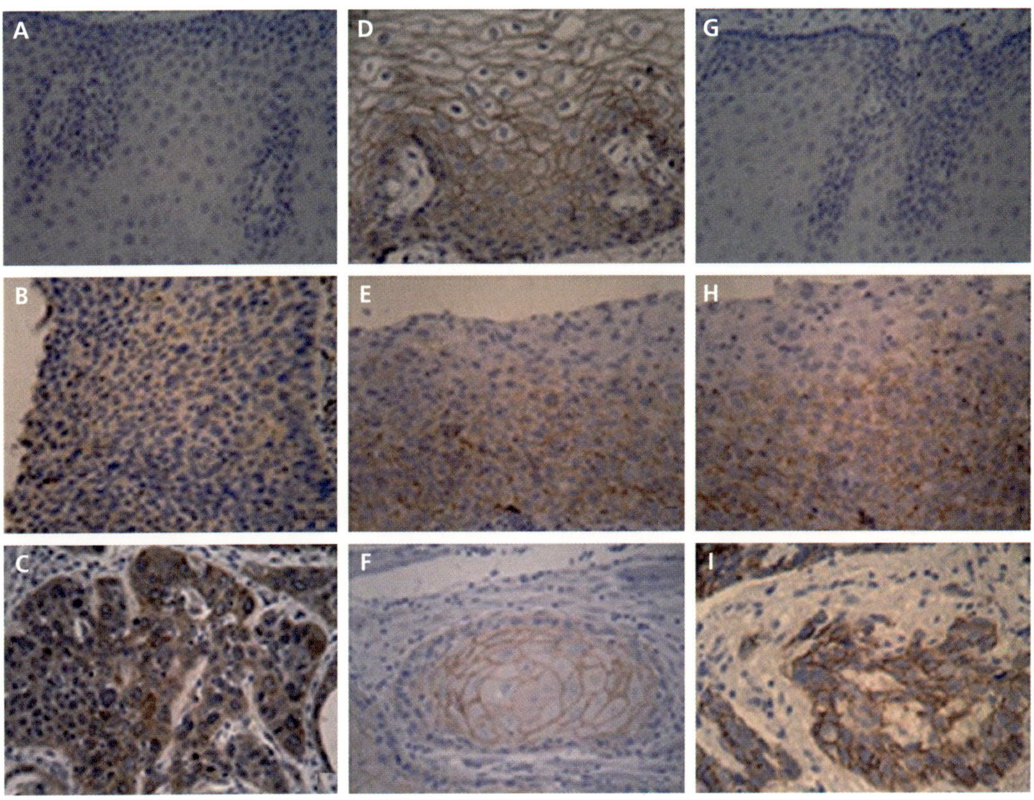


**그림 4.6** 설암에서 N−/E−카데린 및 β 카테닌의 발현을 보여주는 면역조직화학염색 사진[22]
**A.** 정상조직 부위에서 N−카데린의 발현이 없음을 보여준다. **B.** N−카데린이 전암병소 부위에서 중간 정도로 세포질 염색이 되는 것을 보여준다. **C.** N−카데린이 종양 부위에서 강하게 염색되는 것을 보여준다. **D.** E−카데린이 정상 혀 상피세포에서 강하게 염색됨을 보여준다. **E.** E−카데린이 전암병소 부위에서 중간 정도로 염색되는 것을 보여준다. **F.** E−카데린이 종양 부위에서 약하게 염색되는 것을 보여준다. **G.** β 카테닌이 정상 조직에서 염색이 되지 않는 것을 보여준다. **H.** β 카테닌이 전암병소 부위에서 중간 정도로 염색되는 것을 보여준다. **I.** β 카테닌이 종양병소 부위에서 강하게 염색되는 것을 보여준다(실제 확대 비율 X200).

서의 손상이나, 정상 조직으로 공급하는 혈액의 감소는 보이지 않았다는 것이다.[25] 비록 아직까지 ADH-1이 새로 형성되는 혈관에만 선택적으로 작용하는 지에 대해서는 명확하게 밝혀지지 않았지만, 이러한 결과들은 임상적으로 큰 의의를 가진다고 볼 수 있다.[25]

또한, ADH-1은 종양 세포 자체에도 영향을 미친다고 보고되어 있다. 췌장암에서 마우스 동소 주입모델(mouse orthotopic injection model) 연구에 의하면, N-카데린을 발현하는 종양 세포에서 세포 자멸사를 증가시킴으로 종양 성장을 줄인다고 보고하였는데, 이 연구는 ADH-1이 종양 세포의 침윤과 전이를 효과적으로 막는다는 것을 보여준다고 볼 수 있다.[27] 아직까지 구강암에서 ADH-1 등의 카데린 발현 조절을 이용한 약물들의 연구는 이루어진 바가 없으므로, 이 분야와 관련하여 더 많은 연구가 이루어져야 할 것이다.

## 2) VE-카데린과 OB-카데린

혈관 내피-카데린(VE-카데린)은 카데린 종류 중의 하나로 배아후기에 발현되나 그 발현은 내피세포를 만드는 혈관의 외배엽에 국한되어 있다. 그 후 VE-카데린은 혈관 내피세포의 표면에 특정되어 발현되며 내피세포 사이의 부착부분에 집중되어 있다. E-카데린은 상피세포의 연결 인테그린을 유지하는 데 결정적인 작용을 하며 VE-카데린은 그와 흡사

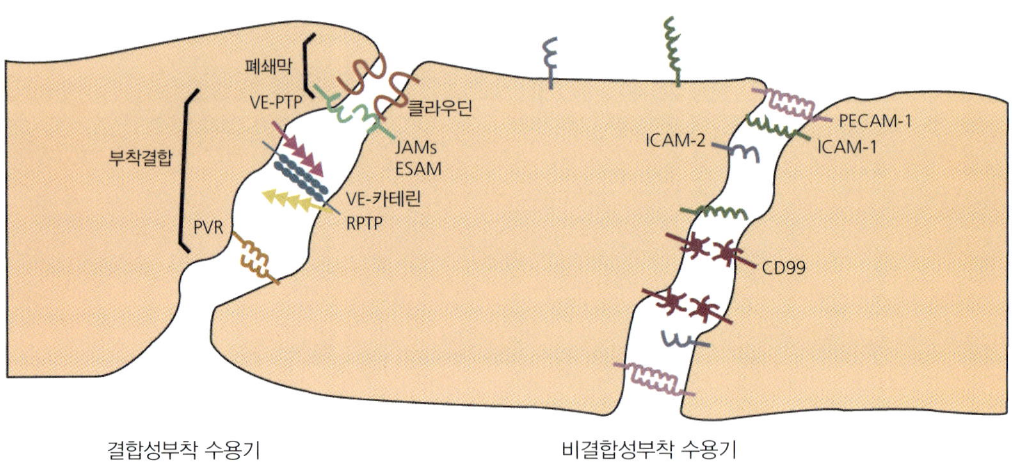


그림 4.7 혈관 벽을 통한 백혈구의 이주 현상인 Diapedesis 과정을 보여주는 모식도
VE-카데린은 카데린 중의 하나로 형태 및 기관 형성에 영향을 주는 동질성의 세포부착물질이다. VE-카데린은 암세포 전이, 형태형성, 그리고 신호전달과 조절 등 여러 생물학적 기능을 갖고 있다.

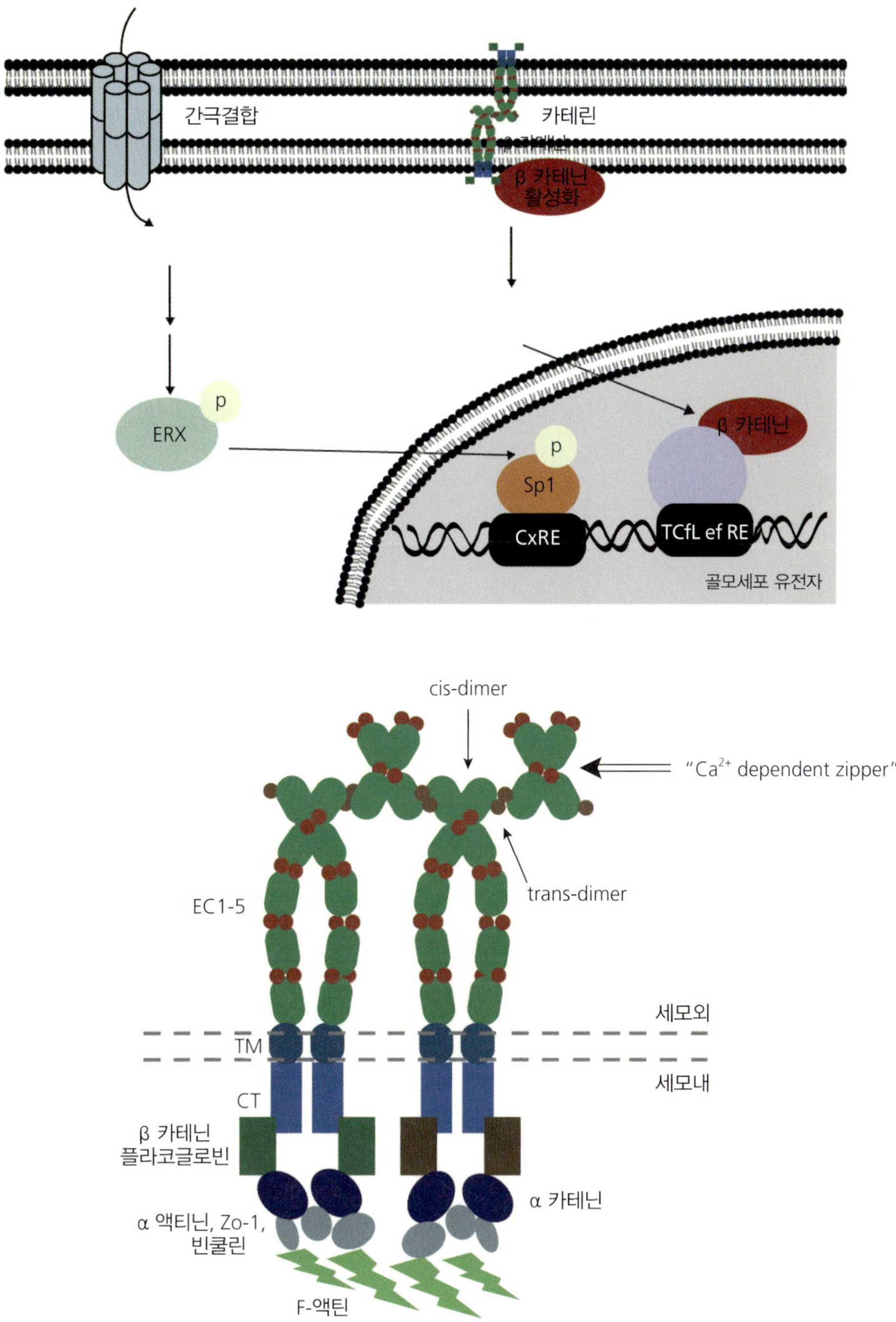


**그림 4.8** Gap 결합과 카데린의 미세구조를 보여주는 VE-카데린의 미세구조 모식도
EC 1–5: 세포외 도메인(extracellular domain), TM: 막통과 도메인(transmembrane domain), CT: 짧은 cytoplasmic domain.

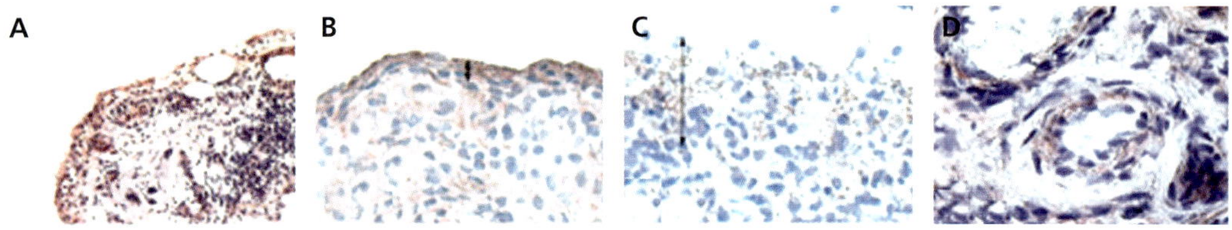


그림 4.9 류마티즘 관절염(rheumatoid arthritis, RA)의 관절활액에서의 카데린-11 염색 정도를 보여주는 결과로 내막(intimal lining layer)과 안층(sublining layer)에서 모두 염색된 것을 관찰할 수 있다.[11] **A.** 저형성, **B.** 과형성, **C.** 내막층(화살표)에서 카데린-11의 발현, **D.** 혈관주위와 안쪽에서 특히 두드러지게 발현됨.

하게 내피세포 사이의 연결을 유지하는 데 중요한 역할을 한다. 부착과 단단한 결합은 특정된 세포-세포부착분자를 통하여 내피세포 사이를 봉합하는 역할을 하며, 내피세포 사이의 인테그린을 유지하고, 혈관의 투과성과 염증, 시력감퇴, 알레르기, 뇌졸증 등의 질환에서 백혈구의 분출을 촉진한다(그림 4.7). 혈장분자와 세포는 세포간 및 세포 주변부를 통하여 혈관벽을 통과할 수 있는데, 이를 통해 세포분산, 혈관생성, 세포신호 전달, 암으로 인한 혈관을 생성하여 혈관내의 인테그린을 상실하면 혈관종 등이 발생하게 된다.

하나의 세포표면에 존재하는 카데린은 인접한 세포에 존재하는 카데린과 동종결합하며 $Ca^{2+}$-의존성의 지퍼 같은 작용으로 부착결합을 구성한다(그림 4.8). 카데린 분자의 짧은 세포절 도메인은 CT는 부단백질에 의해 액틴 세포골격에 부착하며 이러한 부단백질의 종류인 β 카테닌 등과 같이 신호전달에 중요한 역할을 하는 것으로 알려져 있다.

OB-카데린은 골모세포(osteoblast)-카데린으로 이를 조절하는 인자들로는 BMP2, TGFβ1 및 덱사메타손 등이 있으며, 골형성과 조골세포의 작용에 관여하여 골세포형성 전단계 세포, 전단계 조골세포와 조골세포 등의 세 단계를 지나면서 분열 증식 과정과 세포밖의 기질 성장 등의 과정에 카데린 11의 작용으로 관여한다. 또한, 카데린-11과 N-카데린의 연결구조는 정상적인 조골세포에서 발현될 뿐만 아니라 골육종에서도 발현되는데, 정상적인 조골세포에서는 높은 농도로 발현되지만 골육종에서는 낮은 농도로 발현된다. 류마티즘 관절염에서 카데린 11은 사람 관절활액의 내막 안층에서 많은 양이 지속적으로 발현되는데, 많은 만성적인 염증성 관절 질환의 병리학의 관절활액 안에서 더 많이 발현되며, 이러한 카데린 11의 발현은 내막층에 국한된 것이 아니고, 조골세포, 근아섬유세포 및 혈관근육세포 등 간엽세포에서도 발현되고 있다(그림 4.9).

### 3) Wnt 신호전달경로

Wnt 유전자는 45kd의 시스틴이 풍부한 당단백질을 인코딩(encoding)하여 세포의 표면으로 이동시킨다. 이 단백질은 주로 세포내 요소들과 연관되어 있고 헤파린유사 결합부를 통하여 세포표면이나 세포외기질에 결합한다. 시스틴 풍부 당단백질 Wnt 패밀리는 종양의 발생이나 세포발생의 여러 과정을 조절하는 인자인데, Wnt 단백질은 Frizzled(Fz)7 막통과 도메인 수용체에 결합하여 LRP5/6 막통과 단백질에 결합하여 세포내 신호 전달체계를 활성화시킨다.[28] 정상적인 세포나 Wnt 신호가 결여된 상태에서는 세포내 부착에 관여하는 β 카테닌이 과다하게 존재하여도 GSK−3β에 의하여 인산화되거나 유비퀴틴−프로티아제 경로(ubiqitin−protease pathway)에 의하여 분해된다. Wnt 신호가 존재하는 상태의 세포에서는 GSK−3β가 비활성화 되어 β 카테닌이 축적되게 된다. 축적된 β 카테닌은 전이요소인 LEF−1/TCF에 결합하여 이 인자로 하여금 세포 성장의 촉진과 세포사멸을 방해하게 한다.[29]

척추동물에서의 WNT 단백질 혹은 Drosophila의 Wingless 단백질은 frizzled 유전자 패밀리에 의해 인코딩된 수용체의 세포외 도메인에 결합한다. Drosophila의 Wingless 단백질은 아르마딜로 단백질의 축적을 조절하고 이것은 세포의 성장, 분열 그리고 기관형성의 중요한 신호전달 인자로서 작용한다. β 카테닌은 카데린의 기능에서 중요한 역할을 담당하는데 특히 LEF−1/TCF에 결합하여 전이 인자를 형성한다.[29] β 카테닌은 세포부착에 관여하는 E−카데린과 상호작용하는 일련의 단백질 중에 하나여서, β 카테닌은 직접적으로 E−카데린에 결합하고 액틴 세포골격과 복합체를 이룬다. E−카테린은 Wnt 신호전달경로를 억제하는 방향으로 조절하는데 E−카테린은 β 카테닌에 결합하여 β 카테닌을 세포막에 잡아둠으로써 β 카테닌은 전사작용을 할 수 없는 상태인 채로 유지된다. 액신(axin)은 Wnt 신호전달경로가 부재인 상태에서 β 카테닌의 농도를 낮게 유지하고, β 카테닌 파괴 복합체, GSK3b, APC, PP2A 등과 상호작용함으로써 이들 요소는 순차적으로 β 카테닌을 인산화시키고 파괴시킨다.[30]

#### (1) Wnt 신호전달경로와 종양

WNT−1 유전자는 처음 포유동물의 종양촉진 유전자로 발견되었는데, 과다 발현되었을 때 종양촉진 과정에 기여하고, Wnt−1이 포유류 상피세포의 형태적인 변형을 유발한다는 실험결과도 밝혀진 바 있다.[28] Wnt 신호전달경로가 직장암과 흑색종의 발생에 관여하는

데, Wnt-1이 직장암에서는 발견되지 않지만 Wnt-5a는 직장암과 흑색종에서 발견된다. Wnt-2의 경우에는 정상적인 직장에서는 낮은 수준으로 발현되는 반면, 직장 종양, 전암 용종, 간 전이 및 식도암에서는 높은 수준으로 나타난다.[34]

Wnt-1은 기저세포암에서도 중요한 역할을 하는데, 피부 기저층(adnexa)에서 정상적인 피부는 면역조직화학염색에서 Wnt-1 양성의 결과를 나타내는 반면, 기저세포층에서는 거의 음성 소견을 보인다. 그러나 기저세포암이 발현되어 침습을 일으키는 조직에서는 80~85%에 이르는 양성소견을 보이고, 면역조직화학적 분석에서도 β 카테닌과 Wnt 발현이 종양의 발생과 강한 상관관계가 있음이 알려져 있다. 이처럼 Wnt 신호전달경로의 잠재적인 능력이 세포질내의 β 카테닌 발현을 상승시키고 이러한 세포내 신호전달체계의 변화로 세포의 형태변화를 유발시킨다. 또한 Wnt는 GSK-3β-β-카테닌 경로를 통해 세포사멸을 조절한다. 정상적으로는 3β-β-카테닌 복합체는 세포사멸 작용을 균형적으로 조절하는데 Wnt는 이러한 조절을 감소시키는 방향으로 작용하여 세포로 하여금 세포사멸의 신호에서 빠져 나올 수 있도록 해준다(그림 4.10).[29]

치료적인 관점에서 Wnt 신호전달경로는 종양 발생의 다양한 단계에 관여하고 있는 것으로 사료된다. 광범위한 연구가 β 카테닌에 초점이 맞추어져 있지만 종양 발생에 있어서 Wnt 신호전달경로가 세포골격과도 관련이 있을 것이라는 증거도 나타나고 있다.[33] Wnt

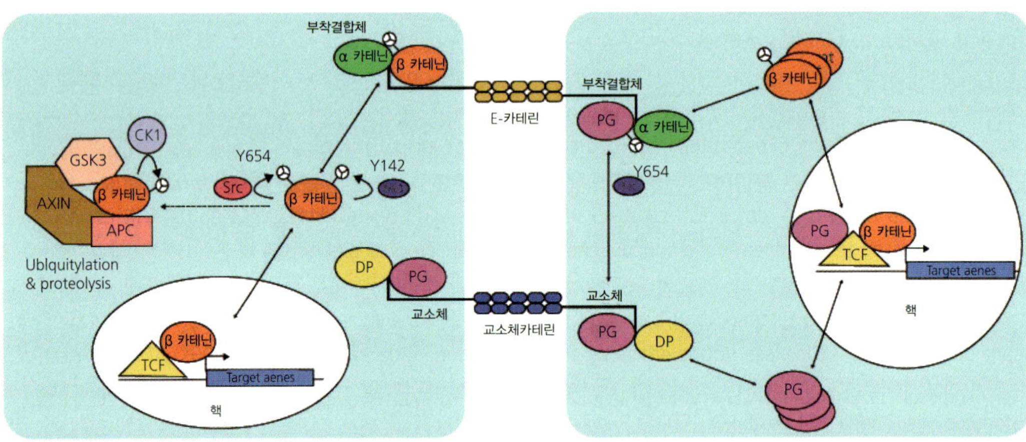


그림 4.10 Wnt 신호전달경로와 세포부착을 보여주는 모식도
좌측의 세포간 결합은 E-카데린, β 카테닌, α 카테닌으로 구성되고[33], 우측의 β 카테닌과 플라코글로빈(PG)은 세포결합과 교소체 사이에서 상호 교환이 가능함을 보여준다. PG의 인산화는 α 카테닌에 대한 친화성을 증가시켜 PG를 β 카테닌으로 대체하고 TCF/LEF의 발현 및 억제를 조절한다.[33]

와 β 카테닌이 사람의 종양발생에서의 연관성을 연구하는 것은 이러한 신호전달 인자들이 종양의 발생과 예후에 관여하는 기전에 관해 설명하는데 매우 중요하며 향후 치료전략의 수립에도 필수적이라 할 수 있다.

### (2) Wnt 신호전달경로와 구강암

구강편평상피암에서 E-카데린이 감소됨은 이미 보고된 바가 있는데, 최근 β, γ 카테닌과 세포 분화의 정도간에 역전적인 상관관계가 있음이 보고되었고, 이 카테닌들이 분화가 덜된 구강편평상피세포암의 세포막에서 동일한 정도로 발현이 감소되는 것이 밝혀졌다. 이러한 감소 현상이 특별히 병소의 침습부 경계에 많이 발현되고 편평상피세포암의 공격적인 양상과 연관성이 있을 가능성이 재기되어 왔다. 그러나 몇몇 종양들은 종양세포내의 자유 β 카테닌 분절의 증가로 β 카테닌의 세포질내 발현이 강하게 나타날 수도 있다.[29] 면역조직화학적 염색에서 분화가 불량한 세포에서 카테닌이 나타나지 않는 것은 세포의 기능 상실과 구조의 파괴를 의미하는데, 사실 성숙한 세포의 구조를 유지하는 것은 거의 대부분 카데린의 기능에 의존하고 카데린의 결합기능은 카테닌의 상호작용에 의존하며 많은 종양에서 카데린의 발현이 감소되는 현상이나 어떤 세포에서는 거의 발견되지 않는 것으로 알려져 있다.[31] 구강편평상피세포암이나 상피내암에서는 세포막에서의 카데린이나 카테닌의 발현이 감소하거나 나타나지 않는다고 보고되어 왔으나, 카테닌의 염색 정도가 감소하는 반면 E-카데린과 카테닌의 복합체가 파괴되는 것이 침습과 관련된 현상으로 나타남도 보고되었다. 이처럼 Wnt 신호전달경로가 세포부착물질들의 구강암 발현에 중요한 역할을 한다는 것은 여러 보고에서 알려져 있다.[29,32]

종양 발현과의 연관성에 있어서 상피-중간엽 전이와 E-카데린 상실 모형의 관점에서 세포부착의 상실은 암 발생과 진행으로 여겨져 왔다. 세포간 연결은 E-카데린과 α 카테닌, β 카테닌 그리고 p120 카테닌으로 이루어지는 카테닌 패밀리로 구성된다. 이처럼 Wnt 신호전달경로에서는 이러한 결합에 여러 변이 현상으로 β 카테닌의 안정성이 파괴되고 종양의 진행으로 이어진다(그림 4.11).[33]

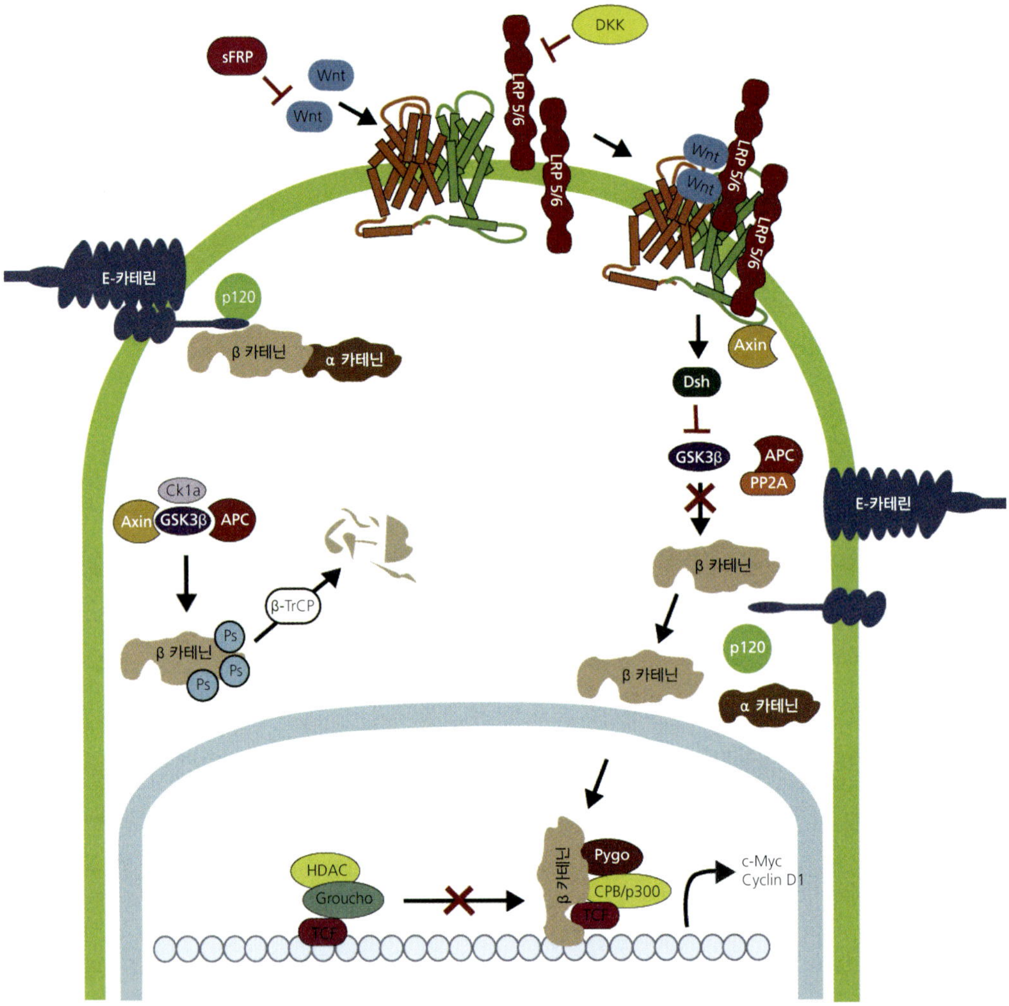


**그림 4.11** Wnt 신호전달경로의 작용기전을 보여주는 모식도

Wnt 리간드와 LRP(LDL receptor-related protein)의 상호작용으로 형성된 결합 수용 복합체가 경로를 활성화시키고 세포내의 β 카테닌 농도를 상승시킨다. β 카테닌은 핵으로 이동하고 여기서 TCF/LEF와 함께 전사조절 복합체를 형성하여 순차적으로 cyclin D1, c-Myc 등을 활성화시킨다.[30] Dsh(Dishevelled or DVL), TCF/LEF(T-cell factor/lympoid enhancer factor), sFRP(secreted Frizzled-related protein), DKK(Dickkopf), b-TrCP(b-transducin repeat-containing protein), HDAC(histone deacetylase), Pygo(Pygopus), and CBP(Creb binding protein).

## 2. 실렉틴

### 1) 실렉틴의 이해

실렉틴(selectins)은 1989년 무렵 E-실렉틴(ELAM-1, CD62E), P-실렉틴(GMP-140/PADGEM, CD62P), L-실렉틴(LECAM-1/LAM-1, CD62L) 등의 여러 실렉틴의 동시다발적인 배양과 백혈구의 이주 조절에 관여하는 새로운 세포부착 분자들에 대한 인식이 대두되면서 백혈구-내피세포 상호작용에 관한 연구가 활발해지면서 알려지기 시작하였다. 실렉틴은 1형 단일-체인 막통과 단백질(type 1 single chain transmembrane proteins)로 혈소판, 백혈구, 림프구, 내피세포에서 발견된다.[35] 실렉틴에는 E-(endothelial) 실렉틴, P-(platelet and endothelial cell) 실렉틴, L-(lymphocyte) 실렉틴 등과 같은 세 종류가 있으며, 이들은 생리적으로 정상 백혈구의 부착과 이주에 중요한 역할을 하고, 염증반응, 혈관외 분출(extravasation)[36] 및 다른 질환과 악성종양의 전이 등과 연관되어 있다.

실렉틴은 분리된 단백질 도메인이 직렬로 구성된 전형적인 1형 당단백질로 구성되어 있

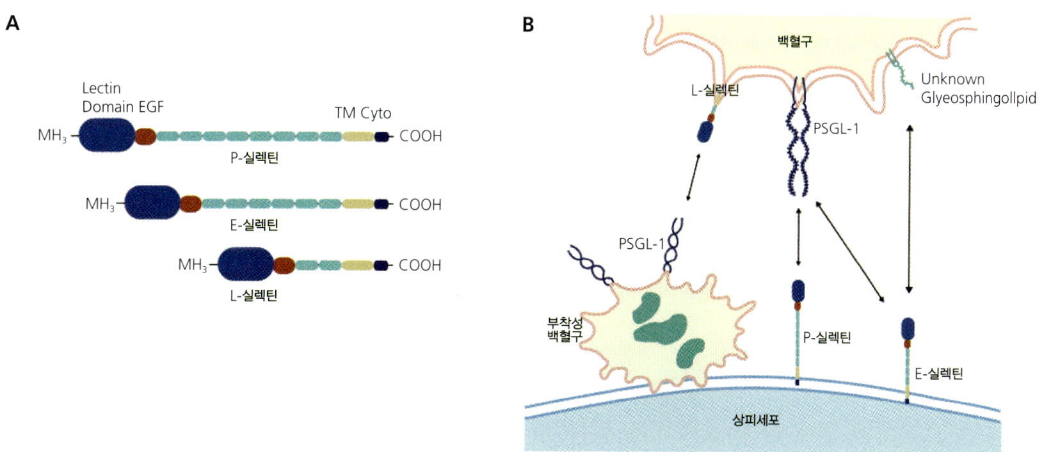


그림 4.12 **A.** P-, E-, L-실렉틴의 구조. 실렉틴은 분리된 단백질 영역이 직렬로 구성된 전형적인 1형 단백질로 구성되어 있다. 아미노 말단 C-타입 렉틴 영역, 단일 EGF(Epidermal Growth Factor)-유사 영역, 2~9개의 SCR(short consensus repeat) 영역, 단일 막통과 부위(TM: transmembrane) 및 세포질 꼬리(cyto)로 구성되어 있다. L-실렉틴은 SCR이 2개, E- 또는 P- 실렉틴은 4~9개로 다양하다. **B.** 실렉틴 연계 백혈구 응집. 유리 백혈구의 PSGL-1(P-selectin glycoprotein ligand 1)은 활성화된 내피세포의 E-, P-실렉틴과 연결되어 감염이나 염증이 있는 부위로 백혈구의 구름이 일어나도록 한다. E-실렉틴은 아직 규명되지 않았지만 백혈구의 어떤 스핑고당지질과 결합될 것이며, 부착된 백혈구의 PSGL-1은 이차적으로 유리백혈구의 L-실렉틴과 작용하고 응집을 유도한다.

으며, 아미노말단 C-형의 렉틴 영역, 단일 EGF-유사 영역, 2~9개의 SCR(short consensus repeat) 영역, 단일 막통과 부위 및 세포질 꼬리로 구성되어 있다(그림 4.12).[37,38] 이 중 세포외 부분으로 아미노말단 렉틴 영역에는 탄수화물 리간드가 부착한다. E-실렉틴은 내피세포에서만 국한되어서 발현되며 주로 인터루킨-1(IL-1), TNF-α, LPS 등의 염증성 자극에 반응해서 발현된다. 이 물질은 주로 전사단계에서 발현되며, 억제는 전사단계(예: TGF-β, actinomycin D 등) 및 번역단계(예: cycloheximide) 모두에서 일어날 수 있다. 또한 저장이 되지 않기 때문에 세포 표면에서의 발현이 P-실렉틴에 비하여 느리다. E-실렉틴의 발현 정도는 TNF-α와 같은 자극 후에 3-6시간 사이에 최고로 되며, 10-12시간 내에 다시 정상범위로 감소하게 된다. 국소 염증이 있는 곳이나 지연성 과민성반응이 일어나고 있는 피부 같은 곳에서는 만성적으로 발현된다.[37]

### (1) 실렉틴의 리간드

실렉틴은 당단백질과 당지질의 전형적인 말단구조인 sialylated, fucosylated 탄수화물에 부착한다고 밝혀져 있다. Sialyl-Lewis$^{X}$(sLeX, CD15)는 대표적인 실렉틴 리간드의 하나로, 순환하는 단핵구, 중성구, 활성 림프구 등에서 강하게 발현된다. 중성구의 내피세포부착은 sLeX의 항체를 사용함으로써 억제된다는 보고도 있는데,[39] 부착은 렉틴 도메인을 통해 우선적으로 이루어진다.

PSGL-1(P-selectin glycoprotein ligand)은 세 실렉틴 모두에 결합하는 리간드로서, 뮤신 유사 당단백질이며 면역 기능에 중요한 역할을 하고, P-, L-실렉틴의 주된 리간드로 작용한다. E-실렉틴도 PSGL-1과 결합하나 생리적인 기능면에서 스핑고당단백질이 E-실렉틴과 더 연관이 있다.

### (2) 백혈구 이주와 실렉틴의 기능

염증성 자극이나 조직 손상에 반응하여 나타나는 초기 세포반응이 자극받은 근처의 혈관벽을 따라 백혈구의 구름현상에 의한 것이라는 사실은 잘 알려져 있는데, 이 구름현상은 주로 실렉틴들에 의해 이루어진다. 세 종류의 실렉틴은 모두 이 구름현상에 직접 또는 간접적으로 관여하고 있으며 체내 및 체외 실험에서 보고되어 왔다.[40] 그러나 실렉틴과 그 리간드들의 발현 동역학이 다르기 때문에 염증 반응에서 서로 다른 실렉틴은 서로 다른 시기에 작용하게 된다. 또한 실렉틴과 그 리간드들의 발현은 모든 조직과 모든 종에서 같지 않으므로 세 종류의 실렉틴을 사용하는 세포의 차단 연구들에서 내피세포 자극, 조직 부위, 종, 실렉틴 차단 방법 등에 따라 서로 다른 결과를 보이는 것으로 알려져 있다.

모든 종류의 백혈구 이동은 림프구가 고내피 세정맥(high endothelial venule, HEV)이라고 불리는 특정 혈관 부위에 부착하면서 시작된다(그림 4.12). 백혈구-내피세포 상호작용의 첫 번째 단계는 이와 같은 가변적 부착으로서 백혈구가 후모세관 세정맥을 통해 혈구의 흐름을 빠져나온 후 세정맥의 내피세포를 따라 구르면서 시작된다. 백혈구의 구름은 L-실렉틴 분자에 의해 매개되고, L-실렉틴은 내피세포의 E-실렉틴과 P-실렉틴 상에 존재하는 L-실렉틴 리간드에 리간드를 제공함으로써 백혈구를 내피세포에 부착하도록 만든다. 백혈구 구름은 백혈구가 세정맥을 통해 이동하는 시간을 늦춤으로써 부착된 백혈구가 활성화하는 시간을 마련해준다.

백혈구-내피세포 상호작용의 두 번째 단계는 백혈구의 활성화 단계로서 화학주성 분자 또는 내피세포에서 유래된 여러 사이토카인에 의해 백혈구가 자극되는 단계이며, 부착 백혈구의 활성화에 관여하는 것으로 생각되는 사이토카인에는 IL-8 혈소판 활성인자, 류코트리엔(leukotriene) B4, C5a 등이 있다. 화학주성 물질에 의해 활성되면 백혈구는 세포표면으로부터 L-실렉틴을 떨어뜨린다. 이처럼 실렉틴과 그 리간드는 백혈구-내피세포 상호작용의 초기단계에 중요한 반면, 인테그린과 그 리간드 등은 백혈구가 내피세포를 통해서 말초림프 기관이나 염증조직으로 이동하는 후기단계에서 중요하다.

### (3) E-실렉틴

E-실렉틴은 다른 실렉틴과 유사하게 염증반응과 조직 손상시에 백혈구의 구름에 관여한다. 이 물질은 중성구, 단핵구 및 일부 T세포의 혈관 내피세포부착을 매개한다.[35] 그러나 발현을 위한 유전자의 전사가 새로 필요하기 때문에 2시간 이내인 급성 염증반응 초기의 백혈구 응집에는 필수적인 역할을 하지는 않는다. 또한 많은 조직에서 P-실렉틴과 조화로운 전사양상을 보이고 있어, 이러한 조직에서 염증반응 발생 시 E-와 P-실렉틴이 같이 발현된다. 1994년 라보우(Labow) 등은 E-실렉틴 누드마우스에서 P-실렉틴 기능을 억제하지 않았을 때, 복막의 백혈구 응집에 큰 문제를 보이지 않았음을 보고하였으나 다른 한편으로 1991년 건델(Gundel) 등은 원숭이의 기도 염증과 폐쇄 시에, 또한 멀리건(Mulligan) 등은 쥐에서 폐손상 시 염증반응 등에서 E-실렉틴과의 명백한 관련성을 보였음을 보고하였다. 또한 E-실렉틴은 류마티스 윤활막이나 이식 거부반응 등의 만성 염증과 지연 과민성 반응에서 많이 발현되었다.

### 2) 실렉틴과 구강점막 질환

재발성 아프타성 궤양(recurrent aphthous ulceration, RAU)은 구강내의 흔한 질환 중의 하나로 다양한 발생주기를 가지면서 통증이 있지만 자발적으로 소실되는 구강 내 얕은 궤양이다. 이 궤양들은 조직학적으로 초기에는 림프구들이 우세하고 점차 중성구들이 오면서 혼합양상을 보이는 등의 염증세포들의 과도한 침윤이 특징이다. 이러한 염증반응에서 E-실렉틴의 과발현이 관찰되는데, 궤양에서 관찰되는 이러한 실렉틴 및 VCAM-1, ICAM-1 등의 여러 세포부착물질이 발현되는 활성화된 내피세포는 세포독성의 작용 장소가 되어 조직파괴가 일어나게 된다. 뿐만 아니라 이런 세포부착물질의 발현은 구강의 각질형성세포에서 염증세포들의 침투를 용이하게 하여, 세포독성 T세포와 각질형성세포의 상호작용은 궤양형성에 크게 관여하게 된다.[41]

구강편평태선에서도 실렉틴 발현의 증가가 보고된 바 있다. 구강편평태선은 원인을 잘 모르는 만성 염증성 질환으로, 상피의 기저층의 각질형성세포에 대한 직접적인 면역반응이 특징 T림프구의 세포성 침윤에 의해 매개된다. 이 면역반응은 기저층의 각질형성세포 표면 항원의 변화로 인한 CD4 림프구의 인식에 의해 야기된다. 손상된 부위로의 T림프구의 이주 및 각질형성세포들과 이 백혈구들과의 상호작용은 구강편평태선의 주요 병인론이며 이들은 실렉틴을 포함한 특정한 세포부착물질들에 의해 매개된다. 이 세포부착물질들은 내피세포에의 부착, 림프구의 혈관외 조직으로의 이주 및 분출, T림프구와 해당되는 세포 항원과의 상호작용 등을 함으로써 면역기능을 조절한다.[42] 정상적인 상피 하방 내피세포에서는 중등도 이하의 E-, P-실렉틴이 발현되었던 반면, 편평태선에서는 E-,

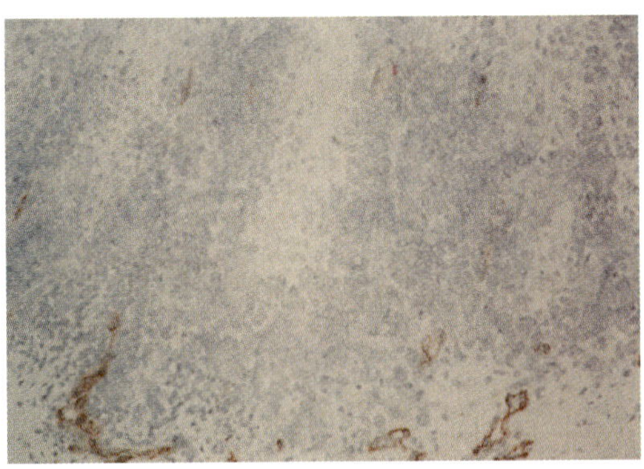

그림 4.13 상피세포에서 발현되는 P-실렉틴(헤마톡실린역 염색, 100배)[43]

P-실렉틴 발현의 증가가 관찰되었고, 편평태선 부위로 침투된 백혈구세포에서 L-실렉틴의 면역염색결과 거의 대부분 양성으로 관찰되었다. 이런 L-실렉틴의 발현은 편평태선 병소의 세포 저류 및 보충과 관련이 있을 것이라 추정된다(그림 4.13).[43]

## 3) 실렉틴과 구강암

악성종양 세포들의 기저 결합조직 침투 및 다른 부위로 전이하는 암의 특징은 세포-세포 및 세포-세포외물질 상호작용의 변화에 의해 이루어진다. 실렉틴은 백혈구의 이주등에 연관되어 있기 때문에 암종의 전이라는 면에 있어서 혈관외 분출 등과 유사한 기전을 이용할 가능성이 제시되면서 연구가 되기 시작하였다(그림 4.14).[44] 종양 유래 무신과 실렉틴의 상호작용은 일부 암종세포의 전이 단계의 한 부분을 차지하며, 혈류로 들어간 암종세포들을

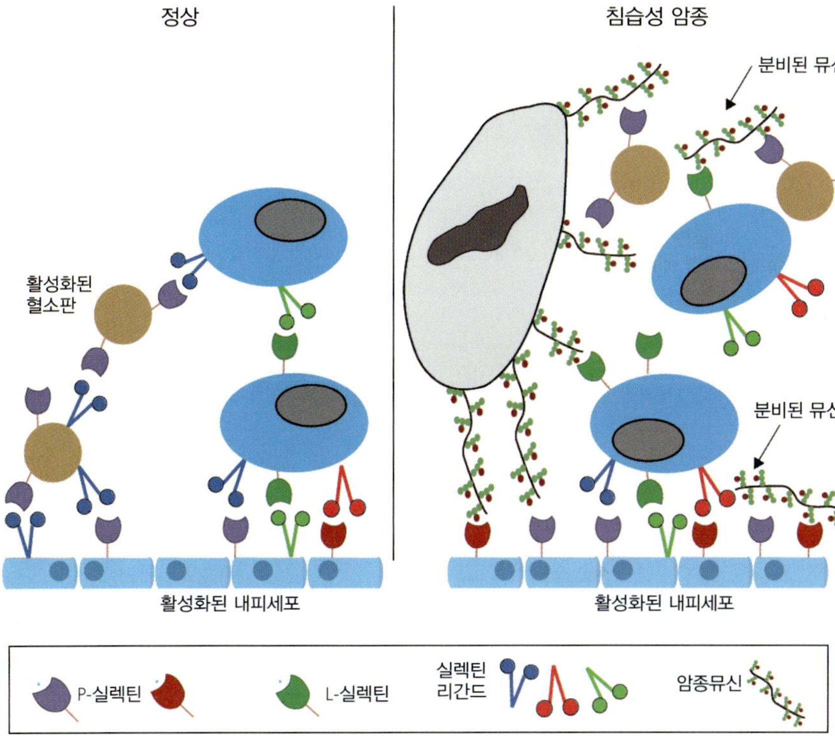


그림 4.14 종양 유래 무신과 실렉틴의 상호작용은 일부 암종세포의 전이 단계의 한 부분을 차지하며 혈류로 들어간 암종세포들을 혈소판과 백혈구와 함께 혈전복합체를 형성시켜 상피세포와의 상호작용을 돕고, 면역체계로부터의 회피를 도와 이소성 장소에의 저류를 촉진시킨다.

혈소판과 백혈구와 함께 혈전복합체를 형성하여 상피세포와의 상호작용을 돕고, 면역체계로부터의 회피를 도와 이소성 장소에의 저류를 촉진시킨다. 이러한 현상은 혈소판이나 내피세포의 P-실렉틴과 암종세포의 뮤신의 상호작용으로 증명되어 있고, 또한 P-실렉틴 결핍 마우스에서 암종의 전이가 정상 마우스에 비해 적게 되는 것을 관찰할 수 있었다.

구강 외의 다른 부위에서 연구된 바를 살펴보면, 우선 유방암과 대장암의 전이에 있어서 E-실렉틴의 큰 관련성이 제시되었는데, E-실렉틴이 대장의 선암종 세포들의 부착에 관여하며, 이 세포들은 E-실렉틴의 리간드인 sLeX와 sLeA를 발현하였다. 유방암의 종양

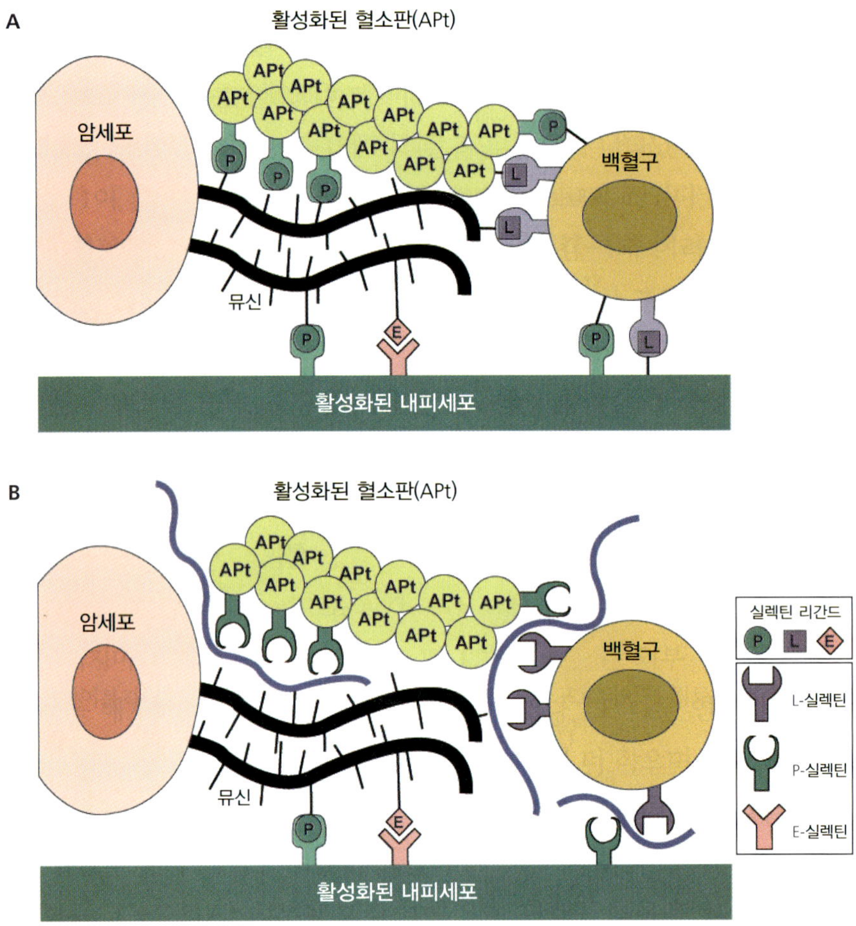


그림 4.15 암세포에서의 헤파린의 실렉틴 억제작용
**A.** 혈관의 실렉틴과 대장암의 뮤신의 여러 결합 부위의 상호작용을 보여준다. **B.** 정맥 내 헤파린의 단일 용량 주사 후 일시적으로 P-실렉틴 연계 혈소판-종양세포 상호작용과 전이의 억제과정과 헤파린의 L-실렉틴 연계 상호작용에 대한 억제 가능성을 보여준다.

과 관련된 혈관에서도 P-, E-실렉틴의 높은 농도의 발현이 관찰되었다.[39]

구강 상피세포에서 실렉틴은 정상적으로는 발현되지 않는데, 구강암에 있어서 이들의 발현에 관련된 연구도 소수에 불과하다. 두경부 편평상피세포암에서 sLeX의 발현이 관찰되었고, sLeX 항체가 배꼽정맥(umbilical vein) 내피세포와 종양세포의 부착을 억제하였다는 것이 보고되었다.[45] 악성종양의 상피세포에서 sLeX, sLeA, E-실렉틴, P-실렉틴이 많이 발현되었다는 연구도 있으며, sLeX와 sLeA가 두경부 편평상피세포암에서보다 양성 상피성 병소에서 더욱 많은 발현을 하였다고 보고되기도 하였다.[46] 구강편평상피세포암에서 혈액내 순환하는 E-실렉틴의 농도가 상승되어 질환 발생의 한 표지자로써의 의미도 지니지만 아직 초기와 말기의 병소에서는 연관성이 없다는 연구도 있다.[47] 또한, 여러 증례에서 원발성 종양 자체에서보다 전이된 병소에서 이 물질들의 발현이 높았다는 보고도 있었다.[48]

아직까지 실렉틴을 표적으로 하는 항암제가 없는데, 향후 실렉틴과 같은 세포부착물질의 연구가 더욱 진행된다면, 이들을 항암제의 표적으로 이용가능하게 될 것이다. 현재 임상적으로 헤파린이 P-, L-실렉틴의 강력한 억제작용을 한다고 알려져 있으며 비록 헤파린과 실렉틴의 생리적인 상호과정은 아직 규명 중이지만, 약리적으로 헤파린의 실렉틴에 대한 영향은 암에 있어서 하나의 좋은 치료책이 될 수 있을 것이다(그림 4.15).[49]

### 4) L-실렉틴

L-실렉틴은 백혈구에서 발견되는 CD62L, LECAM-1, LAM-1, Mel-14 항원, gp90$^{mel}$, Leu8/TQ-1 항원으로도 알려져 있는 세포부착물질로서, 실렉틴 중 가장 작아 분자량은 74~100Kd이다. Sialyated 탄수화물기를 인지하는 실렉틴 단백질 중의 하나로 ADAM metallopeptidase 17(ADAM17)에 의해 분해된다. L-실렉틴은 세포 표면 구성 물질로 adhesion/homing 수용체 집합의 한 구성 요소로 백혈구-내피세포간의 상호작용에 중요한 역할을 한다. L-실렉틴은 여러 영역으로 구성되어 있어, 렉틴과 같은 부분, 상피세포 성장인자, C3/C4 결합 단백질에서 발견되는 2개의 일치하는 반복되는 단위로 되어 있다(그림 4.16).

L-실렉틴의 리간드로는 림프절의 고내피 세정맥에서 발견되는 GlyCAM-1, 내피세포에서 발견되는 CD34, 장의 림프 조직의 내피세포에서 발견되는 MadCAM-1 및 다른 물질보다 약하게 결합하는 PSGL-1 등이 있다. L-실렉틴은 homing 수용체 역할을 하여 백

혈구로 하여금 고내피 세정맥을 통해 이차 림프 조직으로 들어가게 한다(그림 4.17). 내피세포에 존재하는 리간드가 L-실렉틴을 가진 백혈구에 결합하여, 백혈구가 혈액으로 들어가는 것을 느리게 하는 반면 이차 림프 기관으로 들어가는 것을 촉진시킨다. 수용체는 보통 T세포 표면에서 발견된다. 특정한 항원을 가지지 않은 미경험(native) T림프구는 항원을 만나기 위해서는 이차 림프절로 들어가야 하고, 항원을 접한 중앙기억(central memory) T림프구는 이차 림프 기관에 위치하기 위해 L-실렉틴을 발현하며 항원을 다시 만났을 경우 증식할 준비를 하게 된다. 효과기억(effector memory) T림프구는 L-실렉틴을 발현하지 않고, 말초 조직을 순환하다가 L-실렉틴을 발현하지 않고 항원을 만나서 바로 효과를 발휘한다.

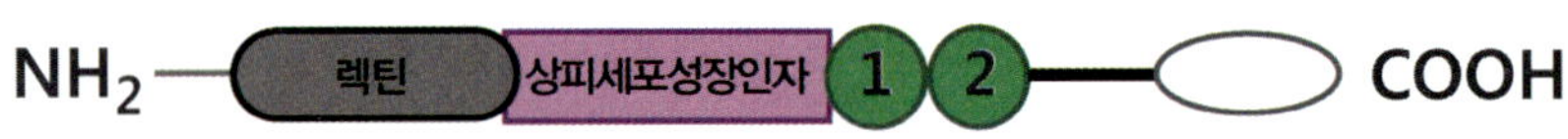


그림 4.16 L-실렉틴의 기본구조를 보여주는 모식도[50]

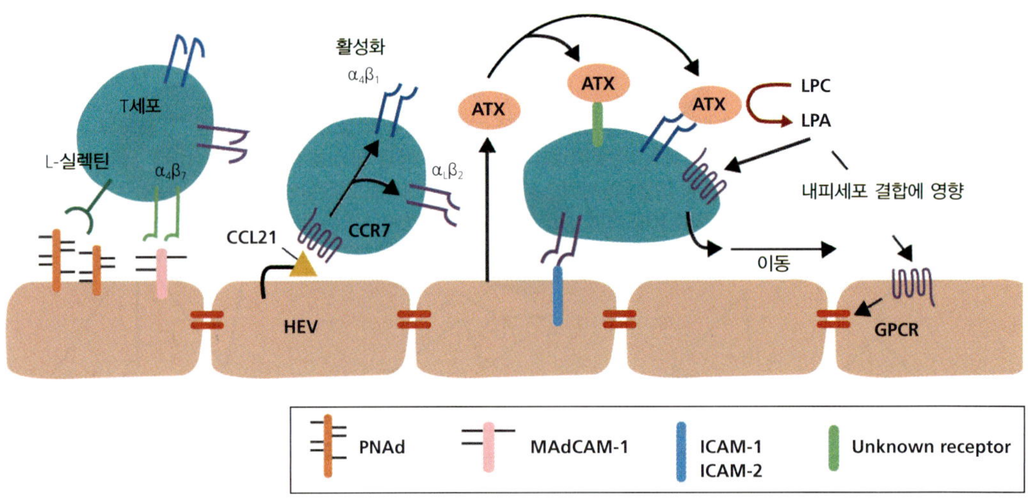


그림 4.17 림프구 homing에서의 autotaxin 모식도[51]

림프구 포획은 L-실렉틴과 $\alpha_4\beta_7$에 의해 시작되고, 각각의 리간드인 PNAd와 MAdCAM-1과 결합한다. Chemokine CCL21이 수용체인 CCR7에 결합하면, 림프구 구속을 매개하는 인테그린 $\alpha_L\beta_2$와 인테그린 $\alpha_4\beta_1$의 활성화가 유발된다. 고내피세정맥(HEV)에서 분비된 autotaxin(ATX)은 인간 림프구에 있는 활성화된 리간드 $\alpha_4\beta_1$에 결합하여 LPA를 발생시킨다. LPA는 G protein-coupled receptors(GPCR)에 결합함으로써 림프구의 운동성을 향상시킨다.

### (1) L-실렉틴과 구강점막질환

치태에 대한 반응으로 순환하는 혈액의 백혈구가 치은 조직에 침착되면, 첫째, 림프구는 다른 작은 혈관의 내피세포에 구속되게 된다. 여기에는 L-실렉틴 같은 GlyCAM-1(glycosylation dependent adhesion molecule) 혹은 MAdCAM-1(mucosal addressin cell adhesion molecule) 같은 혈관내피세포의 리간드에 결합하는 LPAM-1(인테그린 $\alpha_4\beta_7$)이 필요하다.[53] 일단 구속되게 되면 림프구는 VLA-4(very late antigen)와 혈관에 의해 발현되는 VCAM1(vascular cell adhesion molecule) 같은 인테그린에 의해 내피 표면에 붙어서 구르게 된다. 림프구 이주의 이차상에서는 LFAM-1(lymphocyte function-associated molecule)이 활성화되고 내피세포의 ICAM-1(intercellular-adhesion molecule)에 부착하게 된다.[54] 림프구는 편평해지고 최종적으로, PECAM-1(platelet endothelial cell adhesion molecule CD3)과 결합하는 LFA-1 및 ICAM-1이 편평해진 림프구의 혈관외 유출(diapedesis)에 관여하게 된다.

정상 점막의 점막하조직에는 ICAM-1과 L-실렉틴에 염색되는 림프구나 대식세포 형태의 적은 수의 원형세포가 있는데, 모든 편평태선 대부분의 세포에서 ICAM-1, L-실렉틴, LFA-1, VLA4가 발현되었으며,[55] 기능적으로 활성화된 L-실렉틴 리간드는 심한 만성 상악 비부동염을 앓고 있는 환자에 백혈구로 하여금 상악동 점막으로 들어가게 하여 염증을 악화시킨다는 보고도 있었다.[56]

### (2) L-실렉틴과 구강암 및 일반적인 암

갑상선유두암종(papillary thyroid cancer), 갑상선염, 정상 조직의 L-실렉틴을 분석한 보고에 따르면, L-실렉틴은 정상 조직에 비해 종양에서 두드러지게 증가하고 갑상선염과 연관된 갑상선유두암종에서 더 많이 발현되었다. 비종양 조직의 갑상선염에서도 L-실렉틴이 증가하였는데, 따라서 L-실렉틴은 염증 상태에서 뿐만 아니라 종양의 자가면역 환경에서도 증가된다고 보고되었다.[57] 또한, L-실렉틴이 마우스의 림프종의 혈행성 파종(hematogenous dissemination)에 대한 예측을 가능하게 해준다는 보고도 있다.[58]

백혈구에서의 L-실렉틴의 발현과 생리적인 기능은 잘 알려져 있지만, 악성백혈병이나 림프종에서의 역할은 아직 확실하지 않다. 정상적으로 말초 림프절의 림프구의 homing 수용체 기능을 하는 L-실렉틴이 악성백혈병의 원격 전이에 관련되어 있는지는 의문이나,[59] 루스(Roos)[60] 등은 말초 림프절로 광범위하게 전이하는 T-cell hybridoma 세포에서 L-실렉틴의 발현이 높게 나타난다고 보고하였다. 그러나 L-실렉틴이 필요하다는 직접적인 증거와 전이 양상을 설명하기에는 충분하지 않은데, 스툴만(Stoolman) 등[61]은 림프구성 백혈병의 종양 세포에서의 L-실렉틴 발현은 림프절 질환의 발생률과 비슷한 경향을 보인다고 보고하였는데, L-실렉틴을 발현하는 악성 T세포가 혈행성 전이를 통해 원격 림프절 전이를 일으키는 가장 가능성 있는 요소라고 하였다. 비호지킨 림프종에서는 보존된 귀소 프로그램이 종양을 파급시키는 데에 중요한 역할을 하는 것으로 생각되며,[62] 결절성(nodal) 비호지킨 림프종에서는 주로 L-실렉틴이 발현되지만, 결절외(extranodal) 부위로 파급된 림프종에는 이러한 귀소 물질이 드물게 나타났다. L-실렉틴은 E-실렉틴에 비해 암의 전이 과정에 관련하여 덜 연구되어 있어 앞으로 많은 연구가 필요하다.[59]

### 5) P-실렉틴

P-실렉틴은 활성화된 내피세포 표면에 있는 세포부착물질로 혈관내벽과 활성화된 혈소판에 분포하며, 활성화되어 있지 않은 내피세포에서는 Weibel-Palade 입자로서 저장되어 있고, 활성화되어 있지 않은 혈소판에서는 α-입자들(α-granules)로 저장되어 있다. P-실렉틴의 다른 이름은 CD62P, GMP-140(granule membrane protein 140), PADGEM(platelet activation-dependent granule to external membrane protein) 등으로 불리

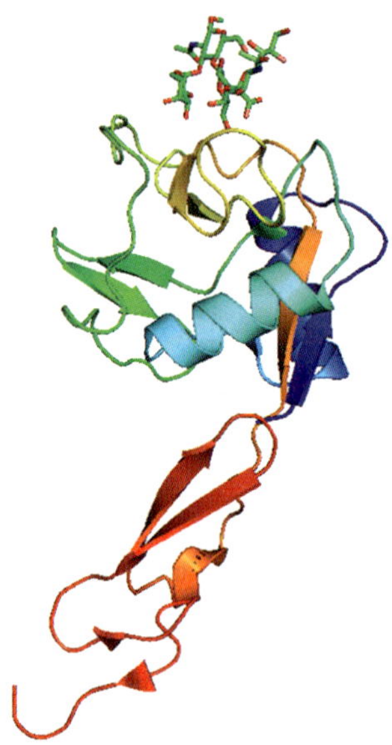

그림 4.18 P-실렉틴의 리본모양 구조 모식도[63]

며, 1989년에 처음으로 내피세포에서 발견되었다(그림 4.18).

P-실렉틴은 백혈구가 염증 상태일 때 해당 손상 부위로 이동하는 중요한 역할을 한다(그림. 4.19). 염증상태일 때 내피세포가 히스타민이나 트롬빈 같은 물질로 활성화되면 P-실렉틴은 세포 내부에서 내피세포 표면으로 이동한다. 트롬빈은 내피세포로 하여금 P-실렉틴을 방출시키고, $Ca^{2+}$비의존성 경로가 P-실렉틴의 방출과 관련이 있다.[64] 호산구(eosinophils)와 중성구(neutrophils)의 P-실렉틴 리간드는 비슷하게 sialylated, 프로테아재(protease)에 민감하여, β-갈락토시다제(galactosidase) 저항성 구조를 지니어, E-실렉틴과는 다른 구조를 지녀서 염증 반응에 P-실렉틴과 E-실렉틴이 서로 다른 역할을 하는 것을 의미한다.[65] P-실렉틴은 고정성 단백질을 통해 액틴 세포골격에 부착된다.

PSGL-1(P-selectin glycoprotein ligand-1)은 2개의 120kd polypeptide chains으로 구성된 240kd의 동종이합체(homodimer)이다(그림 4.20). PSGL-1은 모든 백혈구에서 발현되고, 주로 미세융모(microvilli)의 끝에서 발견되는데, PSGL-1은 적절한 당으로 치장된 내피의 P-실렉틴에 부착할 수 있다. 기능적인 PSGL-1의 구조는 sialyl-Lewis$^x$를 지니며, P-실

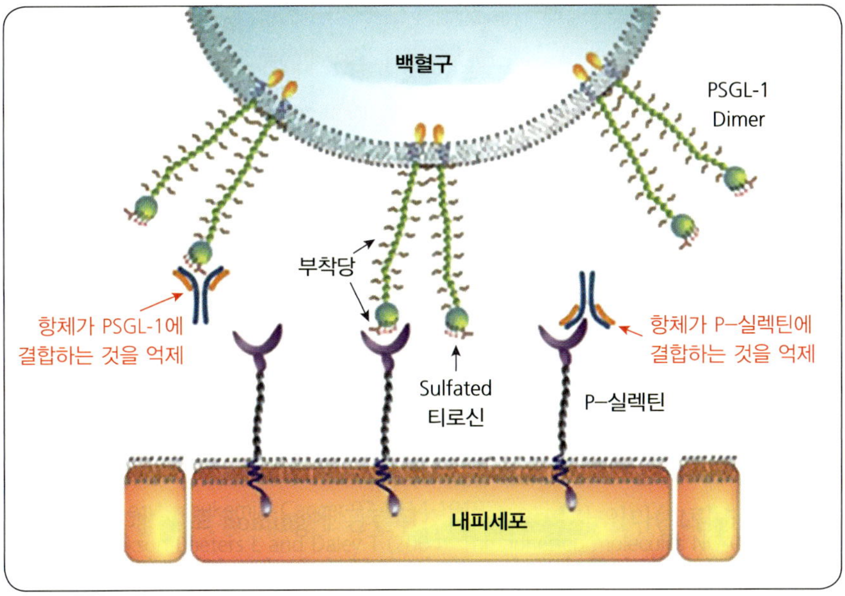


그림 4.19 백혈구의 염증 부위 부착과정 모식도
P-실렉틴과 수용체인 백혈구에 존재하는 PSGL-1(P-selectin glycoprotein ligand-1)과의 상호 관계를 보여준다. 염증이 생기면, P-실렉틴은 PSGL-1과 결합할 수 있는 내피세포와 혈소판의 표면으로 이동한다. 백혈구가 해당 부위에 결합하게 되고, 건강하지 않은 세포와 조직을 손상시키게 된다. P-실렉틴은 매우 부위 특이적이고, 다양하고 복잡한 염증 매개체의 초기 유발 인자로 작용한다.[66]

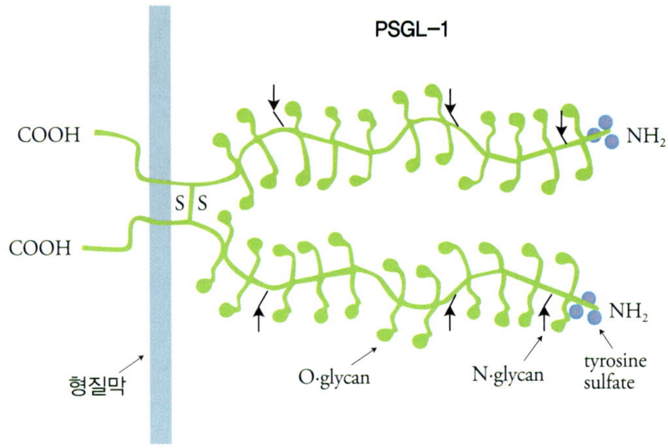


그림 4.20 PSGL-1(P-selectin glycoprotein ligand-1) 67

렉틴과 PSGL-1간의 결합은 부착 방식에 있어서 구름 현상의 주된 매개체의 기능을 한다.

### (1) P-실렉틴과 구강점막질환

편평태선의 특징적인 림프식 침윤(lymphophagocytic infiltrataion)은 부착물질의 특성으로 인한 상피 발현과 순환하는 림프구와 대식세포 특정 수용체의 상호 발현(reciprocal expression)과 관련되어 있다. 혈관 관련된 여러 물질들을 비교한 결과에 따르면, ELAM-1, ICAM-1, VCAM-1, P-실렉틴의 증가가 편평태선의 유지, 지속에 중요하며,[68-70] 초기 백혈구-상피 부착에 작용하는 E-실렉틴과 P-실렉틴 등의 상피 발현이 지속적인 백혈구 유입으로 편평태선에서도 발현된다.[55] 내피의 P-실렉틴이 비강내 용종(polyp) 조직에 강하게 발현되는데, 비강내로 치료하여 발현을 줄일 수 있다.[71,72]

### (2) P-실렉틴과 구강암 또는 일반적인 암

P-실렉틴은 인간의 폐암, 유방암, 흑색종, 위암, 신경모세포종, 혀의 상피세포암과 같은 여러 암 세포주와 관련있음이 보고되어 왔다.[73-77] P-실렉틴이 결여된 마우스를 이용한 연구에서, P-실렉틴이 사람 대장암의 진행을 촉진시킨다고 보고되었는데,[78] 대장암 세포의 P-실렉틴과의 결합이 생체내에서 병리학적으로 중요한 역할을 한다는 것을 의미한다. 흑색종으로부터 유래한 NKI-4 세포와 소세포성 폐암으로부터 유래한 NCI-H345 세포가 당단백질리간드를 통해 P-실렉틴과 결합한다는 보고도 있다.[75,79] 게다가 세포 표면의 헤파린설페이트 유사 당단백당(heparin sulfate-like proteogylcans)이 흑색종의 A375 세포,

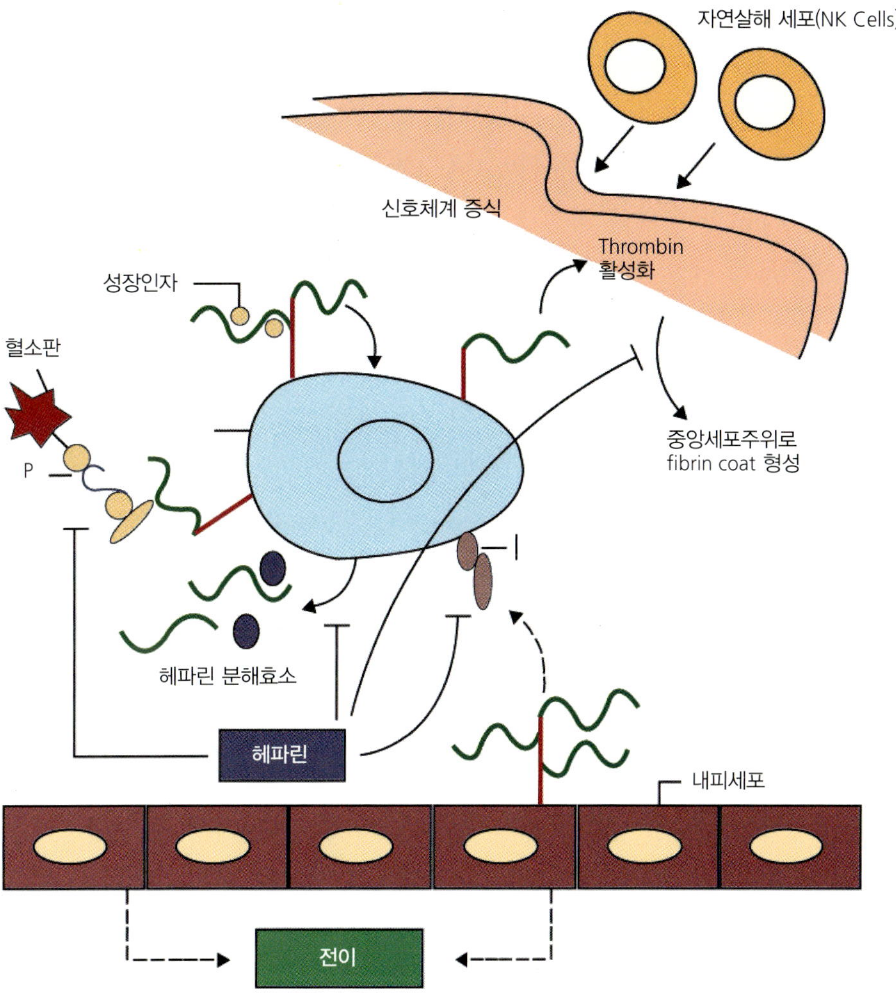


그림 4.21 종양의 전이에서 heparin–sulphate glycosaminoglycans(HSGAGs)의 역할을 보여주는 모식도[80]로 초록 색선은 종양세포 표면에서 전이를 매개하는 기능을 한다. ① 암세포 표면의 HSGAGs는 혈소판이나 모세혈관계의 endothelial lining의 부착을 매개하는 P–실렉틴의 리간드 역할을 할 수 있다. 이를 통해 암세포는 다른 장기로 전이할 수 있을 뿐만 아니라 혈관밖 유출을 하고 혈류에 합류할 수 있다. 외인성 헤파린이 첨가되면 P–실렉틴 결합과 경쟁하여, 종양 세포의 부착 과정을 방해한다. ② 헤파린 분해효소는 HSGAGs를 분해하여 성장 유발 인자를 방출시키고, 종양 전이를 촉진시킨다. 약리학적 용량의 헤파린이 헤파린 분해효소의 작용을 억제시킨다고 생각된다. ③ 세포 표면의 HSGAGs는 인테그린의 공동 수용체로 작용하여, 혈관에 대한 암세포의 부착을 매개하며, 유출을 촉진시킨다. 약리학적 용량의 헤파린은 암세포 표면의 HSGAGs의 인테그린과의 결합을 경쟁함으로써 이런 과정들을 방해한다고 생각되고 있다. ④ 또한 암세포 표면의 HSGAGs는 국소 응고를 조절하는 서열을 가지고 있고, 특히 트롬빈(Factor IIa) 같은 세린 프로티아제(serine proteases)의 응고 작용을 조절한다. 종양의 응고전구체는 종양 주위에 피브린 보호층의 형성을 촉진하고, 헤파린의 작용을 방해한다. 이 보호층은 면역계의 자연살해(natural killer, NK) 세포의 공격을 방해한다. ⑤ 마지막으로, 종양 세포 표면의 HSGAGs는 섬유모세포 성장인자나 혈관내피 성장인자 같은 성장 인자와 상호작용하여 암세포의 증식과 이동을 조절한다.

혀 상피세포암의 Tca−8113 세포와 P−실렉틴의 부착을 매개한다는 보고도 있다.[77] 여러 연구에서 헤파린이 종양의 증식과 전이를 억제한다고 추측되고 있다(그림 4.21).[80]

하인두암(Hypopharyngeal carcinoma)에서 림프절 전이가 있는 경우, P−실렉틴의 발현이 VCAM−1과 관련되어 있으며, VCAM−1과 P−실렉틴의 높은 발현은 하인두암의 침범과 전이에 주요한 역할을 하고 혈관화와도 관련되어 있다.[81] P−실렉틴은 E−실렉틴과 같이 암세포에 바로 혈관내피세포의 부착을 매개하는 방법으로 작용한다. 포트라츠(Pottratz) 등은 소세포성 폐암 세포 H82의 내피세포로의 부착 증가는 내피세포 표면의 증가된 P−실렉틴으로 인한 것이라고 보고하였다.[82] P−실렉틴의 발현 증가는 PKC의 특정 동형의 활성화로 인한 것으로 보이며,[82,83] 직장암의 KM12−L4 세포는 흐르는 조건에서 P−실렉틴에 부착되고, 암세포의 수용체는 PSGL−1과 다른 알려지지 않은 구조임이 보고되었다.[84] P−실렉틴은 흑색종 세포주에 결합하고 이 과정은 P−실렉틴 항체에 의해 억제된다고 보고되었는데,[75] 결합하는 리간드를 부분적으로 밝혀냈고, 이는 기존의 P−실렉틴 리간드인 PSGL−1에 의해 매개되지 않고 새로운 군의 당단백 리간드로 매개되는 것으로 보고되었다.

P−실렉틴은 인간의 췌장암세포주 SUIT−2에도 발현된다.[85] 이 세포주는 특이하게 마우스의 폐에 높은 전이율을 보이는데, SUIT−2로부터 유래한 세포주의 전이율과 P−실렉틴의 레벨에 따른 절대적인 상관 관계는 알려져 있지 않으나, 다른 결과로는, 우선 종양 세포의 P−실렉틴 발현을 증가시키는 요소가 혈소판과 내피세포에서 P−실렉틴의 발현을 촉진시키는 요소와 같다는 것인데, 이는 종양 세포가 자연조절인자와 관련이 있음을 의미한다. 다른 결과로는 SUIT−2 세포는 P−실렉틴을 발현할 뿐만 아니라 리간드인 sLeα도 발현한다는 사실로서, 종양세포간의 동형 부착(homotypic adhesion)을 생각할 수 있고, 이로 인한 세포 군집체가 혈전증을 일으킴으로써 췌장암의 독특한 임상적인 특성을 나타낸다.

종양 세포로 유발된 혈소판의 활성화가 전이의 중요한 단계로 생각되기 때문에, 전이 기전에서 혈소판의 P−실렉틴 발현이 촉진된다고 추측되고 있다. 혈소판과 종양 세포가 군집을 형성하게 되고, 작은 혈관에 색전증을 일으켜 내피세포에 부착하게 하여 전이를 시작하게 만든다. 그러나 하코모리(Hakomori) 등[83]은 혈소판을 활성화시킬 수 있는 종양 세포주가 P−실렉틴에 결합하지 못하는 것을 보고하였고, 스톤(Stone) 등[73]은 혈소판의 p−실렉틴 의존 결합을 소세포성 폐암과 신경모세포종 세포주에서 발견하여 반대되는 증거를 제시하였다. 1개의 소세포성 폐암주와 다양한 종양으로부터 유래한 다른 6개의 세포주는 혈소판과의 결합을 보이지 않았다. 다딕(Dardik) 등[84]은 활성화된 혈소판이 흐름 조건에서 흑색종 세포의 내피세포와의 결합을 향상시키지만, 종양 세포의 내피세포와 결합된 혈소판의 부착은 주로 혈소판 GPIIb-IIIa에 의한다는 것을 밝혔다. 전이에 대한 혈소판 P-실렉틴의 역할에 대한 김 등[78]의 보고서에는 P-실렉틴이 결여된 마우스에서, 피하로 주입한 종양이 매우 느리게 자라고 정맥으로 종양 세포를 주입한 경우에 폐 전이가 더 적게 일어남을 발견했다. 결여된 마우스에서 유래한 혈소판은 종양 세포 표면의 뮤신에 부착하지 못하고, 종양 세포가 있는 폐에서 혈소판 응괴가 훨씬 적었다고 보고하였다.

이러한 여러 연구들로 미루어 P-실렉틴 발현의 특이 부위와 발현의 시기가 서로 다른 종양 형태의 전이에 중요한 영향을 끼친다고 볼 수 있다. 혈소판, 종양 세포, 내피세포간의 P-실렉틴 역할을 조사하는 것이 향후 전이 연구에서 중요하니, 이를 통해 종양 세포 유출의 복잡한 신호 전달 체계와 매개체에  같은 연구가 가능할 것이다. 또한, P-실렉틴과 L-실렉틴은 E-실렉틴에 비해 암의 전이 과정에 관련하여 덜 연구되어 있어 앞으로 많은 연구가 필요하다.[59, 85]

### ▌참고문헌▐


1. Wheelock MJ and Johnson KR (2003). Cadherins as modulators of cellular phenotype. Ann Rev Cell Dev Biol 19:207-235.
2. Gumbiner BM (2005). Regulation of cadherin-mediated adhesion in morphogenesis. Nat Rev Mol Cell Biol 6:622-634.
3. Rivard N (2009). Phosphatidylinositol 3-kinase: a key regulator in adherens junction formation and function. Front Biosci 14:510-522.
4. Christofori G (2006). New signals from the invasive front. Nature 441:444-450.
5. Wheelock MJ, Shintani Y, Maeda M, Fukumoto Y and Johnson KR (2008). Cadherin switching. J Cell Sci 121:727-735.
6. Batlle E, Sancho E, Franci C, Dominguez D, Monfar M, Baulida J and Garcia De Herreros A (2000). The transcription factor snail is a repressor of E-cadherin gene expression in epithelial tumour cells. Nat Cell Biol 2:84-89.
7. Nieman MT, Prudoff RS, Johnson KR and Wheelock MJ (1999). N-cadherin promotes motility in human breast cancer cells regardless of their E-cadherin expression. J Cell Biol 147:631-644.
8. Hazan RB, Phillips GR, Qiao RF, Norton L and Aaronson SA (2000). Exogenous expression of N-cadherin in breast cancer cells induces cell migration, invasion, and metastasis. J Cell Biol 148:779-790.
9. Takeichi M, Nakagawa S, Aono S, Usui T and Uemura T (2000). Patterning of cell assemblies regulated by adhesion receptors of the cadherin superfamily. Philos Trans R Soc Lond B Biol Sci 355:885-890.

10. Nose A, Nagafuchi A and Takeichi M (1988). Expressed recombinant cadherins mediate cell sorting in model systems. Cell 54:993-1001.
11. Derycke LD and Bracke ME (2004). N-cadherin in the spotlight of cell-cell adhesion, differentiation, embryogenesis, invasion and signalling. Int J Dev Biol 48:463-476.
12. Peinado H, Portillo F and Cano A (2004). Transcriptional regulation of cadherins during development and carcinogenesis. Int J Dev Biol 48:365-375.
13. Maeda M, Johnson KR and Wheelock MJ (2005). Cadherin switching: essential for behavioral but not morphological changes during an epithelium-to-mesenchyme transition. J Cell Sci 118:873-887.
14. Kaur G, Carnelio S, Rao N and Rao L (2009). Expression of E-cadherin in primary oral squamous cell carcinoma and metastatic lymph nodes: an immunohistochemical study. Indian J Dent Res 20:71-76.
15. Tanaka N, Odajima T, Ogi K, Ikeda T and Satoh M (2003). Expression of E-cadherin, alpha-catenin, and beta-catenin in the process of lymph node metastasis in oral squamous cell carcinoma. Br J Cancer 89:557-563.
16. Bagutti C, Speight PM and Watt FM (1998). Comparison of integrin, cadherin, and catenin expression in squamous cell carcinomas of the oral cavity. J Pathol 186:8-16.
17. Shinohara M, Hiraki A, Ikebe T, Nakamura S, Kurahara S, Shirasuna K and Garrod DR (1998). Immunohistochemical study of desmosomes in oral squamous cell carcinoma: correlation with cytokeratin and E-cadherin staining, and with tumour behaviour. J Pathol 184:369-381.
18. Zhong LP, Li J, Zhang CP, Zhu HG, Sun J and Zhang ZY (2007). Expression of E-cadherin in cervical lymph nodes from primary oral squamous cell carcinoma patients. Arch Oral Biol 52:740-747.
19. Kowalski PJ, Rubin MA and Kleer CG (2003). E-cadherin expression in primary carcinomas of the breast and its distant metastases. Breast Cancer Res 5:217-222.
20. Hung KF, Chang CS, Liu CJ, Lui MT, Cheng CY and Kao SY (2006). Differential expression of E-cadherin in metastatic lesions comparing to primary oral squamous cell carcinoma. J Oral Pathol Med 35:589-594.
21. Bukholm IK, Nesland JM, Karesen R, Jacobsen U and Borresen-Dale AL (1998). E-cadherin and alpha-, beta-, and gamma-catenin protein expression in relation to metastasis in human breast carcinoma. J Pathol 185:262-266.
22. Li S, Jiao J, Lu Z and Zhang M (2009). An essential role for N-cadherin and beta-catenin for progression in tongue squamous cell carcinoma and their effect on invasion and metastasis of Tca8113 tongue cancer cells. Oncol Rep 21:1223-1233.
23. Blaschuk OW, Sullivan R, David S and Pouliot Y (1990). Identification of a cadherin cell adhesion recognition sequence. Dev Biol 139:227-229.
24. Williams E, Williams G, Gour BJ, Blaschuk OW and Doherty P (2000). A novel family of cyclic peptide antagonists suggests that N-cadherin specificity is determined by amino acids that flank the HAV motif. J Biol Chem 275:4007-4012.
25. Mariotti A, Perotti A, Sessa C and Ruegg C (2007). N-cadherin as a therapeutic target in cancer. Expert Opin Investig Drugs 16:451-465.
26. Erez N, Zamir E, Gour BJ, Blaschuk OW and Geiger B (2004). Induction of apoptosis in cultured endothelial cells by a cadherin antagonist peptide: involvement of fibroblast growth factor receptor-mediated signalling. Exp Cell Res 294:366-378.
27. Shintani Y, Fukumoto Y, Chaika N, Grandgenett PM, Hollingsworth MA, Wheelock MJ and Johnson KR (2008). ADH-1 suppresses N-cadherin-dependent pancreatic cancer progression. Int J Cancer 122:71-77.
28. Jessen JR (2009). Noncanonical Wnt signaling in tumor progression and metastasis. Zebrafish 6:21-28.
29. Lo Muzio L (2001). A possible role for the WNT-1 pathway in oral carcinogenesis. Crit Rev Oral Biol Med 12:152-165.

30. Smith JJ, Deane NG, Dhawan P and Beauchamp RD (2008). Regulation of metastasis in colorectal adenocarcinoma: a collision between development and tumor biology. Surgery 144:353-366.
31. Chou J, Lin YC, Kim J, You L, Xu Z and He B (2008). Nasopharyngeal carcinoma-review of the molecular mechanisms of tumorigenesis. Head Neck 30:946-963.
32. Yokoyama K, Kamata N, Hayashi E, Hoteiya T, Ueda N and Fujimoto R (2001). Reverse correlation of E-cadherin and snail expression in oral squamous cell carcinoma cells in vitro. Oral Oncol 37:65-71.
33. Lai SL, Chien AJ and Moon RT (2009). Wnt/Fz signaling and the cytoskeleton: potential roles in tumorigenesis. Cell Res 19:532-545.
34. Jeanes A, Gottardi CJ and Yap AS (2008). Cadherins and cancer: how does cadherin dysfunction promote tumor progression? Oncogene 27:6920-6929.
35. Tedder TF, Steeber DA, Chen A and Engel P (1999). The selectins: vascular adhesion molecules. FASEB J 9:866-873.
36. Bevilacqua MP, Stengelin S, Gimbrone MA and Seed B (1989). Endothelial leukocyte adhesion molecule 1: an inducible receptor for neutrophils related to complement regulatory proteins and lectins. Science 243:1160-1165.
37. Kansas GS (1996). Selectins and their ligands: current concepts and controversies. Blood 88:3259-3287.
38. Hanley WD, Wirtz D and Konstantopoulos K (2004). Distinct kinetic and mechanical properties govern selectin-leukocyte interactions. J Cell Sci 15:2503-2511.
39. Thomas GJ and Speight PM (2001). Cell adhesion molecules and oral cancer. Crit Rev Oral Biol Med 12:479-498.
40. Ley K, Bullard D, Arbones ML, Bosse R, Vestweber D, Tedder TF and Beaudet AL (1995). Sequential contribution of L- and P-selectin to leukocyte rolling in vivo. J Exp Med 181:669-675.
41. Healy CM and Thornhill MH (1999). Induction of adhesion molecule expression on blood vessels and keratinocytes in recurrent oral ulceration. J Oral Pathol Med 28:5-11.
42. Femiano F, Cozzolino F, Gaeta GM, De Luca P, Perfetto B and Baroni A (1999). Recent advances on the pathogenesis of oral lichen planus (OLP). The adhesion molecules Minerva Stomatol 48:151-159.
43. Regezi JA, Dekker NP, Macphail LA, Lozada-Nur F and Mccalmont TH (1996). Vascular adhesion molecules in oral lichen planus. Oral Surg Oral Med Oral Pathol 81:682–690.
44. Varki A, Cummings RD, Esko JD, Freeze HH, Stanley P, Bertozzi CR, Hart GW and Etzler ME. Essentials of Glycobiology, Second Edition Chap 44.
45. Wenzel CT, Scher RL and Richtsmeier WJ (1995). Adhesion of head and neck squamous cell carcinoma to endothelial cells. The missing links. Arch Otolaryngol Head Neck Surg 121:1279-1286.
46. Farmer RW, Richtsmeier WJ and Scher RL (1998). Identification of sialyl Lewis-x in squamous cell carcinoma of the head and neck. Head Neck 20:726-731.
47. Liu CM, Sheen TS and Shun CT (1999). Circulating intercellular adhesion molecule 1 (ICAM-1), E-selectin and vascular cell adhesion molecule 1 (VCAM-1) in head and neck cancer. Br f Cancer 79:360-362.
48. Lyons AJ and Jones J (2007). Cell adhesion molecules, the extracellular matrix and oral squamous carcinoma. Int J Oral Maxillofac Surg 36: 671–679.
49. Borsig L (2004). Selectins facilitate carcinoma metastasis and heparin can prevent them. News Physiol Sci 19:16-21.
50. http://en.wikipedia.org/wiki/L-selectin
51. Vestweber D and Wild MK (2008). A new player in lymphocyte homing. Nat Immunol 9:347-348.
52. Lewis M, Tarlton JF and Cose S (2008). Memory versus naive T-cell migration. Immunol Cell Biol 86:226-231.

53. Roitt IM and Delves PJ (2001). Roitt's essential immunology. 10th ed. Oxford, UK Malden MA, Blackwell Science.
54. Springer TA (1990). Adhesion receptors of the immune system. Nature 346:425-434.
55. Regezi JA, Dekker NP, MacPhail LA, Lozada-Nur F and McCalmont TH (1996). Vascular adhesion molecules in oral lichen planus. Oral Surg Oral Med Oral Pathol Oral Radiol Endod 81:682-690.
56. Toppila-Salmi SK, Myller JP, Torkkeli TV, Muhonen JV, Renkonen JA, Rautiainen ME and Renkonen RL (2005). Endothelial L-selectin ligands in sinus mucosa during chronic maxillary rhinosinusitis. Am J Respir Crit Care Med 171:1350-1357.
57. Muzza M, Degl'innocenti D, Colombo C, Perrino M, Ravasi E, Rossi S, Cirello V, Beck-Peccoz P, Borrello MG and Fugazzola L (2009). The tight relationship between papillary thyroid cancer, autoimmunity and inflammation: clinical and molecular studies. Clin Endocrinol (Oxf) 72:702-708.
58. Bargatze RF, Wu NW, Weissman IL and Butcher EC (1987). High endothelial venule binding as a predictor of the dissemination of passaged murine lymphomas. J Exp Med 166:1125-1131.
59. Krause T and Turner GA (1999). Are selectins involved in metastasis? Clin Exp Metastasis 17:183-192.
60. Roos E (1991). Adhesion molecules in lymphoma metastasis. Cancer Metastasis Rev 10:33-48.
61. Stoolman LM and Kaldjian E (1992). Adhesion molecules involved in the trafficking of normal and malignant leukocytes. Invasion Metastasis 12:101-111.
62. Pals ST, Drillenburg P, Radaszkiewicz T and Manten-Horst E (1997). Adhesion molecules in the dissemination of non-Hodgkin's lymphomas. Acta Haematol 97:73-80.
63. http://en.wikipedia.org/wiki/P-selectin
64. Cleator JH, Zhu WQ, Vaughan DE and Hamm HE (2006). Differential regulation of endothelial exocytosis of P-selectin and von Willebrand factor by protease-activated receptors and cAMP. Blood 107:2736-2744.
65. Wein M, Sterbinsky SA, Bickel CA, Schleimer RP and Bochner BS (1995). Comparison of human eosinophil and neutrophil ligands for P-selectin: ligands for P-selectin differ from those for E-selectin. Am J Respir Cell Mol Biol 12:315-319.
66. http://www.selexys.com/about.asp
67. http://bme.virginia.edu/ley/psgl-1.html
68. Groves RW, Ross EL, Barker JN and MacDonald DM (1993). Vascular cell adhesion molecule-1: expression in normal and diseased skin and regulation in vivo by interferon gamma. J Am Acad Dermatol 29:67-72.
69. Konter U, Kellner I, Hoffmeister B and Sterry W (1990). Induction and upregulation of adhesion receptors in oral and dermal lichen planus. J Oral Pathol Med 19:459-463.
70. Walton LJ, Thornhill MH and Farthing PM (1994). VCAM-1 and ICAM-1 are expressed by Langerhans cells, macrophages and endothelial cells in oral lichen planus. J Oral Pathol Med 23:262-268.
71. Hamilos DL, Thawley SE, Kramper MA, Kamil A and Hamid QA (1999). Effect of intranasal fluticasone on cellular infiltration, endothelial adhesion molecule expression, and proinflammatory cytokine mRNA in nasal polyp disease. J Allergy Clin Immunol 103:79-87.
72. Tingsgaard PK, Bock T, Larsen PL and Tos M (1999). Topical budesonide treatment reduces endothelial expression of intercellular adhesion molecules (vascular cell adhesion molecule-1 and P-selectin) and eosinophil infiltration in nasal polyps. Acta Otolaryngol 119:362-368.
73. Stone JP and Wagner DD (1993). P-selectin mediates adhesion of platelets to neuroblastoma and small cell lung cancer. J Clin Invest 92:804-813.
74. Kunzendorf U, Kruger-Krasagakes S, Notter M, Hock H, Walz G and Diamantstein T (1994). A sialyl-Le(x)-negative melanoma cell line binds to E-selectin but not to P-selectin. Cancer Res 54:1109-1112.
75. Kaytes PS and Geng JG (1998). P-selectin mediates adhesion of the human melanoma cell line NKI-4:

identification of glycoprotein ligands. Biochemistry 37:10514-10521.
76. Aigner S, Ramos CL, Hafezi-Moghadam A, Lawrence MB, Friederichs J, Altevogt P and Ley K (1998). CD24 mediates rolling of breast carcinoma cells on P-selectin. FASEB J 12:1241-1251.
77. Ma YQ and Geng JG (2000). Heparan sulfate-like proteoglycans mediate adhesion of human malignant melanoma A375 cells to P-selectin under flow. J Immunol 165:558-565.
78. Kim YJ, Borsig L, Varki NM and Varki A (1998). P-selectin deficiency attenuates tumor growth and metastasis. Proc Natl Acad Sci U S A 95:9325-9330.
79. Li L, Short HJ, Qian KX, Elhammer AP and Geng JG (2001). Characterization of glycoprotein ligands for P-selectin on a human small cell lung cancer cell line NCI-H345. Biochem Biophys Res Commun 288:637-644.
80. Sasisekharan R, Shriver Z, Venkataraman G and Narayanasami U (2002). Roles of heparan-sulphate glycosaminoglycans in cancer. Nat Rev Cancer 2:521-528.
81. Liang D, Pan X, Sun W and Huang Y (2009). The expression and relationship of vascular cell adhesion molecule-1 and P-selectin and microvessel density in hypopharyngeal carcinoma. Lin Chung Er Bi Yan Hou Tou Jing Wai Ke Za Zhi 23:115-118.
82. Pottratz ST, Hall TD, Scribner WM, Jayaram HN and Natarajan V (1996). P-selectin-mediated attachment of small cell lung carcinoma to endothelial cells. Am J Physiol 271:918-923.
83. Hakomori S (1996). Tumor malignancy defined by aberrant glycosylation and sphingo(glyco)lipid metabolism. Cancer Res 56:5309-5318.
84. Goetz DJ, Ding H, Atkinson WJ, Vachino G, Camphausen RT, Cumming DA and Luscinskas FW (1996). A human colon carcinoma cell line exhibits adhesive interactions with P-selectin under fluid flow via a PSGL-1-independent mechanism. Am J Pathol 149:1661-1673.
85. Iwamura T, Caffrey TC, Kitamura N, Yamanari H, Setoguchi T and Hollingsworth MA (1997). P-selectin expression in a metastatic pancreatic tumor cell line (SUIT-2). Cancer Res 57:1206-1212.

제 5 장

# 세포부착물질들 - 기타

## Cell adhesion molecule

1. 면역글로불린 수퍼패밀리
2. 결합성 부착물질
3. CD44

# 1. 면역글로불린 수퍼패밀리

## 1) 면역글로불린 수퍼패밀리의 개요

면역글로불린 수퍼패밀리(immunoglobulin superfamily)는 1개 혹은 1개 이상의 세포 밖 면역글로불린 기본구조(그림 5.1)를 보이는 다양한 분자들의 집합으로 세포부착물질 중 하나이다. 면역글로불린 수퍼패밀리에는 세포간 부착물질(intercellular adhesion molecules, ICAMs), 혈관세포부착물질(vascular cell adhesion molecule, VCAM), 신경세포부착물질(neural cell adhesion molecule, NCAM), 혈소판내 세포부착물질(platelet-endothelial cell adhesion molecule, PECAM, 이하 피캄) 및 점막 혈관 addressin 세포부착물질(mucosal vascular addressin cell adhesion molecule, MAdCAM) 등이 포함된다. 이 물질들은 서로 다른 작용 방식을 지니는데, 크게 부착 형태가 칼슘 의존적인 물질(ICAM-1, VCAM, PECAM, 이하 피캄)과 칼슘 비의존적인 물질(NCAM, CEA)로 구분할 수 있으며, 또한, 피캄은 동형간 결합을 하여 리간드로 다른 피캄 분자를 선택하는 반면, ICAM-1은 백혈구의 β2 인테그린과 결합하거나 VCAM은 림프구의 α4β1과 결합하는 이형간 결합을 보

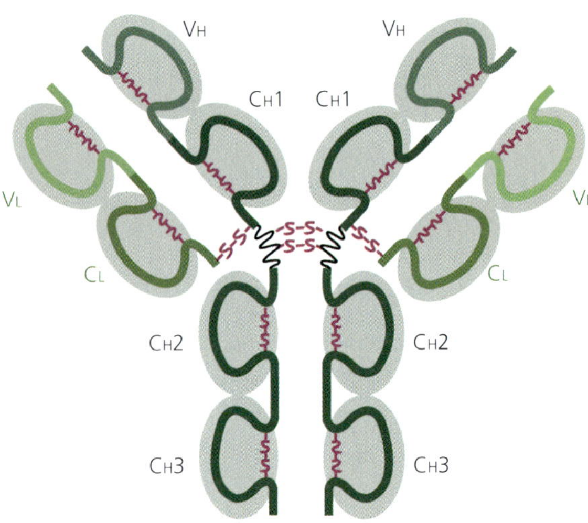


그림 5.1 면역글로불린 영역[1]의 모식도
light chain과 heavy chain으로 구성되며 light chain의 $V_L$과 heavy chain의 $V_H$가 짝을 이뤄 항원이 부착하는 부분을 이룬다. light chain의 $C_L$은 heavy chain의 $C_H1$과 짝을 이루고 이 부분이 heavy chain의 나머지 $C_H2$, $C_H3$와 함께 항체의 생물학적인 특성을 결정한다. 인접한 chain간의 소수성 상호작용으로 $V_L$과 $V_H$가 부착하고, $C_L$과 $C_H1$이 부착하는 것과 같이 항체 물질내에서 chain 구조가 유지된다.

인다. 이와 같은 면역글로불린 수퍼패밀리는 염증반응과 면역반응에 특히 중요한 역할을 하며 백혈구의 혈관밖 유출, 림프구의 림프절로의 귀소 등을 포함하는 세포 이동에 작용한다.

## 2) 면역글로불린 수퍼패밀리의 종류

면역글로불린 수퍼패밀리에는 다양한 물질들이 포함되어 있다. 세포간 부착물질(ICAM)은 가장 잘 알려진 면역글로불린 수퍼패밀리의 한 종류로, 백혈구를 조직 손상이 있는 곳으로 모이게 하는 역할을 한다. γ-인터페론, IL-I, TNF-α 등의 염증자극에 의해 ICAM의 작용이 조절된다. ICAM은 동형간 결합을 하지 않고 어떤 림프구의 수용체인 LFA-1과 결합한다.

현재 세 종류의 ICAM이 알려지고 있으며(그림 5.2), 첫째로 ICAM-1(CD54)는 내피상피세포, 편도선의 점막 상피세포, 백혈구, 피부 섬유모세포, 멜라닌세포, 활성화된 T 림프구와 B 림프구 등의 사이토카인에 의해 자극된 여러 세포 표면과 어떤 종류의 암종에서 발현된다. 이 물질의 분포는 주조직적합복합체(major compatibility complex, MHC) 물질, 인체 백혈구 항원(human-leukocyte-associated antigen, HLA)-DR과 유사하다. ICAM-1은 주로 종양괴사인자(tumor necrosis factor)와 인터루킨 1 등의 다양한 염증 자극에 의해 상향 조절되며 이러한 상향조절이 β2 인테그린을 통해 ICAM-1에 결합하는 호중구와 단핵구의 부착과 이동에 중요한 역할을 한다. ICAM-1은 호중구, T림프구, 대식세포 표면에 존재하는 CD11a/CD18과 CD11b/CD18과 결합하는 중요한 수용체이다. 둘째로, ICAM-2(CD102)는 내피상피세포 표면에서 발현되며 CD11a/CD18과 결합하며 조직 손상이 있는 곳으로 호중구를 처음으로 모이게 하는 중요한 역할을 한다. 셋째로, ICAM-3(CD50)은 휴지기의 백혈구와 B 림프구, 단핵구/대식세포에서 발현되며 이는 CD11a/CD18과 결합한다. 휴지기의 백혈구는 ICAM-1의 발현이 적기 때문에 ICAM-3은 면역반응을 시작하는 과정에서 CD11a/CD18의 가장 중요한 리간드이다.[2]

혈관세포부착물질(VCAM)은 또 다른 면역글로불린 수퍼패밀리의 종류로서, VCAM은 6개 혹은 7개의 면역글로불린 영역으로 구성되며 사이토카인에 의해 유발되는 세포부착물질로 내피상피세포, 수지상세포(dendritic cell), 조직내 대식세포에서 발견된다. 이는 ICAM-1과 동일한 염증 매개물질에 의해 조절된다. VCAM-1은 지질다당류(lipopolysaccharide), IL-1, TNF에 의해 활성화된 내피상피세포로 단핵구, 림프구, 호염

구, 호산구 등이 부착하는 것을 조절한다. 심장과 간의 급성 거부반응을 보일 때 다수 혈관에서 이식내 호스트 질환(graft versus host disease)의 점막 혈관 내피상피세포, 류마티스 관절염 환자의 혈액 조직에서 많이 발현된다.

또 다른 면역글로불린 수퍼패밀리는 신경세포부착물질(NCAM)인데, NCAM은 5개의 면역글로불린 영역과 2개의 피브로넥틴 3형, 단일 막으로 이루어진 부분, 세포골격과 상호작용하는 세포질 부분으로 구성된다. NCAM은 주로 동형간 결합을 이루며 신경조직에서 특히 중요하다. 발생하는 동안에 처음 발현되어 근육, 아교세포(glial cell)와 신경세포의 분화에 중요한 역할을 한다. NCAM의 세포부착에서의 역할은 항NCAM 항체와의 결합을 막음으로써 가능하고, NCAM은 부착에 관한 성질 외에도 세포내 신호표시에도 영향을 미칠 수 있으며, 따라서 세포 이주, 분화, 증식을 포함하는 발달 과정에 대해 작용하는 능력은 부착과 신호표시 모두에 기인한다.

혈소판내 세포부착물질인 피캄은 CD31로도 알려져 있으며 세포간 결합의 내피상피세

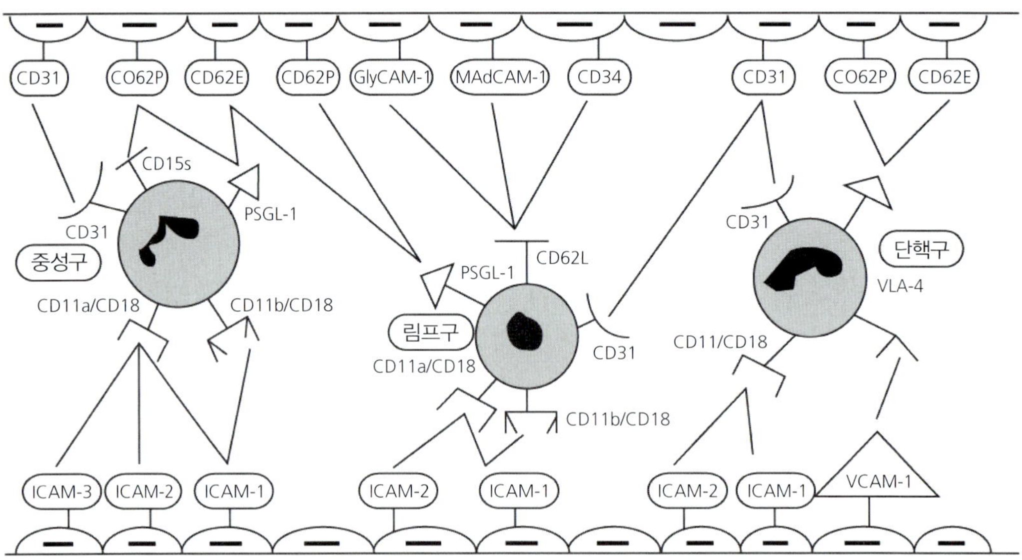


**그림 5.2** 내피세포와 염증세포 표면의 세포부착물질과 그 리간드[2]를 보여주는 모식도
내피세포의 표면의 ICAM-1은 호중구, T림프구, 대식세포 표면에 존재하는 CD11a/CD18과 CD11b/CD18과 결합하며 ICAM-2와 ICAM-3는 CD11a/CD18과 결합한다. VCAM-1은 VLA-4와 결합한다. Leukocyte function antigen(CFA)-I (CD11a/CD18) Mac-I (CD11b/CD18); ICAM-1 (CD54); ICAM-2 (CD102); ICAM-3 (CD50); very late activation (VLA)-4 (CD49d), VCAM-1 (CD106), 피캄-1 (CD31); E-실렉틴(CD62E); P-실렉틴 (CD62P); tetrasaccharide sialyl Lewis (CD15s); P-실렉틴 glycoprotein ligand-1 (PSGL-1); L-실렉틴 (CD62L); Gly-CAM-1 molecule MAdCAM-1.

포, T림프구에서 많이 발현되며, 대부분의 다른 백혈구에서도 발현된다. 피캄은 동형간 결합을 하기도 하고 인테그린 $\alpha V\beta 3$와 이형간 결합을 하기도 하며 세포간 결합 부위에서 백혈구의 이동에 작용을 한다. 점막 혈관 Addressin 세포부착물질(MAdCAM)은 대개 점막의 내피상피세포에서 발현되며 $\alpha_4\beta_7$과 L-실렉틴의 수용체이다. Peyer's patch와 장간막의 임파선에서 많이 발현되지만 말초의 임파선에서는 관찰되지 않는다. 또 이것은 장의 고유판(lamina propria), 수유 중인 유선의 작은 정맥에서도 발현된다. $\alpha_4\beta_7$과MAdCAM-1의 상호작용은 점막 부위로 림프구를 이동시키는 데 중요한 작용을 한다.

백혈구 기능 항원(Leukocyte function antigen, LFA) 또한 면역글로불린 수퍼패밀리의 한 종류로 알려져 있다. LFA-2는 CD2로도 알려져 있으며 50kd의 항원/표지물질로 흉선세포(thymocyte), 성숙 T세포(mature T cells), 자연살해세포(natural killer, NK cell)에서 나타난다. T림프구와 내피상피세포의 결합은 T림프구 표면의 LFA-2와 내피상피세포의 LFA-3의 상호작용에 의해 매개되며, LFA-2/LFA-3 상호작용은 첫 항원의 인식 유무와 관련 없이 일어난다.

마지막으로 암배아성 항원(carcinoembryogenic antigen, CEA)은 대장암 환자의 혈장에서 고농도로 검출되는 항원으로 초기 혹은 재발성 대장-직장암과 폐암의 유용한 표지자이다.[3] CEA는 당단백 고정원에 의해 세포막에 붙어 있다가 효소 작용에 의해 수용성 형태로 유리된다. 이형간 결합, 동형간 결합 둘 다에 의해 기능하지만, CEA의 조절 불능이 종양세포가 원발 부위에서 떨어져서 퍼지는 것과 관련이 있는지는 아직 밝혀지지 않았다.

### 3) 면역글로불린 수퍼패밀리의 작용과 구강점막 질환

월턴(Walton) 등[4]이 시행한 구강편평태선과 정상 구강점막에서 ICAM-1과 VCAM-1의 발현에 대한 연구에 따르면 ICAM-1은 모든 구강편평태선과 정상 구강점막의 혈관 내피상피세포에서 발현되었으나 VCAM-1은 정상구강점막 7개 중 2개, 구강편평태선 9개 중 8개에서만 발현되었다(그림 5.3). 정상구강 점막의 랑게르한스 세포에서는 ICAM-1, VCAM-1이 검출되지 않은 반면, 구강편평태선의 랑게르한스 세포에서는 9개 중 8개에서 ICAM-1이 발현되었고, 12개 중 5개에서 VCAM-1이 발현되었다. 구강편평태선의 랑게르한스 세포에서 ICAM-1, VCAM-1이 유도되는 것은 랑게르한스 세포가 활성화되고 림프구에 항원을 제시함으로써 구강편평태선이 나타나는 것에 기여함을 뜻한다.

힐리(Healy) 등[5]은 재발성 구강 궤양 병소(recurrent oral ulcer, ROU)에서 세포부착물질

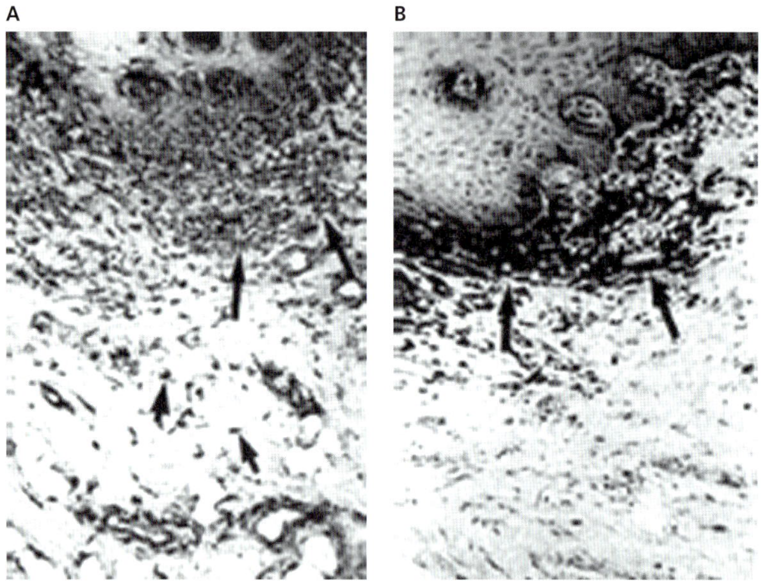


그림 5.3 구강편평태선에서 ICAM−1, VCAM−1의 항체 염색
**A**: ICAM−1양성의 대식세포가 조밀하게 침윤되어 있고(large arrows) 심부조직에 산발적으로 나타남(small arrows), **B**: VCAM−1 양성의 대식세포가 조밀하게 침윤되어있으나(large arrows) 심부조직에서는 나타나지 않음.[4]

의 작용에 대한 연구를 하였다. 그는 13개의 ROU 병소와 11개의 정상 구강 점막(normal oral mucosa, NOM), 5개의 실험적으로 유발된 궤양 병소(experimentally induced ulcers, EIU)에 대한 면역조직 화학검사를 통해 내피 상피세포와 각화세포에서 세포부착물질의 발현을 관찰하였다. 그 결과 ROU의 혈관 구조에서 다른 두 군에 비해 VCAM−1의 발현이 증가하였고,[1,6] 각화세포에서는 ICAM−1의 발현이 증가하였다.[7] 혈관에서 VCAM−1의 증가는 초기 아프타성 병소의 특징이 되는 림프구의 축적에 중요하며 각화세포에서의 ICAM−1의 발현은 상피내로 림프구가 침입하는 것을 촉진하며 이는 결과적으로 궤양 병소를 형성하게 된다.

### 4) 면역글로불린 수퍼패밀리의 작용과 악성 종양

악성 종양의 발생 및 진행 과정에서 면역글로불린 수퍼패밀리의 각 구성원의 역할에 대한 연구가 계속되고 있다. 주디스(Judith) 등[8]은 흑색종의 전이 가능성과 ICAM−1의 관련성에 대한 연구에서 멜라닌세포에서 발현하는 P3.58 항원의 뉴올레오티드 서열이 ICAM−1

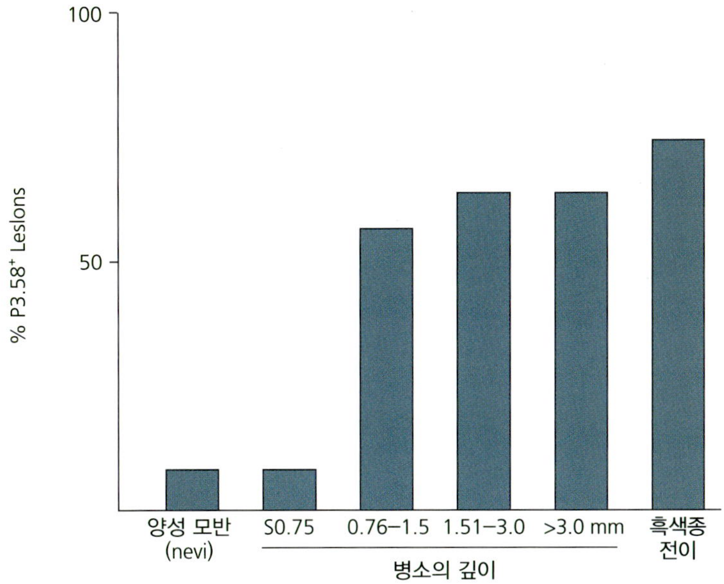


**그림 5.4** 양성, 악성 멜라닌세포에서 P3.58의 발현
P3.58(ICAM-1)은 흑색종 원발 병소의 깊이가 깊을수록 더 많이 발현되었으며, 1mm를 전후로 발현 양상의 급작스런 증가를 보이고 있다.[8]

과 동일하다는 것을 발견하였다. P3.58(ICAM-1)은 흑색종 원발 병소의 깊이가 깊을수록 더 많이 발현되었고(그림 5.4), 흑색종의 병소 깊이는 종양의 진행을 나타내는 척도이고 전이의 가능성과 직접적인 관련이 있으며, 양성 병소와 0.75mm가 안 되는 악성병소에서는 P3.58은 거의 발현되지 않았으나 1mm 이상의 병소에서는 70% 이상의 병소에서 P3.58 항원의 발현이 관찰되어 1mm를 전후로 발현 양상의 급작스런 증가는 악성 종양의 진행이 불연속적인 계단식으로 일어난다고 보고하였다. ICAM-1의 발현이 흑색종의 전이와 관련되고, ICAM-1은 혈구생성 세포(hematopoietic cell)에서 광범위하게 발현되는 LFA-1과 직접 결합함으로써, 흑색종 세포는 이주 가능하고 침습성을 지니는 백혈구의 결합이 증가하는 반면 흑색종 세포간의 동형간 결합은 감소하여 결과적으로 원발 종양에서 세포들이 서로 분리되게 된다.

혈장내의 순환 ICAM-1은 건강한 사람이나 양성 병소, 염증성 병소의 환자보다 악성 병소의 환자에서 더 많이 나타난다.[9] 건강한 대조군을 기준으로 75U을 cut-off 값으로 했을 때 췌장암 환자군의 93%, 담낭암 환자군의 79%, 위암 환자군의 63%, 기타 암환자군의 약 50%가 혈장 내에서 기준치 이상의 순환 ICAM-1이 검출되었다. 반면 양성 병소의 혈장내의 순환 ICAM−1는 건강한 사람이나 췌장염, 담낭염, 기타 질환 등의 양성 병소, 염증성 병소의 환자보다 암종 등의 악성 병소 환자에서 더 많이 나타난다.

환자군과 건강한 대조군에서 기준치 이상의 순환 ICAM−1이 검출된 것은 각각 12%, 4%에 불과하였다. 결론적으로 순환 ICAM−1은 악성 종양에서 양성 종양에 비해 더 많이 발현된다(P〈0.01). 또한 각 암환자군에서 간으로의 전이를 보이는 환자가 그렇지 않은 환자에 비해 평균 순환 ICAM−1 수치가 더 높았다(P〈0.005, 표 5.1).

표 5.1 간으로의 전이 여부에 따른 혈장내 순환 ICAM−1의 측정[9]

| | Average levels of circulating ICAM-1 | | |
|---|---|---|---|
| | **With metastasis** | **Without metastasis** | **P*** |
| 위암 | 138.4±79.9 (n=14) | 76.7±43.4 (n = 40) | < 0.005 |
| 결장암 | 150.7±104.0 (n = 7) | 62.1±21.9 (n = 20) | < 0.005 |
| 담낭암 | 228.3±87.7 (n = 5) | 100.6±87.1 (n = 7) | < 0.025 |
| 췌장암 | 251.9±90.3 (n = 7) | 101.4±35.2(n = 9) | < 0.005 |
| 식도암 | 364.3 (n = l) | 61.5±23.8(n = 5) | |
| 총계 | 184-2±97-7 (n = 34) | 78-0±44-9 (n = 81) | < 0.005 |

Results are expressed as ICAM-1 units (mean + s.d.). Significance of difTerent ICAM-1 levels between cancers with and without metastasis, calculated with Student's /-test.

NCAM은 윌름 종양(Wilms tumor), 소세포 폐암(small cell lung carcinomas), 유잉씨 육종(Ewing's sarcoma), 신경 모세포종(human neuroblastoma) 등에서 발현된다. 유잉씨 육종만 예외로 하면 이런 종양에서 NCAM은 많은 α−2.8−llinke polysialic acid를 포함하는 미발달 형태로 존재하고 있으며, 이런 미발달 형태는 성숙한 형태보다 덜 달라붙는 특성이 있어 이들 종양의 전이하는 성질에 대한 근거가 될 수 있다.[10]

나이르(Nair) 등[3]은 위암과 관련 있는 여러 세포부착물질에 대한 연구를 진행하였는데, 식도, 위, 대장의 암종에서 종양의 분화도와 CEA의 발현 간에는 명백한 관련이 있음을 밝혔다. 또한 기질의 CEA 발현이 식도암의 임파선 전이에 역할을 함을 보고하였다. 종양 절제 수술 후에 혈장내에서 CEA mRNA가 발견되는 것은 병기와 관련이 있으며 재발 가능성이 높음을 나타내는 지표이며 이런 환자에서는 추가적인 보조요법을 시행할 것을 추천하였다.

## 2. 결합성 부착물질

### 1) 결합성 부착물질의 개요

결합성 부착물질(junctional adhesion molecules, JAMs)은 2개의 세포외 면역글로불린 유사 도메인(Ig-like domain)과 C-말단 세포질도메인으로 구성된 면역글로불린 수퍼패밀리에 포함된 막통과 단백질로서 내피세포의 세포간 접합구조, 백혈구, 혈소판, 적혈구의 표면에서 발견된다. 또한 세포간 접합, 벽(barrier) 기능, 백혈구의 이동, 혈소판의 활성화, 신생혈관생성, 레트로바이러스의 결합에 밀접하게 관련되어 있다. 결합성 부착물질이 이러한 과정에 어떻게 작용하는지 잘 알려져 있지 않지만, 동호성(homophilic), 이호성(heterophilic) 작용이 중요한 역할을 할 것으로 추측된다. 결합성 부착물질은 짧은 세포질말단(cytoplasmic tail)을 가지고 있으며, 이것은 ZO1과 같은 골격(scaffold) 단백질을 포함하는 PDZ 도메인에 결합되어 있는 것으로 보고되고 있다. 이러한 결합성 부착물질의 조절 작용은 현재까지 많이 연구되지는 않았으나 인산화 과정이 활성화에 중요한 역할을 할 것으로 추측되고 있다.

결합성 부착물질의 구조로서 JAM-A.-B,-C의 염기배열은 서로 비슷하지만 JAM4와 JAM-L(JAM-Like)은 JAM-A,-B,-C와 상대적으로 차이점을 지니는데, 사실상 염기배열에서 JAM-L은 CAR과 ESAM 같은 면역글로불린 수퍼패밀리 단백질과 비슷한 구조를 지닌다(그림 2.8, 5.5).

JAM은 세포외 도메인을 가진 N-말단 단독 펩티드로 된 I형 막통과 단백질로서 JAM 단백질의 세포외 도메인은 2개의 면역글로불린 유사 도메인으로 되어 있고, 이 유사 도메인은 C1-, C2-, V-, I-형으로 구성되어 있다. JAM-A는 마우스에서 2개의 C2-형 도메인을 가지고 있으며, 사람에서는 2개의 V-형의 도메인을 가지고 있고, JAM-B, -C와 JAM-L은 V-, C2-형 도메인을 가지고 있다. 또한, JAM-4는 2개의 V-형 loop를 가지고 있다. JAM-A,-B,-C는 40개의 아미노산으로 된 짧은 세포질 말단을 가지고 있으며, 반면에 JAM-4, JAM-L은 105개, 98개의 더 큰 잔사를 지닌다(그림 5.6).

JAM-A, -B, -C, JAM4 모두 ZO-1, AF-6, MUPP1과 같은 밀착접합관련 골격 단백질과 상호작용을 촉진하는 것으로 보이는 C-말단 PDZ 결합 모티브(PDZ binding motif)를 가지고 있다. JAM 단백질의 세포질 말단은 PKC, PKA, casein kinase II의 인산화 장소라는 것은 잘 알려져 있으나, 이들 모티브가 결합성 부착물질의 기능을 조절하는 과정에

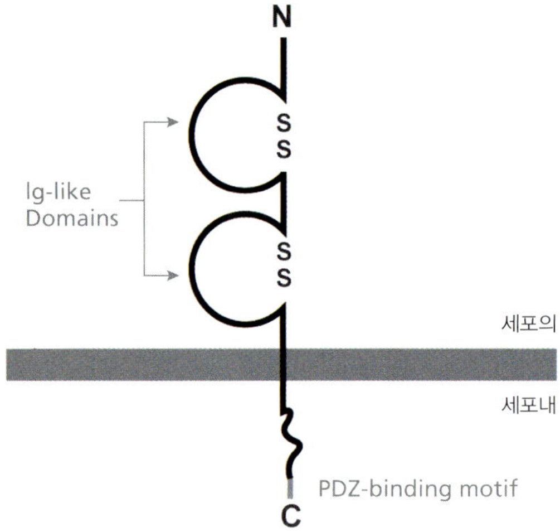


**그림 5.5** JAM 단백질 기본구조를 보여주는 모식도
JAM 패밀리는 짧은 N-terminal signal peptide, 2개의 세포외 면역글로불린을 닮은 도메인, 하나의 막간격 조각, 합의된 인산화 장소와 C-terminal PDZ-부착 도메인을 포함하는 짧은 세포질 말단 등의 기본 구조를 지닌다.[11]

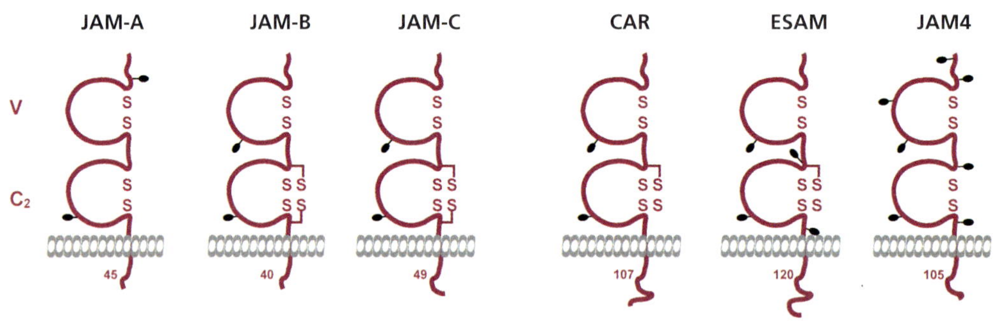


**그림 5.6** JAM 패밀리 구조의 모식도
막 원심 V-형 면역글로불린 도메인과 막근심 C2-형 면역글로불린 도메인을 가진 면역글로불린 수퍼패밀리 단백질이 긴밀접합에서 나타난다.[12]

대해서는 거의 알려져 있지 않다(그림 5.7).

결합성 부착물질은 혈소판, 백혈구, 적혈구뿐만 아니라 사람의 신체전반에 다양하게 나타나며, 세포의 위치와 조직에서의 표현은 다양하다. 예를 들어 JAM-A는 폐, 간, 신장, 췌장, 심장, 뇌, 장, 림프절 조직의 내피세포, 외피세포에 광범위한 표현 형태이고, 혈소판, 중성구, 림프구, 적혈구, 단핵구에도 발현된다. 반면 JAM-B는 오직 심장, 림프절, 뇌, 신장의 내피세포에만 발현되는 것으로 나타난다. JAM-C는 백혈구와 내피세포에서

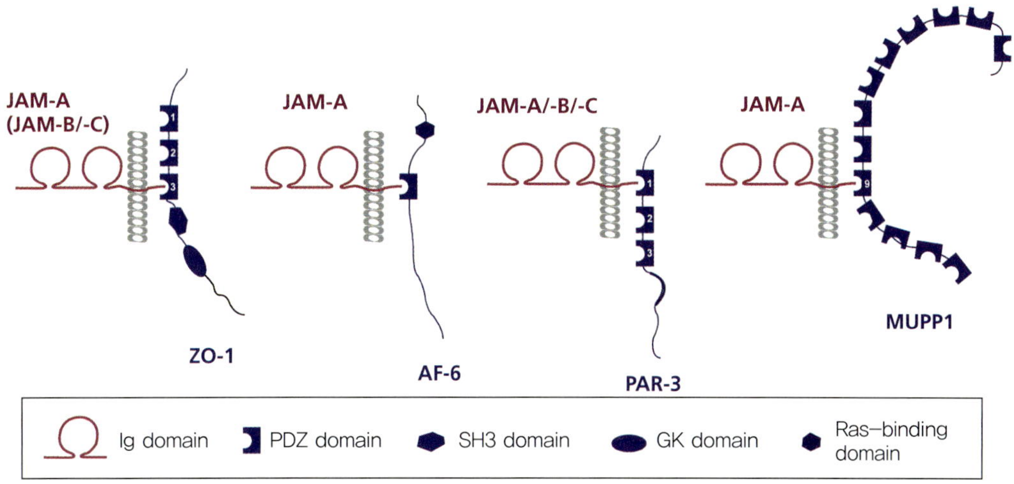


그림 5.7 긴밀접합에서 PDZ-도메인-포함 단백질은 JAMs와 연관되어 있다. 4개의 긴밀접합-연관 주변 막 단백질, ZO-1, AF-6, PAR-3, MUPP1은 JAM-A와 직접 결합한다. ZO-1, PAR-3는 JAM-B, JAM-C와 연관되어 있다. 모든 경우에서 PDZ-도메인 의존 상호작용을 통해 결합되어 있다.[12]

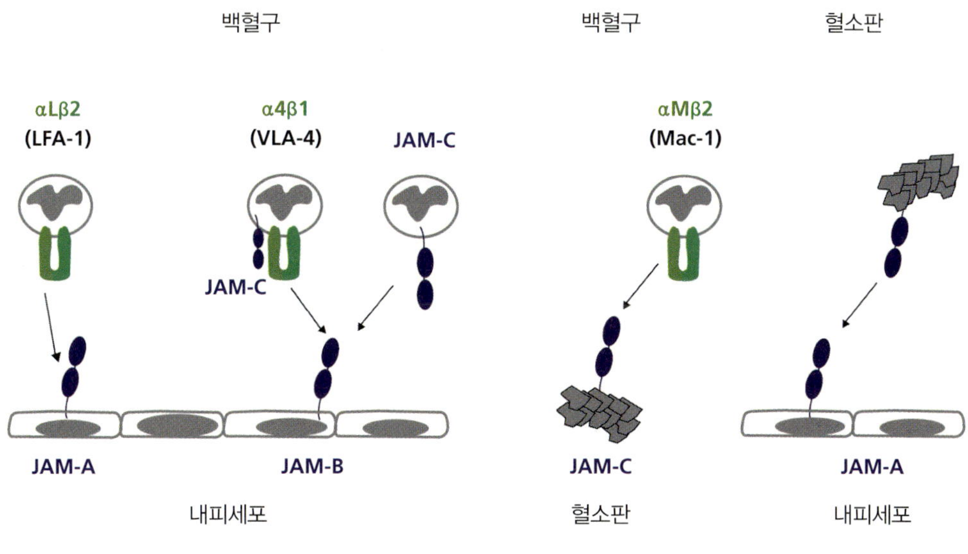


그림 5.8 백혈구-혈소판-내피세포 상호작용에서 JAM-A, JAM-B, JAM-C의 역할[12]

JAM-A, JAM-B, JAM-C의 동호성 및 이호성 상호작용은 다양한 이형 세포-세포 상호작용이 JAMs에 의해 보조된다고 제안되었다 백혈구가 내피세포에 결합하는 것은 인테그린 LFA-1과 VAL-4 결합이 내피세포의 JAM-A와 JAM-B 결합에 의해 보조된다. α4β1 관련 JAM-B와의 결합은 JAM-C의 동시발현으로 강화된다. 백혈구와 내피세포의 결합은 백혈구 JAM-C와 내피세포의 JAM-B의 결합에 의해 매개된다. 백혈구와 혈소판의 부착은 백혈구의 인테그린 Mac-1과 혈소판의 JAM-C와의 결합으로 매개된다. 혈소판과 내피세포의 부착은 JAM-A의 동호성 상호작용에 의해 보조된다.

나타난다. JAM-A, -B, -C의 발현패턴과 다르게 JAM4, JAM-L은 많이 연구되지 않았으며, JAM4는 마우스의 외피세포와 JAM-L은 사람의 백혈구에서 발견됨이 보고되었다.

JAM 단백질은 세포부착을 포함한 다양한 생리학적, 병리학적 과정과 관련되어 있어서, 밀착결합, 백혈구의 이주, 신생혈관생성, 혈소판 활성화와 같은 과정에 관여한다. JAM-A는 레트로바이러스 수용체로서 사람에게 설사를 일으키는 병원이 된다. 또한, JAM 단백질은 세포부착의 다양한 과정에 관련되어 이러한 부착성질은 동호성 및 이호성의 상호작용으로 생각된다(그림 5.8).

### 2) 결합성 부착물질의 분류

결합성 부착물질은 염기서열 유사성을 기준으로 2개의 하위그룹으로 나뉜다. 첫번째는 C-말단에 II형 PDZ 도메인 모티브를 가진 결합성 부착물질인 JAM-A, -B, -C이고, 두 번째는 C-말단에 I형 PDZ 도메인 모티브를 가진 콕사키 바이러스(Coxsackie virus)와 아데노바이러스(adenovirus) 수용기인 CAR, 내피세포부착물질(ESAM)과 JAM-4가 있다. 세포간 결합과 관련하여, 결합성 부착물질은 세포외 도메인을 통하여 동호성 및 이호성의 상호작용을 한다. 또한, 결합성 부착물질은 β1, β2 인테그린과 세포외 도메인과의 이호성 상호작용을 보여주며, JAM-A, -B, -C는 혈구세포의 순환에 인테그린 αLβ2(LFA-1), α4β1(VLA-4) 및 αMβ2(Mac-1) 등과 상호작용을 한다.

JAM-A는 내피세포와 외피세포의 밀착결합의 벽 기능을 하고, 동시에 레트로바이러스의 수용체로 작용한다. 또한 단핵구의 이주에 참여하고, 중성구의 이주를 조절한다. JAM-A와 JAM-C는 중성구와 단핵구의 내피세포, 외피세포를 통한 이주에 관여하며, JAM-A는 또한 내피세포의 이주를 조절한다. JAM-C는 악성 종양과 잠재성 종양의 신생혈관 생성에서 결합성 부착물질의 역할이 언급되어 왔으며, JAM-C와 종양세포, 내피세포간에 동호성 상호작용이 있으며, JAM-C는 대부분의 전이를 보이는 암에서 표현되고, 사람의 섬유육종 세포주인 HT1080의 전이를 촉진한다. 또한, JAM-C는 종양의 혈관형성과 저산소-유도 신생혈관 형성(hypoxia-induced neovascularization)에 관여하기 때문에 JAM-C는 항암치료의 잠재적 타겟으로 생각된다.

CAR 단백질은 외피세포 밀착결합의 벽기능에 관여하며 주로 내강의 외피세포에 발현되고, 내피세포에는 발현되지 않는다. 외피 CAR 단백질은 중성구 JAML과 이호성 상호작용을 하여 중성구의 이주를 조절하고, 또한 심장근육 사이의 개재판에 분포하므로 배

표 5.2 Muller에 의해 제안된 결합성 부착물질의 명명법[13]

처음 세 가지 JAM 단백질은 JAM–A, JAM–B, JAM–C로 명명되고, JAM–4와 JAML의 유사단백질도 이처럼 불리며, 표는 JAM 단백질이 가진 다양한 명칭의 목록과 그러한 명칭으로 불린 연구들의 인용 번호를 보여준다.[11]

| 이름 | 개체 | 명명(Designation) | 인용(Citation) |
|---|---|---|---|
| JAM-A | Human | JAM | 7 |
| | Mouse | 106 antigen | 8 |
| | Mouse | JAM | 9 |
| | Human, bovine | JAM | 10 |
| | Human | JAM | 11 |
| | Human | F11 receptor | 12 |
| | Human | JAM-1 | 13 |
| JAM-B | Human | JAM2 | 14 |
| | Human, mouse | VE-JAM | 15 |
| | Human | VE-JAM / JAM2 | 16 |
| | Mouse | JAM3 | 17 |
| JAM-C | Human | JAM3 | 18 |
| | Mouse | JAM-2 | 19 |
| | Mouse | JAM-2 | 17 |
| | Human | JAM-3 | 20 |
| JAM4 | Mouse | JAM4 | 21 |
| JAML | Human, bovine | JAML | 22 |

아의 심장세포 성장에 필수적이다. ESAM은 내피세포와 혈소판에 제한되어 발현하며, 외피세포나 백혈구에는 발현되지 않는다. ESAM 결손 마우스에서는 생리적인 신생혈관 형성에 이상은 보이지 않았으나, 종양성장과 같은 병적인 신생혈관 형성에서는 손상을 보였으며, 중성구의 삼출 역시 ESAM 결손 마우스에서 염증 초기단계에서 눈에 띄게 감소하였다. JAM4 결손 마우스는 특별한 이상소견을 보이지 않았다.

### 3) 결합성 부착물질과 구강점막 질환

타액선에서의 긴밀결합의 중요성과 JAM–A의 분포 관계를 살펴보면 긴밀결합은 타액선과 같이 분비하는 세포들에서는 필수적인 구조이다. 긴밀결합을 구성하는 세 가지 중요

표 5.3 사람의 정상 악하선과 이하선에서 오클루딘, ZO-1 뿐만 아니라 길밀결합 단백질인 클라우딘-1에서 -5, JAM-A도 발현되었으며, JAM-A는 도관 및 선포세포에서도 발견되었다.[14]

| 항체 | 도관 | | 선포 | | 근상피 | 혈관 |
|---|---|---|---|---|---|---|
| | 개재관 (intercalated) | 선조관 (striated) | 점액성 (mucous) | 장액성 (serous) | | |
| Claudin-1 | + | + | - | +25% | - | + |
| Claudin-2 | + | + | + | + | - | - |
| Claudin-3 | + | + | + | + | - | - |
| Claudin-4 | + | + | + | + | - | - |
| Claudin-5 | - | - | - | - | - | + |
| JAM-A | + | + | + | + | - | - |
| 오클루딘 | + | + | + | + | - | + |
| ZO-1 | + | + | + | + | - | + |

한 필수 막단백질은 클라우딘, 오클루딘, JAM과 ZO(zonula occludens) 등으로 알려져 있다. 마리아(Maria) 등[14]의 연구에 의하면, 악하선과 이하선 샘플에서 동결하여 포르말린에 고정한 파라핀 절편의 면역조직화학염색 결과, JAM-A는 도관세포와 선포세포에서 모두 나타났으나 근상피세포나 혈관들에서는 나타나지 않았다(표 5.3).[14]

이처럼 구강점막의 긴밀결합 구조에서 JAM이 중요한 분자로 인지되고는 있으나, 상대적으로 연구결과는 많지 않아 향후 인공 타액선을 만들고, 구강점막질환을 치료하는 과정에 있어서 보다 많은 연구가 이루어져야 할 것으로 사료된다.

## 4) 결합성 부착물질과 구강암

JAM 패밀리는 내피관통 이주 혹은 유출 과정에 중요한 분자로서, 퓨즈(Fuse) 등에 의하면 19종의 암세포주에서 JAM mRNA 표현을 조사한 결과 전이 잠재성이 있는 대부분의 암종에서 JAM-C가 발현되었다. 특히 뮤린 K-1735 흑색종 세포주에서 높은 전이를 보인 경우 강하게 JAM-C가 발현되었다. 사람의 JAM-C(hJAM-C) 유전자 이입 HT1080 섬유육종세포주를 사용하여 암전이에서 JAM-C의 역할을 보면, 이들 세포는 마트리젤(Matrigel) 코팅된 막을 침투하고 다양한 세포외기질에 잘 접합하는 것이 보고되었다. 이에 hJAM-C는 암종의 전이에 관계되어, JAM-C가 암세포가 세포외기질에 결합해 침습되는 과정 모두를 강화시킴으로써 전이를 촉진한다고 생각된다.[15]

JAM-C는 내피간 접촉과 백혈구의 내피관통 이주에 관련된 접합물질로서 극성 복합분자들과 상호작용하고 작은 GTPase Cdc42의 활동을 조절하여, 신생혈관 생성은 내피세포 결합의 재배열과 관련되어 세포 극성의 조절을 보여준다(그림 5.9). 라마그나(Lamagna) 등[15]의 연구에 의하면 JAM-C 단일클론 항체 치료는 암종의 성장을 줄인다고 보고했다. 저산소 유도 망막 혈관신생 모델에서 신생혈관형성을 막고 대동맥궁에서 혈관의 성장을 줄였는데, 항체는 병리적으로 합병증을 발생시키지 않았다. 이러한 결과들로 항암치료의

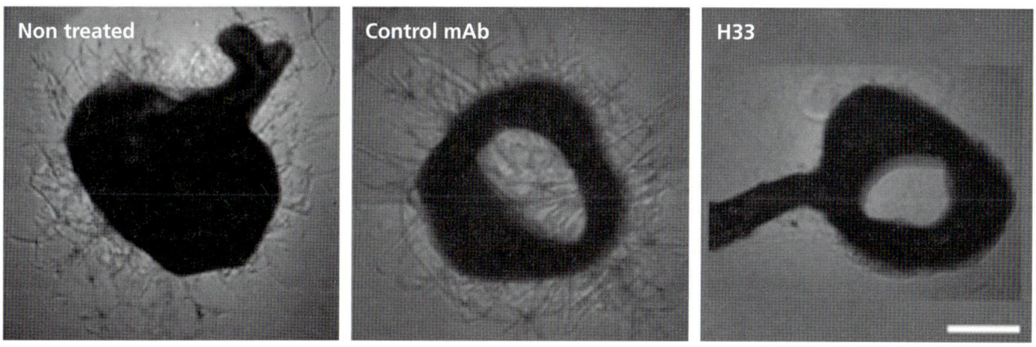


그림 5.9 C57BL6/J 마우스의 대동맥궁에서의 JAM-C 단클론항체인 H33 주입구 신생혈관 형성이 억제되는 현미경 모습.[15] 주입되지 않거나 대조군에 비해 H33 항체를 주입한 경우 성장억제가 보임.

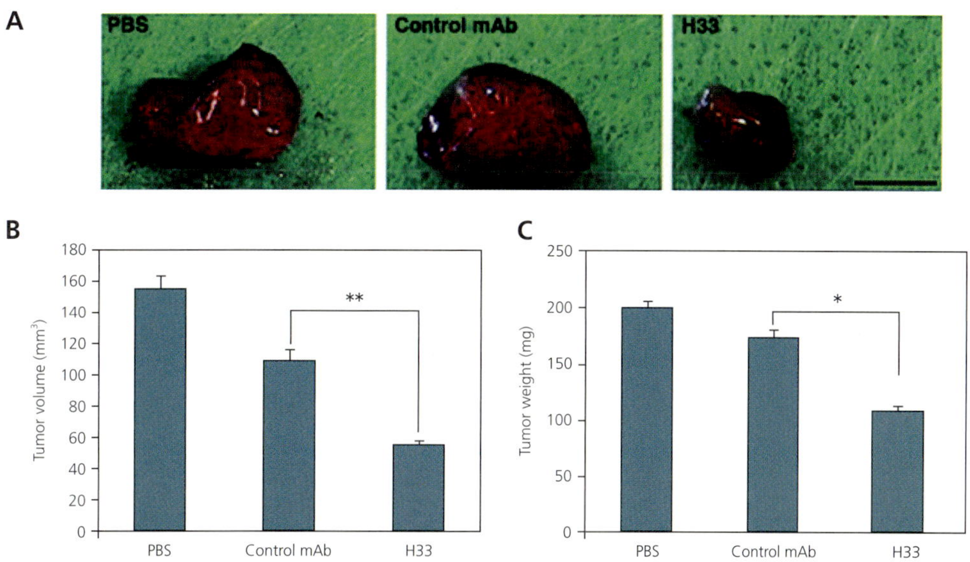


그림 5.10 C57BL6/J 마우스에 Lewis 폐암세포(LLC1)을 투여 후, PBS, 동형 대조군 항체, 항 JAM-C 항체 H33을 매일 투여하였다. 12일 후의 임상적 관찰 모습으로 성장이 줄었으며**(A)**, H33 항체치료된 마우스는 종양 부피측정**(B)** 및 무게측정**(C)** 모두 종양성장이 줄었음을 알 수 있다.[15]

유용한 타겟으로 JAM-C를 정의하였는데, JAM-C는 종양세포, 내피세포간의 상호작용으로 대부분의 전이를 보이는 암에서 표현되며, 사람의 섬유육종 세포계 HT1080의 전이를 촉진하고, 종양의 신생혈관 형성과 성장에 관여하므로 JAM-C는 구강암 영역에서 항암치료의 잠재적 타겟으로 생각되어진다(그림 5.10).

## 5) 피캄-1 혹은 CD31의 기능

피캄-1(platelet endothelial cell adhesion molecule-1, PECAM-1) 혹은 CD31이라는 물질은 1990년대 초반에 처음 발견된 세포부착물질로써 면역글로불린 수퍼패밀리에 속한다.[16] 대부분 혈관 구조물내의 조혈세포 및 면역세포, 즉 혈소판, 중성구, 단핵구, 거핵세포, 자

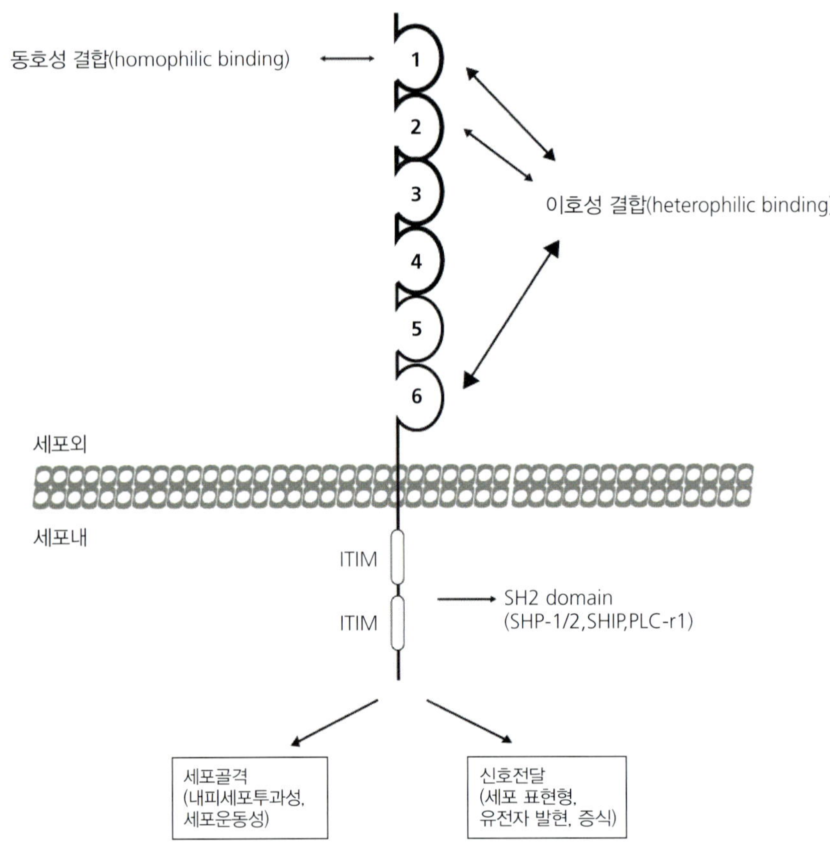


그림 5.11 피캄-1의 구조 및 분자간 상호작용을 보여주는 모식도
세포 외부의 6개 면역글로불린 루프를 가지는 구조 및 신호전달물질의 결합 위치인 세포질 내부의 면역수용체 티로신억제 모티브(ITIM)를 보여준다.[22]

연살해 세포 및 T세포의 표면에서 발현되고 혈관 내피세포에서는 특히 인접 세포와의 접합을 이루는 부분에 집중되어 있다.[13,17] 이 물질은 130kd의 분자량을 가지며 세포 외부에 6개의 면역글로불린 루프를 지니는 구조로 이루어져 있다(그림 5.11).

세포질 내부의 면역수용체 티로신 억제 모티브(immunoreceptor tyrosine inhibitory motifs, ITIM)는 다른 신호전달물질의 결합 위치로써 이를 통한 일련의 신호 전달은 백혈구 이주, 세포 투과성 및 운동성에 관여한다.[18,19] 또한 세포 외부의 면역글로불린 루프는 피캄-1의 동종 결합 혹은 이종 결합을 통한 다른 여러가지 물질들과의 교류를 통해 세포 외부에서 내부로의, 혹은 내부에서 외부로의 신호 전달을 매개한다(그림 5.12). 피캄-1의 발현에 관한 여러 연구에서 TNFα 및 INFγ 등의 싸이토카인 등에 의해서 이 물질의 발현 감소가 일어나고,[20] 피캄-1의 발현이 백혈구 내피세포간 이주와 연관이 있다는 보고도 있었으나 이 물질의 발현을 조절하는 기전은 정확히 규명되어 있지 않다.[21]

밝혀진 피캄-1의 기능 및 역할은 백혈구의 내피세포간의 이주면역 대부분 신호전달 물질로서 혈관생성, 혈소판 응집, 혈전 생성, 응력에 대한 반응으로 혈관 내피세포의 기계

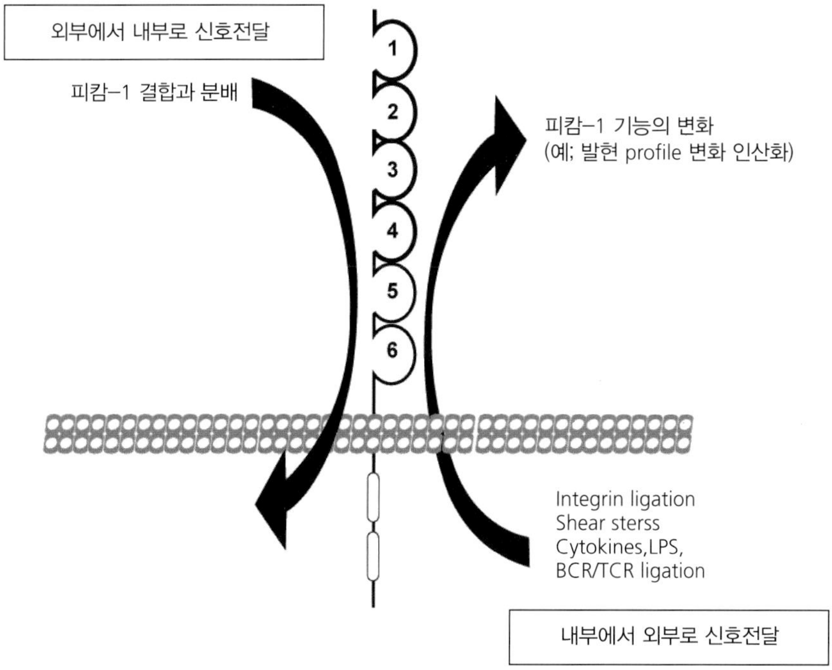


그림 5.12 피캄-1에 의한 세포내 및 외부로의 신호전달 모식도
여러 물질들과 교류를 통해 세포 외부에서 내부로, 또는 내부에서 외부로의 신호 전달을 매개한다[22]

적 감응성(mechanosensing), 혈관 벽을 통한 백혈구 이주 등의 여러 단계의 조절에 관한 것이다. 피캄-1은 처음 내피세포 접합을 통한 백혈구 이주를 매개하는 역할로써 알려졌다.[23] 이후 피캄-1이 내피세포의 기저막을 통해서 백혈구의 이주를 일으킨다는 것이 마우스의 장간막 정맥에서 밝혀졌고,[24] 또한 FMLP(formyl Met-Len-Phe)와 같은 싸이토카인의 접촉을 통해 중성구 이주의 속도 및 방향을 조절하는 역할이 밝혀지게 되었다.[25,26] 이러한 보고를 바탕으로 피캄-1을 억제하는 물질을 통해 백혈구 침윤 및 조직 손상을 방지하려는 연구들이 진행되어 왔다.[13,17] 현재 백혈구 이주에 관한 피캄-1의 역할은 여러 요인들에 의해 조절되는 것으로 알려져 있으며, 백혈구의 종류에 따라 단핵구, 중성구의 이주에 피캄-1은 매우 중요한 역할을 하는 반면 림프구, 호산구에서는 그 역할이 적은 것으로 알려져 있다. 또한 동물실험을 통해 IL-1β, L-NAME(nitroarginine methyl ester), $H_2O_2$ 등의 자극은 백혈구 이주를 일으키는데 피캄-1과의 상호작용이 중요하지만 TNF-α, 트롬빈(thrombin), FMLP 등은 피캄-1에 비의존적인 것으로 나타났다.[24,27-29] 또한 인체의 장기마다 피캄-1이 발현하는 정도도 모두 다른 것으로 보고되고 있다.[30]

이와 같이 혈관내 반응을 매개하는 역할 이외에도 피캄-1과 여러 가지 염증성, 혈관성 질환과의 관련성을 연구한 보고들이 있으며, 허혈성 조직의 재관류화는 백혈구 침윤 및 백혈구를 매개한 조직 손상을 일으킨다. 이는 심근경색, 뇌졸중 등에 의한 손상의 병인과 관련이 있다. 마우스의 근육, 소장을 이용한 연구에서 항피캄-1 중성화 항체가 허혈-재관류화에 의한 조직으로의 백혈구 침윤을 억제하고 미세순환 투과성을 자극하는 것으로 나타났는데,[31,32] 일부는 항피캄-1 항체가 허혈-재관류화 손상의 늦은 단계에서의 처치법으로써 유효하다는 임상적 의의를 지니고 있다.

동맥경화의 발병, 진행의 병인과도 피캄-1은 관계가 깊은 것으로 밝혀지고 있다. 오사와(Osawa), 티지마(Tzima) 등[33,34]의 연구에 따르면 피캄-1은 외부 전단응력에 대한 내피세포의 반응을 매개하는 역학반응성 물질이라고 하였다. 또 다른 연구에서는 피캄-1 결핍 마우스에서 동맥경화성 병변의 크기가 대조군에 비해 더 작으며 거핵세포의 침윤도 더 적은 것으로 나타났다. 동맥경화를 일으키는 주 요인으로 여겨지는 저밀도 지방단백은 피캄-1의 발현을 높여 백혈구 침윤을 촉진하고,[35] 동맥경화의 고 위험군인 당뇨와의 관계에서도 혈중 고농도의 당 성분이 피캄-1에 의한 단핵구 침윤을 일으키는 것으로 보고되고 있다.[36,37] 이에 앞으로 피캄-1을 표적으로한 동맥경화 치료요법이 기대를 모으고 있다. 이외에도 피캄-1은 다발성 경화증,[38,39] 류마티스양 관절염[40], 패혈증[41], 과민반응[42] 등의 염증성, 혈관성 병변과의 관련성에 대한 기능들이 밝혀지고 있으며 향 후 이러한 병변들의 치료의 표적으로서의 전망을 가지고 있는 물질이다.

### 6) 피캄-1과 구강점막 질환, 그리고 구강암

피캄은 전술한 바와 같이 염증 및 면역반응을 일으키는 일련의 백혈구의 이주, 군집 등에 관여하는 물질로써 구강 내의 정상 조직 및 점막 질환에서의 발현성의 차이를 규명하려는 연구가 있어 왔다. 사람의 정상 혀의 림프관에서 발현되는 세포부착물질에 관한 연구에서 피캄-1만이 높게 발현되는 것으로 나타났다.[43] 이에 피캄-1이 림프관에서 백혈구의 이주 및 부착을 매개하는 주 부착물질이라는 가정을 통해 이를 입증하려는 연구가 진행되었는데,[44] 피캄-1이 혈관 및 림프관에서 백혈구 이주를 담당하는 주물질이라면 림프관 내피세포의 내강에서 떨어진 표면에 존재할 것이라는 가정하에 양성 종양을 가진 3명 및 악성 종양을 가진 2명의 환자의 정상 혀 조직을 채취하여 면역화학염색법을 통해 혀의 혈관 및 림프관 조직에서 피캄-1의 발현을 조사한 연구에서 림프관보다 혈관에서 더 높았으며 혈관에서는 내피세포의 내강내 표면에서 발견되었으나 림프관에서는 내강 밖의 표면에도 발현하는 것으로 나타났다. 이는 혈관에서의 백혈구 이주가 더 활동적이고 림프관에서의 내피세포 외부표면의 피캄-1의 발현은 백혈구가 조직에서 림프관 내로 이동하는 것에 관여하는 것을 시사한다.

또 다른 연구에서는 림프구의 이주 및 응집이 편평태선의 병인의 주된 요소라는 것을 토대로 피캄-1의 발현율을 정상 구강 점막과 편평태선의 질환을 가진 구강 점막에서의 차이를 밝혀보고자 하였다.[45] 편평태선은 조직병리학적 소견상 T세포와 많은 수의 거대세포의 침윤으로 특징지어진다. 편평태선의 질환을 보이는 협점막과 치은, 그리고 건강한 대조군의 표본을 면역조직화학염색을 통해 여러 세포부착물질의 발현율이 나타내는 염색 정도를 약간(+), 중간(++), 강한(+++) 정도로 나누어 결과를 분석하였다. 피캄-1은 여타 다른 물질들에 비해 정상 및 편평태선의 점막에서 모두 가장 강한 염색 정도를 보였다. 이는 피캄-1이 어떠한 형태의 상호작용에 의해 활성화되어서 편평태선 등의 염증성 질환의 병인에 기여한다고 추론해 볼 수 있다. 이처럼 피캄-1이 염증성 및 면역성 구강 점막의 질환의 발병, 진행 등에 기여하는 역할에 관한 연구들이 이루어지고 있지만 아직까지 정립된 이론이나 이를 토대로한 표적 치료법 등의 개발은 미비한 상태이다.

자연스런 세포사멸(apoptosis) 단계의 결함은 암의 발생에 기여하거나 항암요법에 대한 암세포의 저항성을 증가시키는 것으로 알려져 있다.[46] 또한 인테그린이 내피, 상피세포의 세포소멸을 방해한다는 것이 알려지면서[47] 여러 가지 악성 종양 특히 조혈세포의 악성종양에서 많이 발현되는 피캄-1이 세포사멸을 억제하며 악성 종양의 발생을 촉진시킬 수 있는 기전에 대한 연구가 이루어지게 되었다.[48]

세포사멸 단계에는 외인성과 내인성의 두 가지 경로가 존재한다(그림 5.13).[49] 외인

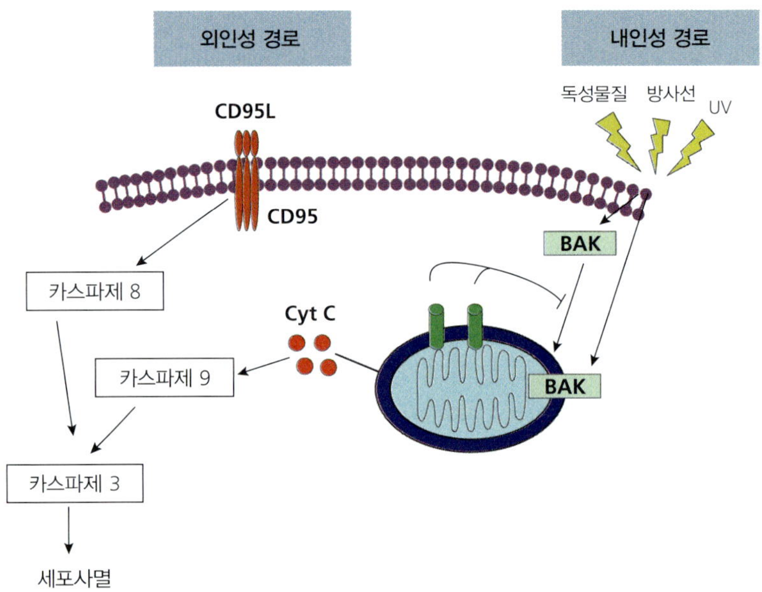


그림 5.13 세포사멸의 두 가지 기전으로 외인성 경로는 CD95, Fas 등에 결합에 의해 개시되어 단계적으로 세포질 내 caspase-8,3,7 등의 효소를 활성화시켜 일어나며 미토콘드리아에 비의존적임을 보여준다. 내인성 경로는 미토콘드리아에 의존적으로 세포에의 자극에 의해 단백질의 균형이 무너져 미토콘드리아 막의 Bax나 Bak이 막의 투과성을 증가시키고 cytochrome c를 분비하여 이후 caspase-9,3,7 등의 효소를 활성화시켜 세포사멸에 이르게 된다.[48]

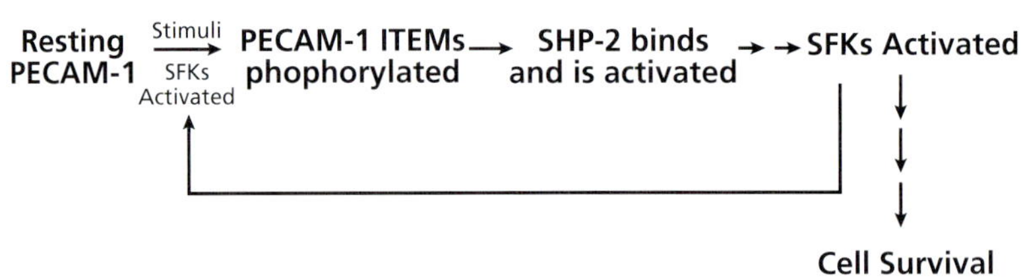


그림 5.14 피캄-1의 세포사멸 방해 기전으로 내인성 경로에 의한 세포소멸의 기전으로 휴지상태의 피캄-1이 외부 자극을 통해 내부의 ITIM 인산화, SHP-2 결합에 따라 활성화되며 이어서 SHKs라는 물질이 활성화되어 세포사멸을 방해한다.[50]

성 경로는 CD95, Fas 등의 종양괴사인자의 결합에 의해 시작되어 단계적으로 세포질내 caspase-8,3,7 등의 효소를 활성화시키며 전적으로 미토콘드리아에 비의존적이다. 내인성 경로는 미토콘드리아에 의존적으로 세포에의 자극이 가해지면 B 세포 림파종-2(Bcl-2) 단백질의 균형이 무너져 미토콘드리아 막의 Bax나 Bak 인자가 막의 투과성을 증가시키고 시토크롬 C(cytochrome c)를 분비하여 이후 단계적으로 caspase-9,3,7 등의 효소를 활성화시켜 세포사멸에 이르게 한다. 피캄-1의 세포사멸에 관한 연구에서 자외선 및 기타 유해물질에 의한 세포사멸을 피캄-1이 억제하였으나 Fas를 통한 외인성 경로에 의한 세포소멸을 억제하지는 못하여 이 물질은 내인성 경로에 의한 세포사멸의 기전을 차단하는 기능이 있다고 알려졌으며 이에 세포 내부의 ITIM 타이로신 및 SHP-2라는 물질의 결합이 필수적인 것으로 보고되었다(그림5.14).[50] 설명되는 기전은 휴지상태의 피캄-1이 외부 자극을 통해 내부의 ITIM이 인산화되고 SHP-2가 결합하여 활성화되며 잇따라 SHKs라는 물질이 활성화되고 이것이 일련의 단계를 반복, 증폭시켜 세포사멸을 막는다는 것이다.

피캄-1은 대개 조혈성 악성 종양인 백혈병, 림프종에서 높게 발현되는 것으로 알려져 있다.[48] 게다가 피캄-1이 높게 발현되는 급성 림프구성 백혈병 환자에서 이차적 급성 골수성 백혈병이 발생하거나 재발이 더 잘 일어난다고 보고되었고,[51] 다른 연구에서는 피캄-1이 적게 발현되는 만성 림프구성 백혈병 환자가 다른 군에 비해 예후가 더 좋은 것으로 조사되었다.[52] 그러나 이 물질은 대개의 구강내 악성 종양인 비조혈세포성, 비내피세포성 암에서의 발현율은 2% 미만인 것으로 나타났다(표 5.4).[48] 그러나 이것이 구강암을 포함한 고형성 암종에서 피캄의 중요성을 배제할 수 있는 근거는 되지 못하여 이의 발현율이 낮다고 하더라도 피캄-1의 존재는 세포사멸을 억제하는 기능으로 방사선요법 및 항암화학요법의 저항성 등을 일으켜 환자의 예후를 불량하게 할 수 있기 때문이다. 실제로 타액선의 악성종양을 가진 53명을 대상으로 한 연구에서 피캄-1의 발현은 3명에서 나타났지만 모두 매우 불량한 예후를 보여 타 장기 전이 등으로 모두 2년 내에 사망하였다는 보고가 있었다. 이는 피캄-1의 세포사멸 억제기능 및 혈관성 전이에 관여하는 기능과의 관련이 있을 것으로 여겨진다.[53]

표 5.4 고형성 암종에서의 피캄-1의 발현을 보여주며, 대부분의 조사에서 피캄-1의 비조혈세포성, 비내피세포성 암에서의 발현율은 조혈성 암종에서보다 낮은 것으로 나타났다.[48]

| 기원조직 | 종양 | 증례수 |
|---|---|---|
| 내세포 기원 (endothehial-derived) | 혈관종(hemangioma) | 3/3 cases |
| | 상피양혈관종(epithelioid hemangioma) | 12/12 cases |
| | or 혈관내피종(hemangioendothelioma) | 15/15 cases |
| | | 20/20 cases |
| | | 25/25 cases |
| | | 12/12 cases |
| | 림프관종(lymphangioma) | 8/8 cases |
| | 상피양혈관육종(epithelioid angiosarcoma) | 10/10 cases |
| | or 혈관육종(angiosarcoma) | 5/6 cases |
| | | 21/27 cases |
| | | 9/10 cases |
| | | 2/2 cases |
| | | ≥80% of 98 cases |
| | | 8/8 cases |
| | | 12/14 cases |
| | | 11/11 cases |
| | 카포시육종(kaposi's sarcoma) | 4/4 |
| | | 5/5 |
| | | 5/5 |
| | | Majority of 24 cases |
| | | 5/5 cases |
| 비내세포 기원 (non-endothehial-derived) | 유관상내피암 (breast ductal carcinoma in situ) | 2/17 |
| | | 11/32 high grade cases (> 2cm) |
| | 아교모세포암(glioblastoma) | 4/13 cases |
| | 역성희소아교세포암(anaplastic oligodendroglioma) | 2/7 cases |
| | 자궁경부암(cervical cancer) | HeLa cell line |
| | | 30/90 cases |
| | 결장암(colon carcinoma) | Clone A cell line |
| | | DLD-1 cell line |
| | 타액선암(salivary carcinoma) | 2/12 cases |
| | | 3/53 cases |
| | 피부암(skin carcinoma) | 2/41 cases |

| | | |
|---|---|---|
| | 갑상선암종(thyroid carcinoma) | 2/37 cases |
| | 위장관암종(gastrointestinal carcinoma) | 1/27 cases |
| | | 3/29 cases |
| | Ewing육종(ewing's sarcoma/primitive) | 4/58 cases |
| | 신경외배엽성 종양(neuroectodermal tumor) | |
| | 평활근종(leiomyosarcoma) | 1/24 cases |
| | 악성중피종(malignant mesothelioma) | 2/16 cases |
| | 육아성육종(granulocytic sarcoma) | 3/10 cases |

구강내 악성종양과 피캄과의 관련성에 관한 또 다른 연구인 펜폴드(Penfold) 등[54]에 의한 보고에서는 종양의 성장이 신생혈관의 생성과 밀접한 관련이 있다는 전제하에 면역조직화학염색법을 통해 피캄의 발현된 신생 혈관의 수와 구강편평세포암의 관련성을 종양의 병기, 조직학적 분화도, 림파절 전이 상태, 종양의 크기 및 성장 속도 등으로 분류하여 검증하였다. 이에 따르면 피캄 발현으로 나타난 신생 혈관의 수는 구강편평 세포암의 임파절 전이와 상관관계를 가지는 것으로 나타났다. 결론적으로 피캄-1의 다른 분자와의 상호작용을 통한 신호 전달을 제어하여 이의 기능을 차단하는 표적 치료가 향후 구강암 및 다른 악성 종양의 치료법으로 개발된다면 적어도 환자의 예후를 증진시킬 수 있는 효과적인 부가적인 요법으로 기대를 가질 수 있을 것으로 여겨진다.

## 3. CD44

### 1) CD44의 개요

CD44는 하나의 사슬로 구성된 세포막간의 당단백질로서 임파선 세포에서 처음으로 확인되었으며, 세포접착과 세포 homing에 관련된 기능이 알려져 있다(그림 5.15). CD44는 중추신경 계통, 폐, 간장, 피부, 및 췌장 등의 여러 조직에서 풍부하게 발현되며(표 5.5),[55-57] CD44 중에서 가장 많은 동형은 37kd의 CD44 standard인 CD44s 단백질로서 v2~v10 등 9개의 다른 부분으로 구성되어 있다. v1은 사람 DNA에 존재하지 않는다고 보고되고 있다. CD44s가 당단백당의 부착에 의해 37kd로부터 80 내지 100kd로 증폭되어, 당쇄화(glycosylation) 과정이 일어남으로써 CD44 동형이 떨어져 나온다. CD44s는 콘드로이틴

설페이트(chondroitin sulphate)에 의해 분해되지만 각화세포인 CD44 분자(CD44v3–v10)는 주로 헤파린 설페이트(heparin sulphate)에 의해 당쇄화 과정이 일어난다. CD44는 세포막과 교차결합을 이루고 있는데 CD44s와 CD44v도 교차결합을 이루고 있으며,[58] CD44v의 분포는 제한되어 있으나, 대신 다양한 상피세포에 특유한 패턴으로 발현된다.

**표 5.5** 사람 조직에서 발현되는 CD44의 발현정도를 보여주는 도표로 +++는 강한 양성, ++는 중등도의 양성, +는 약한 양성 및 –는 음성반응을 보여준다.[55]

| 조직 | CD44s | CD44v6 | CD44v7 | CD44v8 | CD44v7 and v8 | CD44v8 and v9 | CD44v7, v8 Intron 9 and v9 |
|---|---|---|---|---|---|---|---|
| 피부 | +++ | +++ | +++ | +++ | +++ | +++ | +++ |
| ++ | | | | | | | |
| 치은 | +++ | +++ | +++ | +++ | +++ | +++ | +++ |
| +++ | | | | | | | |
| 혀 | +++ | +++ | +++ | +++ | +++ | +++ | +++ |
| +++ | | | | | | | |
| 후두 | +++ | +++ | +++ | +++ | +++ | +++ | +++ |
| +++ | | | | | | | |
| 식도 | +++ | +++ | +++ | +++ | +++ | +++ | +++ |
| +++ | | | | | | | |

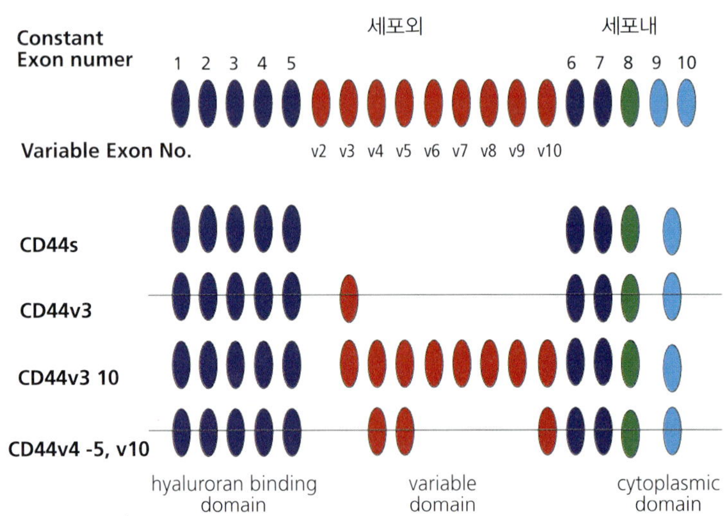


**그림 5.15** CD44s와 CD44v의 구조로 TM은 세포막간

CD44는 생명 활동에 매우 필요한 기능을 하고 있으며 기능장애인 경우 여러 질병을 초래한다. CD44에 의한 과정이 기관발생, 신경발생, 면역기능과 혈액생성에 중요하다고 잘 알려져 있다. CD44의 주요 기능은 세포접착, 히알루로네이트(hyaluronate) 감성, 임파세포의 활성화, 임파절의 homing, 골수생성(myelopoiesis)과 임파생성(lymphopoiesis), 혈관생성 및 세포인자의 방출 등이 있다.[59-61] CD44는 또한 성장, 생존, 분화와 운동성도 조절한다고 알려져 있다.[62]

### 2) 세포와 기질, 세포와 세포간의 상호작용

히알루로네이트, 콘드로이틴, 콜라젠, 라미닌 및 피브로넥틴 등의 리간드 중에서 히알루로네이트는 CD44의 중요한 리간드로 알려져 있다. 히알루로네이트 결합 아미노기 구역은 일정하며 CD44 동형에 대하여 높은 유지성을 갖고 있다. 이 구역은 2개의 양전하를 띤 아미노산으로 구성되었으며 히알루로네이트에 결합하며 세포 표면에서의 결합이 CD44의 효과에 중요하다. CD44 분자는 히알루로네이트의 감성에도 참여한다. 또한 콘드로이틴도 히알루로네이트와 마찬가지로 CD44 분자의 같은 구역에 결합하며 콜라젠, 라미닌과 피브로넥틴도 CD44와 콘드로이틴 설페이트의 옆 사슬을 통하여 결합하여 상호작용함으로써 당쇄화 과정에 관여한다.[58]

CD44는 여러 종류로 히알루로네이트에 의한 접착을 조절한다. CD44와 히알루로네이트의 결합은 카데린과 인테그린의 결합에 비해 세포부착력이 많이 약한 편이라고 알려져 있다. CD44의 다른 리간드인 오스테오폰틴(osteopontin, Eta−1, early T lymphocyte activation1)에 대해 많이 연구되고 있으며, 오스테오폰틴은 염증, 뼈 재생과 혈관생성에 관련한다고 알려져 있으며, 이는 CD44와 상호작용이 있으리라 짐작되고 있다.[58]

### 3) 구강점막 질환 및 구강암과의 연관성

CD44는 마우스에서 암세포 임파전이와 사람 암세포 전이에 중요한데, 정상적인 상피세포에서 CD44s와 CD44v6는 각각 60~95%와 50~80%로 발현된다. 구강 백반증과 구강암에서는 CD44s와 CD44v6의 발현이 조금은 증가하여 발현된다고 알려져 있다. 임파세포와 두경부 편평상피세포암에서는 CD44s가 많이 발현되고, CD44v6은 발현이 적은데,[58] 이는 CD44s가 두경부의 암줄기세포의 마커로서 매우 중요한 가치를 지닌다. CD44의 분

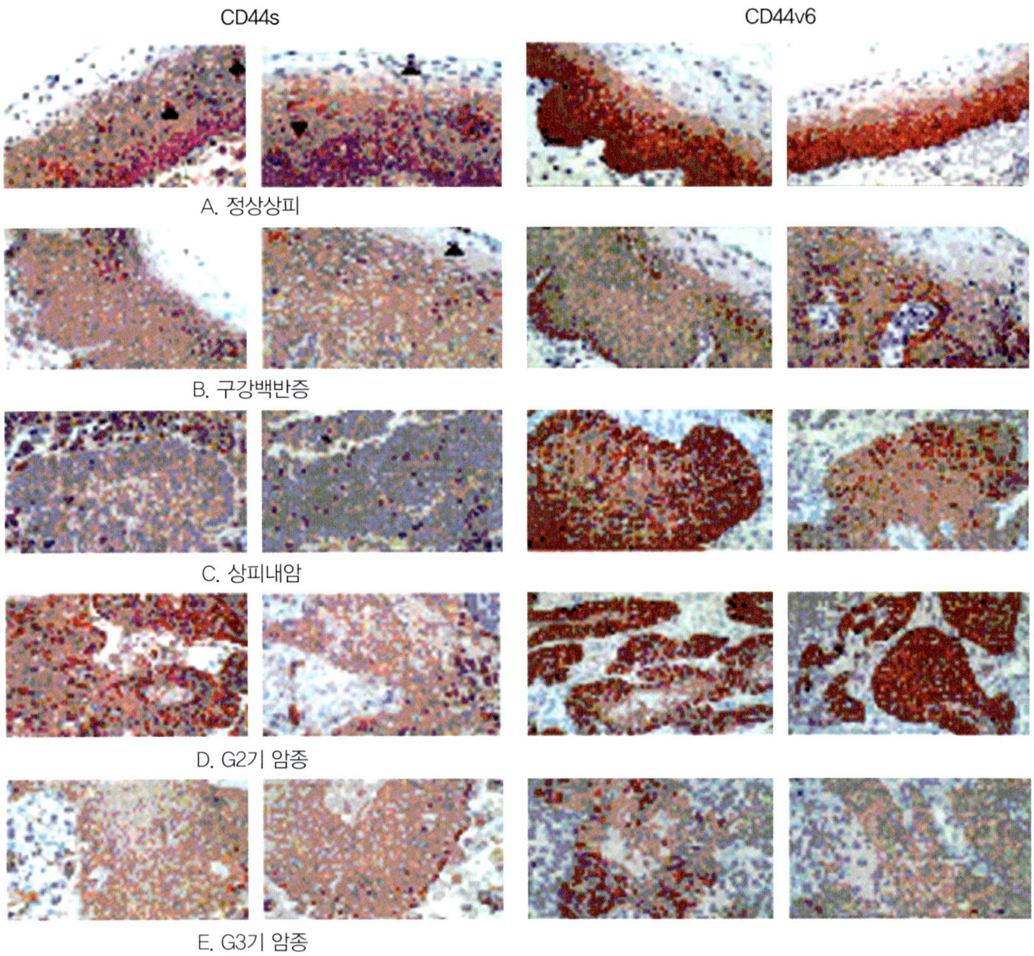


그림 5.16 두경부에서의 CD44s와 CD44v6의 발현양상을 보여주는 면역조직화학염색 결과
CD44s와 CD44v6가 정상적인 상피세포**(A)**, 구강 백반증**(B)**, 전암병소**(C)**, G2기 암종**(D)** 및 G3기 암종**(E)** 에서의 발현을 확인할 수 있다. 세포핵은 파란 hematoxylin으로 염색하였다.[63]

포가 종양 발생 조절이나 종양 세포의 침윤성, 전이성, 예후 등에 영향을 준다고 알려져 있는데, 구강편평상피세포암에서 분화가 나쁜 암종일수록 예후가 더 나쁜 것으로 알려져 있다. 분화가 나쁠수록 CD44 분포가 적었으므로 CD44 양성 반응이 약하게 나타나는 암종일수록 전이정도가 높고, 예후가 나쁠 것으로 추정된다(그림 5.16).

**참고문헌**


1. Alberts B, Johnson A, Lewis J, Raff M, Roberts K and Walter P (2008). Molecular biology of the cell, 5th Ed., Garland Science, pp.1559-1560.
2. Elangbam CS, Qualls CW and Dahlgren RR (1997). Cell adhesion molecules-update. Vet Pathol 34:61-73.
3. Nair KS, Naidoo R and Chetty R (2005). Expression of cell adhesion molecules in oesophageal carcinoma and its prognostic value. J Clin Pathol 58:343-351.
4. Walton LJ, Thornhill MH and Farthing PM (1994). VCAM-1 and ICAM-1 are expressed by langerhans cells, macrophages and endothelial cells in oral lichen planus. J Oral Pathol Med 23:262-268.
5. Healy CM and Thornhill MH (1999) Induction of adhesion molecule expression on blood vessels and keratinocytes in recurrent oral ulceration. J Oral Pathol Med 28:5-11.
6. Lodish H, Berk A, Kaiser CA, Krieger M, Scott MP, Bretscher A and Ploegh H (2007). Molecular cell biology, 6th Ed., Freeman and Company, pp.804,836.
7. Thomas GJ, Speight PM (2001). Cell adhesion molecules and oral cancer. Crit Rev Oral Biol Med 12:479-498.
8. Johnxon JP, Stade BG, Holzmann B, Schwable W and Riethmuller G (1989) De novo expression of intercellular-adhesion molecule 1 in melanoma correlates with increased risk of metastasis. Proc Natl Acad Sci USA 86:641-644.
9. Tsujisaki M, Imai K, Hirata H, Hanzawa Y, Masuya J, Nakano T, Sugiyama T, Matsui M, Hinoda Y and Yachi A (1991). Detection of circulating intercellular adhesion molecule-1 antigen in malignant diseases. Clin exp Immunol 85:3-8.
10. Edelman GM, Crossin KL (1991). Cell adhesion molecules: Implications for a Molecular Histology Annu Rev Biochem 60:155-90.
11. Mandell KJ and Parkos CA (2005). The JAM family of proteins. Advanced Drug Delivery Reviews 57:857-867.
12. Ebnet K, Suzuki A, Ohno S and Vestweber D (2004). Junctional adhesion molecules(JAMs): more molecules with dual functions? Journal of Cell Science 117:19-29.
13. Muller WA (2003). Leukocyte-endothelial-cell interactions in leukocyte transmigration and the inflammatory response. Trends Immunol 24:327-334.
14. Maria OM, Kim JW, Gerstenhaber JA, Baum BJ and Tran SD (2008). Distribution of Tight Junction Proteins in Adult Human Salivary Glands. Journal of Histochemistry & Cytochemistry 56:1093-1098.
15. Fuse C, Ishida Y, Hikita T, Asai T and Oku N (2007). Junctional adhesion molecule-C promotes metastatic potential of HT1080 human fibrosarcoma. J Biol Chem 282:8276-8283.
16. Newman PJ, Berndt MC, Gorski J, White GC, Lyman S, Paddock C and Muller WA (1990). PECAM-1 (CD31) cloning and relation to adhesion molecules of the immunoglobulin gene superfamily. Science 247:1219-1222.
17. Nourshargh S, Krombach F and Dejana E (2006). The role of JAM-A and PECAM-1 in modulating leukocyte infiltration in inflamed and ischemic tissues. J Leukoc Biol 80:714-718.
18. Newman PJ and Newman DK (2003). Signal transduction pathways mediated by PECAM-1: new roles for an old molecule in platelet and vascular cell biology. Arterioscler Thromb Vasc Biol 23:953-964.
19. Ilan N and Madri JA (2003). PECAM-1: old friend, new partners. Curr Opin Cell Biol 15:515-524.
20. Stewart RJ, Kashour TS and Marsden PA (1996). Vascular endothelial platelet endothelial adhesion molecule-1 (PECAM-1) expression is decreased by TNF-alpha and IFN-gamma. Evidence for cytokine-induced destabilization of messenger ribonucleic acid transcripts in bovine endothelial cells. J Immunol 156:1221-

1228.
21. Mamdouh Z, Chen X, Pierini LM, Maxfield FR and Muller WA (2003). Targeted recycling of PECAM from endothelial surface-connected compartments during diapedesis. Nature 421:748-753.
22. Woodfin A, Voisin MB and Nourshargh S (2007). PECAM-1: a multi-functional molecule in inflammation and vascular biology. Arterioscler Thromb Vasc Biol 27:2514-2523.
23. Muller WA, Weigl SA, Deng X and Phillips DM (1993). PECAM-1 is required for transendothelial migration of leukocytes. J Exp Med 178:449-460.
24. Wakelin MW, Sanz MJ, Dewar A, Albelda SM, Larkin SW and Boughton-Smith N, Williams TJ and Nourshargh S (1996). An anti-platelet-endothelial cell adhesion molecule-1 antibody inhibits leukocyte extravasation from mesenteric microvessels in vivo by blocking the passage through the basement membrane. J Exp Med 184:229-239.
25. Luu NT, Rainger GE, Buckley CD and Nash GB (2003). CD31 regulates direction and rate of neutrophil migration over and under endothelial cells. J Vasc Res 40:467-479.
26. Rainger GE, Buckley C, Simmons DL and Nash GB (1997). Cross-talk between cell adhesion molecules regulates the migration velocity of neutrophils. Curr Biol 7:316-325.
27. Thompson RD, Wakelin MW, Larbi KY, Dewar A, Asimakopoulos G, Horton MA, Nakada MT and Nourshargh S (2000). Divergent effects of platelet-endothelial cell adhesion molecule-1 and beta 3 integrin blockade on leukocyte transmigration in vivo. J Immunol 165:426-434.
28. Thompson RD, Noble KE, Larbi KY, Dewar A, Duncan GS, Mak TW and Nourshargh S (2001). Platelet-endothelial cell adhesion molecule-1 (PECAM-1)-deficient mice demonstrate a transient and cytokine-specific role for PECAM-1 in leukocyte migration through the perivascular basement membrane. Blood 97:1854-1860.
29. Scalia R and Lefer AM (1998). In vivo regulation of PECAM-1 activity during acute endothelial dysfunction in the rat mesenteric microvasculature. J Leukoc Biol 64:163-169.
30. Wang Y, Su X, Sorenson CM and Sheibani N (2003). Tissue-specific distributions of alternatively spliced human PECAM-1 isoforms. Am J Physiol Heart Circ Physiol 284:1008-1017.
31. Turegun M, Gudemez E, Newman P, Zins J and Siemionow M (1999). Blockade of platelet endothelial cell adhesion molecule-1 (PECAM-1) protects against ischemia-reperfusion injury in muscle flaps at microcirculatory level. Plast Reconstr Surg 104:1033-1040.
32. Sun Z, Wang X, Lasson A, Bojesson A, Annborn M and Andersson R (2001). Effects of inhibition of PAF, ICAM-1 and PECAM-1 on gut barrier failure caused by intestinal ischemia and reperfusion. Scand J Gastroenterol 36:55-65.
33. Osawa M, Masuda M, Kusano K and Fujiwara K (2002). Evidence for a role of platelet endothelial cell adhesion molecule-1 in endothelial cell mechanosignal transduction: is it a mechanoresponsive molecule? J Cell Biol 158:773-785.
34. Tzima E, Irani-Tehrani M, Kiosses WB, Dejana E, Schultz DA and Engelhardt B, Cao G, DeLisser H and Schwartz MA (2005). A mechanosensory complex that mediates the endothelial cell response to fluid shear stress. Nature 437:426-431.
35. Hashimoto K, Kataoka N, Nakamura E, Tsujioka K and Kajiya F (2007). Oxidized LDL specifically promotes the initiation of monocyte invasion during transendothelial migration with upregulated PECAM-1 and downregulated VE-cadherin on endothelial junctions. Atherosclerosis 194:9-17.
36. Rattan V, Shen Y, Sultana C, Kumar D and Kalra VK (1996). Glucose-induced transmigration of monocytes is linked to phosphorylation of PECAM-1 in cultured endothelial cells. Am J Physiol 271:711-717.
37. Okouchi M, Okayama N, Imai S, Omi H, Shimizu M, Fukutomi T and Itoh M (2002). High insulin enhances

neutrophil transendothelial migration through increasing surface expression of platelet endothelial cell adhesion molecule-1 via activation of mitogen activated protein kinase. Diabetologia 45:1449-1456.
38. Kalinowska A and Losy J (2006). PECAM-1, a key player in neuroinflammation. Eur J Neurol 13:1284-1290.
39. Graesser D, Solowiej A, Bruckner M, Osterweil E, Juedes A, Davis S, Ruddle NH, Engelhardt B and Madri JA (2002). Altered vascular permeability and early onset of experimental autoimmune encephalomyelitis in PECAM-1-deficient mice. J Clin Invest 109:383-392.
40. Ishikaw J, Okada Y, Bird IN, Jasani B, Spragg JH and Yamada T (2002). Use of anti-platelet-endothelial cell adhesion molecule-1 antibody in the control of disease progression in established collagen-induced arthritis in DBA/1J mice. Jpn J Pharmacol 88:332-340.
41. Maas M, Stapleton M, Bergom C, Mattson DL, Newman DK and Newman PJ (2005). Endothelial cell PECAM-1 confers protection against endotoxic shock. Am J Physiol Heart Circ Physiol 288:159-164.
42. Wong MX, Roberts D, Bartley PA and Jackson DE (2002). Absence of platelet endothelial cell adhesion molecule-1 (CD31) leads to increased severity of local and systemic IgE-mediated anaphylaxis and modulation of mast cell activation. J Immunol 168:6455-6462.
43. Ebata N, Sawa Y, Ashikaga Y, Yamaoka Y, Suzuki M, Totsuka Y and Yoshida S (1999). Lymphatic endothelium of the human tongue expresses multiple leukocyte adhesion molecules. Tissue Cell 31:34-38.
44. Ebata N, Sawa Y, Nodasaka Y, Yamaoka Y, Yoshida S and Totsuka Y (2001). Immunoelectron microscopic study of PECAM-1 expression on lymphatic endothelium of the human tongue. Tissue Cell 33:211-218.
45. Regezi JA, Dekker NP, MacPhail LA, Lozada-Nur F and McCalmont TH (1996). Vascular adhesion molecules in oral lichen planus. Oral Surg Oral Med Oral Pathol Oral Radiol Endod 81:682-690.
46. Johnstone RW, Ruefli AA and Lowe SW (2002). Apoptosis: a link between cancer genetics and chemotherapy. Cell 108:153-164.
47. Frisch SM and Ruoslahti E (1997). Integrins and anoikis. Curr Opin Cell Biol 9:701-706.
48. Bergom C, Gao C and Newman PJ (2005). Mechanisms of PECAM-1-mediated cytoprotection and implications for cancer cell survival. Leuk Lymphoma 46:1409-1421.
49. Hengartner MO (2000). The biochemistry of apoptosis. Nature 407:770-776.
50. Gao C, Sun W, Christofidou-Solomidou M, Sawada M, Newman DK and Bergom C, Albelda SM, Matsuyama S and Newman PJ (2003). PECAM-1 functions as a specific and potent inhibitor of mitochondrial-dependent apoptosis. Blood 102:169-179.
51. Yeoh EJ, Ross ME, Shurtleff SA, Williams WK, Patel D, Mahfouz R, Behm FG, Raimondi SC, Relling MV, Patel A, Cheng C, Campana D, Wilkins D, Zhou X, Li J, Liu H, Pui CH, Evans WE, Naeve C, Wong L and Downing JR (2002). Classification, subtype discovery, and prediction of outcome in pediatric acute lymphoblastic leukemia by gene expression profiling. Cancer Cell 1:133-143.
52. Ibrahim S, Jilani I, O'Brien S, Rogers A, Manshouri T, Giles F, Faderl S, Thomas D, Kantarjian H, Keating M and Albitar M (2003). Clinical relevance of the expression of the CD31 ligand for CD38 in patients with B-cell chronic lymphocytic leukemia. Cancer 97:1914-1919.
53. Perschbacher K, Jackson-Boeters L and Daley T (2004). The adhesion molecules NCAM, HCAM, PECAM-1 and ICAM-1 in normal salivary gland tissues and salivary gland malignancies. J Oral Pathol Med 33:230-236.
54. Penfold CN, Partridge M, Rojas R and Langdon JD (1996). The role of angiogenesis in the spread of oral squamous cell carcinoma. Br J Oral Maxillofac Surg 34:37-41.
55. Cooper DL, Dougherty G, Harn HJ, Jackson S, Baptist EW, Byers J, Datta A, Phillips G and Isola NR (1992). The complex CD44 transcriptional unit: alternative splicing of three internal exons generates the epithelial form of CD44. Biochem Biophys Res Commun 182:569–578.

56. Fox SB, Fawcett J, Jackson DG, Collins I, Gatter KC, Harris AL, Gearing A and Si mmons DL (1994). Normal human tissues, in addition to some tumors, express multiple different CD44 isoforms. Cancer Res 54:4539–4546.
57. Mackay CR, Terpe HJ, Stauder R, Marston WL, Stark H and Günthert U (1994). Expression and modulation of CD44 variant isoforms in humans. J Cell Biol 124:71–82.
58. Sneath RJ and Mangham DC (1998). The normal structure and function of CD44 and its role in neoplasia. Mol Pathol 51:191-200.
59. Underhill C (1992). CD44: the hyaluronan receptor. J Cell Sci 103:293–298.
60. Yu Q and Toole B (1997). Common pattern of CD44 isoforms is expressed in morphogenetically active epithelia. Dev Dyn 208:1–10.
61. Miyake K, Medina KL, Hayashi S, Ono S, Hamaoka T and Kincade PW (1990). Monoclonal antibodies to Pgp-l/CD44 block lympho-hemopoiesis in long term bone marrow cultures. J Exp Med 171:477–488.
62. Ponta H, Sherman L and Herrlich PA (2003). CD44: from adhesion molecules to signalling regulators. Nat Rev Mol Cell Biol 4:33-45.
63. Mark B and Gires O (2008). CD44s and CD44v6 expression in head and neck epithelia. PLoS One 3:e3360.

# 찾아보기

## A ~ Z

## Abstract

# Cell Adhesion Molecules & Oral Mucous Disease, and Oral Cancer

Soung Min, Kim

The attachment and linking mechanism between cell to cell and/or cell to tissue is the most fundamental biological process which decide the cellular polarity and basic function of cells to other tissues. These kinds of important mechanisms of cell adhesion molecules, which have been studied continuously in the field of molecular biology, immunology and genetics, has been researched as separate events and processes in comparison to other sites in the human body. This is particularly so when cell adhesion molecules are considered in the oral cavity, due to special conditions such as oral mucosa, saliva, and teeth.

For a better understanding of cell adhesion molecules in the unique circumstances of oral cavity, several genetic and epigenetic mechanisms and multistage carcinogenesis pathways are all reviewed in this book. Additionally, detailed relations between oral mucosal disease and oral cancers are summarized in each chapter of the book.

All the authors have endeavored to make this book suitable for researchers, dental and medical students, and even to the dentist and other related clinical doctors.

## 저자 소개

### 김성민

부교수, 구강악안면 재건 전공
서울대학교 치의학대학원 구강악안면외과학 교실

### 이종호

교수, 구강암 및 두개악안면 재건 전공
서울대학교 치의학대학원 구강악안면외과학 교실
대한구강암연구소 소장

### 김명진

교수, 구강암 전공
서울대학교 치의학대학원 구강악안면외과학 교실
서울대학교치과병원 원장

### 명훈

부교수, 구강암 전공
서울대학교 치의학대학원 구강악안면외과학 교실
교육과학기술부의 "구강점막 및 악골질환에 발현되는 세포부착물질들의 조절기전 연구" 과제 책임자

### 집필진 (가나다 순)

강지영, 김성민, 김지연, 김혁수, 명훈, 민승기, 박성수, 박정민, 서미현, 양훈주, 어미영, 오진실, 유명수, 유충규, 이보한, 이정아, 이지호, 이주환, 이인우, 이용권, 장아렴, 정한울, 조세형, 판휘

본 저서는 2011년도 정부 재원으로 한국연구재단의 기초연구사업(2011-0002662) 지원에 의해 이루어졌으므로 이에 감사드립니다.